主　编： 徐锦堂

副主编： 潘红卫　陈　剑

编　委： （以姓氏笔画为序）

S. A. Yakimenko　丁　琦　邓宏伟

刘春民　孙　康　李　雪　吴　静

张仁俊　张武林　张静辉　陈　剑

陈建苏　孟　晶　赵　芳　侯光辉

徐锦堂　曾　锦　潘红卫

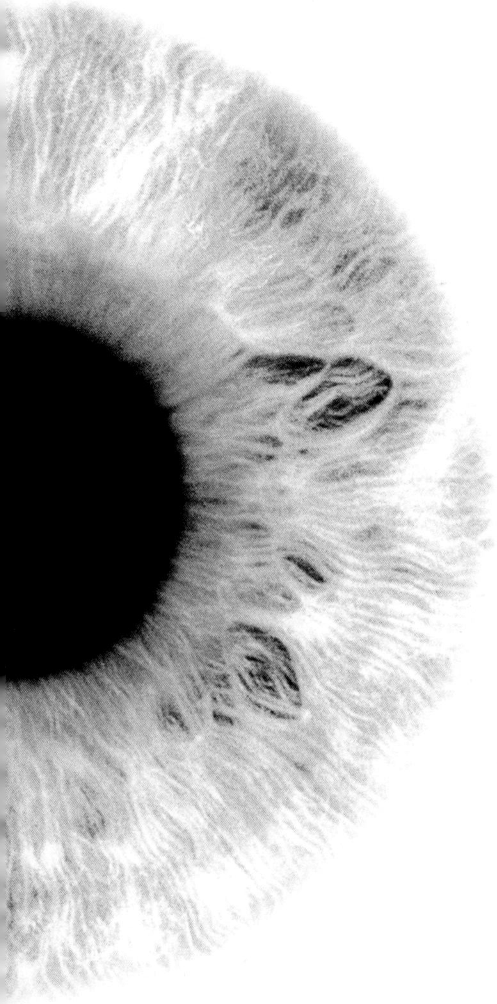

眼烧伤基础理论与临床

YANSHAOSHANG JICHULILUNYULINCHUANG

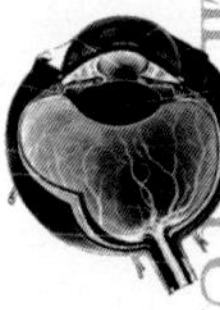

徐锦堂 主编

暨南大学出版社
Jinan University Press

图书在版编目（CIP）数据

眼烧伤基础理论与临床/徐锦堂主编.—广州：暨南大学出版社，2007.4

ISBN 978-7-81079-811-2

Ⅰ.眼…　Ⅱ.徐…　Ⅲ.眼—烧伤—诊疗　Ⅳ.R779.1

中国版本图书馆 CIP 数据核字（2007）第 013607 号

出版发行：暨南大学出版社

地　址：中国广州暨南大学
电　话：总编室（8620）85221601
　　　　营销部（8620）85227972　85220602（邮购）
传　真：（8620）85221583（办公室）　85223774（营销部）
邮　编：510630
网　址：http://www.jnupress.com　http://press.jnu.edu.cn

排　版：暨南大学出版社照排中心
印　刷：佛山市浩文彩色印刷有限公司

开　本：890mm×1240mm　1/32
印　张：7.625
字　数：224 千
版　次：2007 年 4 月第 1 版
印　次：2007 年 4 月第 1 次
印　数：1—2000 册

定　价：22.00 元

序

眼烧伤是常见眼外伤之一，严重危害人们的健康。在治疗上非常棘手，有不少问题需待进一步研究。在我国，有关眼烧伤的专著可谓凤毛麟角。

鉴于此，编著者们在参考国内外大量文献的基础上，结合临床经验和实验研究结果，比较详细地编写了这部专著。本书对流行病学、常见致伤物质、分期分度、基础研究、临床表现、检查方法、早期治疗、晚期手术、伤后护理、中医理论以及治疗原则和眼烧伤研究的新进展，都作了比较详细的阐述。

本书内容丰富，理论和实践并重，有新概念、新理论、新技术和新方法。对眼烧伤的形态学、病理生理、生物化学、免疫学，尤其是对烧伤后的免疫学作了较深入的论述和分析。

在治疗方面，本书从早期用药、晚期手术到术后护理，都作了全面而深入的介绍；对有争议的问题也进行了讨论，并收入了不同的观点。本书第七章用了大量篇幅介绍“穿透性人工角膜植入术”，虽然这一手术尚存在不少并发症，但对于烧伤后的血管翳性角膜白斑，应用于同种异体角膜移植难以成功的患者，仍不失为一个有希望的手术。

毫无疑问，本书的问世，对眼烧伤的诊断、治疗和实验研究有着积极的推动作用，也为眼科工作者和有志于从事眼烧伤研究的人员提供了一本有价值的参考资料。

故欣然命笔，为之作序，并热烈祝贺本书的出版。

李辰

2006 年 11 月

前　言

眼烧伤并不少见。它的发病率各家统计不一，最高者占眼外伤的38.4%，最低者也有6.1%。需要指出的是，眼烧伤后并发症多，常常造成严重的视力损害，约有40%的患者愈后仍难以胜任原岗位的工作。因此，它仍然是目前医学和社会的一大问题。

如何挽救因烧伤而受损伤的视力，是一个复杂而艰巨的任务。近年来，对于眼烧伤治疗，不论在基础研究还是在临床研究方面都取得了不少进展，对其发病机制也有一些新的认识。用新的理论指导临床治疗，改善眼烧伤所致的病理过程，从而增加疗效，减少和/或避免眼烧伤后的严重并发症、后遗症，这是本书编著者的初衷。

本书是根据个人体会、临床经验、多位博士和硕士研究生的研究结果，参考了 Н. А. Пучковская、С. А. Якименко、В. М. Непомящая 所著的 *Ожог глаз* 和国内外有关文献编写而成的。全书共分为 11 章，对流行病学、常见致伤物质、分期分度、基础研究、临床表现、检查方法、急症处理、早期治疗、晚期手术、眼烧伤护理等方面进行了叙述。本书所用药物剂量均为成人量。对于一些有争议的问题，我们根据近年来的研究结果提出了自己的看法，可能属于管见，目的是想提出来和大家一起探讨，不断修正，达到正确。本书还收入了眼烧伤的中医理论和治疗原则，以及眼烧伤研究的新进展；前者的目的是古为今用，后者则是介绍眼烧伤研究的新动向。

尽管作者们尽心撰写，但由于个人经验的片面性和学识范围的局限性，谬误之处在所难免，敬请同道批评指正。

本书在出版过程中得到了暨南大学各级领导的支持和暨南大学出版社的大力协助，得到了国家自然科学基金（30371519）、侨办重点学科基金（51205004）和暨南大学引进优秀人才科研启动基金的资助，得到了李辰教授的鼓励并为本书作序。赵松滨、肖丽芳等同志为本书绘图和打字。借此出版之际，我们对所有协助过本书出版的朋友们，一并致以衷心的谢意。

编　者

2006年10月

目　录

第一章　眼烧伤的流行病学

眼烧伤的发病率各家统计不一，这与工业和农业发展水平、企业管理、文化素质、地区、气候以及预防措施等都有关系。

第一节　发病率

据 Chapovska 的统计，眼烧伤占眼部疾病的 0.3%，占眼外伤的 6.9%。Virich 的资料显示，眼烧伤占眼外伤的 28.24%。对此曾有不少报道，如 Pfister（1984）、Liggett（1989）、MacEwan（1889）、Zaglbaun（1993）、张黔义、蒋炜、韩非（2003）、方浩（2004）等都在这个方面做过工作。综合上述作者的资料，眼烧伤在眼外伤的发病率中占 7.7% ~18%。

眼烧伤按其发病原因主要分为两大类：一类是物理性损伤，另一类是化学性损伤。按 Chapovska 的记载，碱烧伤占 80.3%，酸烧伤占 11.9%，热烧伤占 7.8%。Kacnelson 等报道，化学性烧伤占 68.9%，热烫伤占 31.1%。按 Schvlgiva 等的统计，化学烧伤是热烫伤的 3.2 倍。

Kuckelkorn、Schrage、Keller 等（2002）报道，在眼烧伤中，碱性占 58.1%，酸性占 14.1%，热烫伤占 16.2%，其他占 11.6%。

张黔义、蒋炜、韩非等在对 112 例烧伤患者临床治疗的分析中认为，碱性占 75.89%，酸性占 16.96%，香蕉水占 2.67%，农药占 16.2%，不明物质占 1.78%。

在碱性烧伤中，氢氧化钠和氢氧化钾各占 12.5%，氧化钙、氧化锶和氨水各占 3.2%；在酸烧伤中，硝酸占 9.4%，盐酸和铬酸各占 6.2%（翟启民，1989）。

第二节 职业因素

眼烧伤多发生在工厂、实验室、农村和家务劳动时，以工人最为多见，占60.9%～62.3%；农民占12%；学生占5%～12.5%；其他占18%～23%（李雪、徐锦堂、崔浩等，2002）。1993年，Kuckelkorn等统计分析了Aschen区的烧伤患者171例，其中104例（61%）来自工厂和矿山，64例（37%）来自家务劳动，3例（2%）原因不明。

第三节 年龄、性别和眼别

一、年龄

据翟启民的资料，20岁以下占9.4%，21～30岁占78.1%，31～40岁占3.2%。李雪、徐锦堂、崔浩等对南北两地（广州和哈尔滨）的眼烧伤病例进行了统计，其年龄构成如表1－1所示：

表1－1

年龄（岁）	广州		哈尔滨	
	例数	%	例数	%
<3	2	1.9	1	0.6
3～5	5	4.7	3	1.9
6～11	2	1.9	4	2.5
12～17	4	3.75	14	8.7
18～34	68	64.15	84	52.2
35～54	19	17.9	49	30.4
≥55	6	5.7	6	3.7

二、性别

1979 年 Virich 对眼烧伤的性别进行了分析：男性占 70.96%，女性占 29.04%。Kuckelkorn 等统计的 171 例眼烧伤患者中，121 例（70%）为男性，39 例（23%）为女性，11 例（7%）为儿童。李雪、徐锦堂、崔浩等所统计的南北两地材料，广州和哈尔滨男性分别为 75.5% 和 82.6%，女性分别为 24.5% 和 17.4%。方浩（2004）对 2 786例眼外伤住院病人原因的分析中，眼烧伤为 343 例，其中男性占 89.5%，女性占 10.5%。

三、眼别

Kuckelkorn 统计 1990—1991 年 Aachen 地区的 171 例眼烧伤患者中，65 例（38%）为双眼，106 例（62%）为单眼。

第四节　地区与气候

从眼烧伤患者就诊时间来看，地区和气候的变化也影响眼烧伤的发病率。我国南北两地，气候与民风均有不同，眼烧伤也有差异。在北方（哈尔滨）眼烧伤主要分布在 2 月初和 7、8、9 月，在南方（广州）主要发生在 1、2、10 和 11 月，与其他月份相比有显著差异（$P<0.01$），出现这种情况的原因很多，与气候、轻重工业的比例以及生活习惯都有关系。南北两地 2 月份眼烧伤发病率都比较高，这可能是由于所统计的是 1990—2000 年的病例，当时燃放鞭炮的习惯尚未在民间完全消除，与此可能有密切关系。

（徐锦堂）

第二章　眼烧伤的基础理论与实验研究

第一节　眼烧伤的病理学改变

一、结膜

结膜烧伤后，由于烧伤程度不同，会引起不同程度的病理改变。轻度时，结膜组织水肿，毛细血管充血，白细胞浸润，炎性渗出和坏死，形成黏液脓性分泌物。在组织学上，结膜轻度烧伤仅仅局限于上皮层，呈灶性或弥漫性上皮细胞丧失，局部组织充血，淋巴管扩张，组织水肿及炎性细胞浸润。一般修复后无疤痕形成。

严重时，小血管内皮受损，形成局部血管血栓，血管一旦破裂即可导致组织多发性出血。组织出现不同面积的坏死。后期结缔组织形成，黏膜组织被高度增生的纤维组织所代替，在睑、球结膜之间形成疤痕性粘连，结膜穹窿变浅或消失，发生部分或全部睑球粘连。

二、角膜

轻度时，上皮连接变松，与组织间黏附力下降，上皮细胞间液体积聚，导致前弹力膜层与上皮层分离。

严重时，胶原凝固，粘蛋白变性，结构蛋白遭到破坏，以致角膜基质层在几天之内发生溶解、软化，组织呈现胶状，脱落后形成溃疡。伤后 4 小时，白细胞开始侵入角膜，周边角膜基质和上皮缺损区出现多形核白细胞（polymorphonuclear leukocyte，PMN），继而巨噬细胞浸润。Paterson 等和我们均发现，PMN 侵入烧伤角膜有两个高峰期，起始 PMN 侵入，仅限制在角膜周边部，12～24 小时达高峰，第三天后减轻。再次是强烈的 PMN 侵入，开始于伤后的第十天，21 天达高峰。角膜溃疡的形成与第二次 PMN 侵入相平行。PMN 为主，淋巴细胞较少（彩图 2－1）。PMN 能释放胶原酶，溶解胶原纤维，释放葡萄糖醛酶，水解基质内的粘多糖，使溃疡进一步加重，坏死组织进一步增多，加上 PMN 释放的炎性介质，促进了溃疡的进一步恶化。因此严重烧伤时，大量白细胞的浸润是导致无菌性角膜溃疡和穿孔的主要原因之一。

如果烧伤发生在角膜缘，角膜缘的干细胞被破坏，此时就可见到结膜上皮向角膜内移行，结膜下组织也跟随上皮细胞移行，临床表现为假性翼状胬肉。

如果是轻度角膜烧伤，面积不大，上皮修复较快，一般一周左右即可修复。这种烧伤开始为单层，以后逐渐形成复层，但是在伤后两个月做扫描电镜检查，可发现其新生上皮细胞间连接和微绒毛仍不正常。如果严重烧伤有溃疡形成，溃疡面上一般没有上皮，偶尔见到有 1～2 层扁平上皮，松弛地附着在下面的组织上。由于有许多白细胞浸润，加上附近组织也不健康，上皮基底膜形成不良，新生的上皮，由于附着不牢，随时可以脱落。这就是在临床上看到的上皮反复剥脱，溃疡反复出现的症状。

溃疡基质的修复需要成纤维细胞和新生血管的出现，伤后创缘周围基质内很快出现一些核大、胞浆嗜碱性的梭形细胞，染色质疏松，有 1～3 个核仁，胞浆内含大量扩张的粗面内质网、线粒体和高尔基体，数目逐渐增多，并向烧伤区移动。1～2 周后，在伤区内的成纤维细胞，尽管形态各异，但其共同的特点是胞浆内含大量扩张的粗面内质网、线粒体，它们有合成胶原蛋白和粘多糖的功能，促进基质修复。

在伤后 1～2 周即有新生血管，从角膜缘开始逐渐向角膜中央侵入。依据碱烧伤的程度出现浅层或深层血管。新生血管与上皮和基质层的修复密切相关，这不仅为组织修复提供了必需的营养物质，而且也带来了成纤维细胞和胶原酶抑制剂（α-巨球蛋白）。

内皮细胞对碱性化学烧伤较为敏感，轻则细胞肿胀，重则细胞皱缩和退行性变，甚至很快坏死脱落。关于内皮的修复，Chung 和 Fagerholm（1987）在兔眼建立的模型中发现：内皮细胞层修复存在着两个时相，即在烧伤后第一周，缺损区以直线形式被移行的内皮细胞所覆盖；从第二周开始，这层移行的内皮细胞发生继发性崩溃，然后以长达 6 个月的缓慢速度完成第二次修复。1989 年 Chung 和 Fagerholm 在猴角膜上复制了相同模型，发现内皮的修复一次完成，未发现第二时相。李志杰（1993）用猫角膜制作了相同的模型，结果发现内皮的修复过程在一周内完成，也未发现第二时相。这些都证实了猴和猫角膜内皮细胞生物学特性及愈合过程与人类的近似，因此可以推论人角膜化学烧伤后，内皮细胞的修复过程和灵长类猴一样，没有第二时相。当全部内皮细胞遭到破坏时，几天后，在前房角处可见到纤维母细胞，沿角膜后壁向前移行，形成一层结缔组织的角膜后膜。

三、前房角

早期（3 分钟 ~24 小时）：小梁网及其周围胶原组织出现明显皱缩、肿胀，网孔严重狭小，甚至闭塞，胶原纤维融合及断裂，细胞成分大部分消失，虹膜和睫状体色素上皮脱落，基质水肿，炎性细胞浸润，甚至坏死。

中期（1 ~15 天）：小梁组织出现新生血管，开始纤维化，网孔狭窄和开大并存，虹膜睫状体基质内血管及纤维增生。

晚期（30 天 ~6 月）：在中度化学眼表烧伤后前房角处胶原纤维变细，可能出现部分纤维化。严重烧伤时小梁组织疤痕化。前房角狭窄，甚至闭锁。特别严重的碱性烧伤，由于在烧伤早期前段广泛坏死，晚期可出现眼球萎缩。

四、晶状体

陈剑、徐锦堂等曾进行了一组实验：将实验兔全麻后，用微量进样器抽取 2.0 N NaOH 溶液 50 μl，滴在实验兔右眼角膜中央，两分钟后迅速应用装有生理盐水的注射器冲洗结膜囊，然后涂 0.5% 红霉素眼膏。一周后，取出晶状体，用 40% 丙酮 80 ml、100% 冰醋酸 10 ml固定，石蜡包埋，HE 染色，结果晶状体上皮细胞脱失（彩图 2－2－A），皮质内可见团块状凝集（彩图 2－2－B），多处可见空泡，其内有碎片样物质沉积（彩图 2－2－C）。

五、葡萄膜

严重碱性化学性眼烧伤后，在裂隙灯显微镜下，早期就可以看到虹膜水肿，纹理不清，前房出现渗出，这些细胞堵塞前房角，诱发出持续高眼压状态。重症病例，在光学显微镜下虹膜睫状体组织坏死，炎性细胞浸润，晚期出现纤维化及萎缩，达到难以辨认的程度。陈剑、徐锦堂曾进行了一组动物实验，实验模型制作方法与晶状体相同，一周后取出视网膜与脉络膜组织，以 10% 的 Formalin 液固定，石蜡包埋，HE 染色，光镜检查结果：脉络膜有不同程度渗出、水肿和大量炎性细胞浸润。

（徐锦堂　吴静　陈剑）

第二节　眼烧伤的病理生理

眼烧伤后发生的一系列病理生理变化与多种因素相关，其中包括致伤物的物理参数：温度、数量及冲击力；化学参数：pH 值、浓度、渗透力、与眼部接触时间、氧化还原作用的潜能以及与组织的特殊反应（解离常数、pK 值）。

一、影响烧伤程度的物理因素

（一）烧伤物质的温度

温度引起的非特异性组织炎症，一般较高温度引起较重的组织损伤，而且随着温度的增加，组织反应也会变得剧烈。

（二）烧伤物质的数量和接触时间

液体进入结膜囊的量一般不超过0.5 ml，神志清醒的受伤者，由于初始眼睑痉挛，立即产生眨眼反射，使结膜囊内剩余液体量约为50 μl。相反如果是固体物质，进入结膜囊后，不能被眨眼所清除，损害就较严重。笔者曾遇到一例石灰烧伤，患者在基层医院冲洗和治疗了三天，未见好转，转至哈尔滨医科大学一附属医院眼科门诊。笔者发现其上穹窿处嵌有氢氧化钙残渣，因此损伤呈进行性，角膜混浊严重，穹窿部结膜出现局灶性坏死。

（三）化学物质与组织接触的面积与部位

其特征是接触面积越大则损伤越重；角膜缘损伤面积越大，对干细胞损伤越大，影响越严重。

（四）烧伤物质的浓度

眼组织的损伤与烧伤物质的浓度成正比，酸、碱高浓度时可致组织发生不可逆性损伤甚至坏死。

（五）腐蚀物质的冲击力

这是一个重要致病因素。带有冲击力的化学物质，依其颗粒大小、形状及速度造成组织不同程度的损伤。冲击力较大的化学物质，直接进入结膜深层或角膜基质，将化学物质带入深层组织，损伤的程度较重。如果用1N NaOH溶液造成眼表烧伤，一组有1bar（1bar = 10^5 pascal，帕）压力；而另一组没有，则前者损伤明显重于后者。

二、影响烧伤的化学因素

（一）pH值

pH值对眼化学性烧伤有着重要的作用。当pH为11～11.2时，就可引起严重的角膜损伤。当pH超过11.5时，就可损伤完整角膜。典型的病理生理过程开始于组织pH的变化，而组织pH的变化依赖化学物质pH的变化。

（二）化学物质渗透力、溶解度与组织的关系

角膜上皮层及内皮层皆具亲脂性，油脂易于透过，而水溶液难以通过，角膜基质和巩膜则具亲水性。所以水溶性物质要穿透结膜及角膜比较困难，而脂溶性物质则易穿透而进入前房。当角膜和结膜有上皮脱落和伤口时，水溶性的化学物质易于渗入，此时接触水溶性化学物质，易致较严重损伤。

酸是水溶性的，与组织接触后，在极短时间内将组织固定形成痂膜，使酸不易再向深层穿透。碱的致伤作用主要是 pH 值的改变，而不是碱的金属离子。碱性溶液可使组织皂化，形成胶样的碱性蛋白质，使碱液能继续穿透深层组织。氨、二氧化硫及碳氢化合物中醇、酮等，既可溶于水又可溶于脂肪，故渗透力强，危害性亦大。因角膜及结膜表层有泪膜，那些易溶于水的化学物质如硫酐、磷酐等，易致较重损伤。

（三）水和离子的移动

对于一个半透膜来说，离子浓度决定水的流动方向，这一理论也可用于眼表烧伤后的病理生理机制。在正常状态下，角膜基质的渗透压为 420 mOsm/L，与其他液体以及常用于眼表的各种液体相比较，角膜处于高渗透压状态。Schrage 等（2000）曾对 72 个健康角膜基质内角膜电解质含量进行了测量，干重（mol/kg）：钠为 609 ± 13，氯为 557 ± 115，钾为 58 ± 2；湿重（mol/kg）：钠为 190，氯为 174，钾为 18。他们还对 1 000 个猪角膜的水合作用和渗透压进行了测量，结果显示：水合作用为 3.2，渗透压为 420 mOsm/L。

当进行内眼手术后，常常见到角膜呈雾状水肿和后弹力层皱褶，这是由于当角膜受到损伤，尤其是角膜内皮层受到损伤时，半透膜的保护机制被破坏，水分即可进入角膜基质。同样，化学烧伤时，角膜组织受到损伤，角膜的渗透压发生紊乱，也会发生上述改变。Schrage 等利用微测技术，对角膜各层的可溶性和非可溶性离子的生理浓度以及在眼烧伤的变化进行了测量，结果进一步证实角膜基质和烧伤物质之间电解质梯度和渗透压的变化是烧伤后病理生理改变的一

个决定因素。

眼表接触高浓度物质如1 mol NaOH时，渗透压为1 850 mOsm/kg，而覆盖在眼表泪膜渗透压约为240～300 mOsm/kg，结果组织内的水分外渗，角膜上皮层皱缩，上皮的半透膜状态将很快被破坏。化学物质依靠渗透压梯度使有害物质进入较深层角膜结构，离子自由游散，前房水的pH值会发生明显改变。

三、引发眼表烧伤的新物质

通常认为引起眼表烧伤的物质多以酸、碱和热为主，但随着科学技术的发展，新的合成物质和材料不断出现。第二次世界大战时对芥子气烧伤已有报道，近年来又有聚合物、环氧化物烧伤等，都可引起多样的特殊形式的化学损伤，但它们不能概括在酸和碱烧伤的项目之内。如氟氢酸（fluoric acid），由于它的巨大腐蚀力、快速弥散性，在深层组织 F^- 与 H^+ 离解后与钙离子和镁离子结合形成难溶性的盐，使钙离子大量丢失，导致电解质紊乱，可以引起特殊的活组织麻痹和抑制各种细胞的功能。已有报道，使用 hexafluorine 可以螯合氟离子和防止钙离子脱失。进一步的研究证实，它的效果优于传统的治疗方法——葡萄糖酸钙或氯化钠治疗。在氟氢酸眼表烧伤治疗的过程中，针对其病理生理变化机制来进行治疗，是一个很好的例子。它为新的治疗观点增添了新的论据。

（徐锦堂　孟晶）

第三节　眼烧伤的免疫学

眼化学烧伤，尤其是碱烧伤后，为什么长期不愈，人们一直不断地探索着这一问题。近十余年来，在免疫学方面取得的不少进展为这一问题的解决带来了希望。

一、烧伤后角膜蛋白抗原的变化

（一）碱烧伤后角膜蛋白的抗原性变化

1983—1986 年，Ben-Hanan 等在对小鼠角膜碱烧伤的研究中发现，当小鼠右眼被碱烧伤 4 周后，再次烧伤其左眼时，左眼角膜损伤发展得更快、更严重，角膜穿孔速度及穿孔率明显高于右眼（$P < 0.001$）。在右眼碱烧伤后 5 周，即左眼碱烧伤后 1 周时，右眼角膜穿孔率为 21.7%，而左眼达 66%。如果在碱烧伤模型制作前用免疫抑制剂抑制实验鼠的免疫反应能力，上述现象则可避免。于是，作者推测，在小鼠初次角膜碱烧伤后，角膜抗原性发生了变化，产生了一种新的抗原物质，这种抗原释放入血液循环中，刺激机体产生抗体，后者与角膜新产生的抗原物质起反应，加速局部损伤的变化；产生的抗体同样作用于左眼角膜，从而激发更为强烈的免疫病理反应。Kao 等（1996）采用 Western-blot 法研究了角膜碱烧伤后角膜抗原的变化，结果发现，角膜碱性化学伤后蛋白变性而成为新的蛋白成分，其分子量介于 25 ~ 80 kD。刘春民、徐锦堂以新西兰兔为实验动物，用1.0 N NaOH 制作中度角膜化学烧伤，采用 SDS－聚丙烯酰胺凝胶电泳法和 Western－blot 法分离样品蛋白，辨别有无特异性反应的蛋白带出现，结果在碱烧伤角膜样品中出现了 3 条阳性蛋白（彩图 2－3）。该阳性蛋白带不出现于正常样品中，与标准分子量蛋白比较，3 条阳性蛋白带的分子量分别为 22 kD、35 kD 和 36 kD，均为低分子量蛋白成分。该蛋白可与同一实验兔 3 ~ 5 周血清反应，而该血清却不与正常兔角膜蛋白反应，从而进一步证实了角膜变性蛋白抗原的存在。

（二）酸、热灼伤后角膜蛋白的抗原性变化

李雪、徐锦堂以日本大耳白兔为实验动物，取直径为 8 mm 的单层滤纸，浸入 1.0 N H_2SO_4 中 10 秒，将浸酸的滤纸贴于角膜中央 60 秒，去滤纸，生理盐水冲洗 5 分钟，致中度角膜化学烧伤。采用SDS－聚丙烯酰胺凝胶电泳和 Western 印迹法，结果酸烧伤 4 周的角膜同正常对比

未出现新的蛋白带，而热烧伤在4周后，在14 kD左右出现1条新的蛋白带，但不与该组实验兔第4周血清发生特异性反应。

二、角膜化学伤后主要组织相容性复合体和细胞因子的变化

化学伤后主要组织相容性复合体（major histocompatibility complex，MHC）和细胞因子的变化：在正常情况下，角膜的上皮、基质和内皮细胞都能表达MHC－Ⅰ类抗原，而不表达MHC－Ⅱ类抗原。位于角膜上皮层和基质层的树突状细胞，如朗格汉斯细胞（Langerhans cell）则能低水平表达MHC－Ⅱ类抗原。在某些因素的作用下，如角膜碱性化学伤等，可刺激MHC－Ⅱ类抗原的异常表达。这些表达MHC－Ⅱ类抗原的细胞，一方面可以作为抗原递呈细胞（antigen presenting cell，APC）启动和加强免疫反应；另一方面又可作为免疫反应的靶细胞而被杀伤破坏。因此，MHC－Ⅱ类抗原的异常表达对免疫反应的发生和维持起着重要作用。

APC细胞将自身抗原提呈给淋巴细胞，后者与抗原接触产生白细胞介素－1（interleukin－1，IL－1）。IL－1是T辅助淋巴细胞激活所必需的，最终导致淋巴细胞增殖并释放细胞因子。细胞因子可改变角膜上皮基质及内皮细胞的功能，并促进淋巴细胞进一步增殖，增加MHC－Ⅱ类抗原的表达和对炎症细胞的趋化性，使免疫细胞的数量以及酶的释放增加，促进炎症过程。刘昕等（1999）应用免疫组化的方法对角膜碱烧伤进行了研究，发现淋巴细胞、MHC－Ⅱ类抗原阳性细胞出现的时间恰好与角膜糜烂持续的时间相一致，因此自身免疫反应可能参与了碱性化学伤后眼表面异常的发病过程。刘昕又在视网膜平片上发现了MHC－Ⅱ类抗原阳性细胞，提示眼表碱性化学伤造成的免疫损伤，不仅局限于眼前段，也可发生于眼后段。

嗜中性多形核白细胞（polymorphonuclear neutrophil，PMN）、巨噬细胞及B淋巴细胞均可表达MHC－Ⅱ类抗原。Kao等（1996）利用免疫组化方法检测了兔角膜碱烧伤后MHC－Ⅱ类抗原的表达情况。结果

表明，角膜碱烧伤后1天，许多单核细胞（包括T淋巴细胞、B淋巴细胞、巨噬细胞）和PMN侵入角膜周边部，某些细胞甚至可以达到烧伤区中央，这些细胞明显表达MHC－Ⅱ类抗原。在兔眼碱烧伤愈合时间长于2周的角膜可发现某些成纤维细胞表达MHC－Ⅱ DQ分子。

伤口愈合早期，大多数表达MHC－Ⅱ类抗原的细胞是PMN和T淋巴细胞，偶尔可见角膜周边部的少许单核细胞及/或B淋巴细胞也表达MHC－Ⅱ类抗原。同时，损伤区附近的成纤维细胞也表达MHC－Ⅱ类抗原；2周后，免疫和炎性浸润细胞增多，MHC－Ⅱ类抗原的表达也随之明显增加；5周后，损伤区纤维状细胞表达MHC－Ⅱ类抗原更加明显；7周后，新生血管显著增加，血管周围的炎性细胞、纤维状细胞及血管内皮细胞均有MHC－Ⅱ类抗原的表达。这些细胞可作为APC促进抗体的产生以及各种蛋白多肽反应（例如与碱烧伤后产生的变性蛋白抗原反应或烧伤后蛋白分解反应）。Thiel等（1988）对人角膜碱烧伤后人类白细胞抗原（human leucocyte antigen，HLA）的检测结果同样表明，HLA－Ⅱ类抗原在角膜组织中表达增加。赵敏、陈家祺和杨培增在研究中观察到，在角膜溃疡修复、大量新生血管生长的病变稳定阶段，虹膜平片上依然可见大量的各种阳性细胞，尤其是T淋巴细胞和MHC－Ⅱ类抗原阳性细胞。碱烧伤后的早期，MHC－Ⅱ类抗原阳性细胞也轻度增多。在角膜溶解穿孔阶段，T淋巴细胞浸润达到高峰，巨噬细胞、树突状细胞、MHC－Ⅱ类抗原阳性细胞大量出现。上述细胞密集分布于角膜缘，其中，淋巴细胞及MHC－Ⅱ类抗原阳性细胞可见于角膜溶解处及中央区。在烧伤后期角膜溃疡已进入修复阶段，虹膜上依然可见大量各类阳性细胞。作者们认为，免疫反应可能参与了重度角膜碱烧伤后的组织病变过程，在角膜溶解穿孔及眼内炎症的发生中起重要作用。

三、角膜化学性烧伤后免疫细胞的变化

（一）角膜局部的细胞浸润

眼部碱性化学伤后早期即有大量的PMN浸润到角膜组织中，不

过，与其他类型损伤不同的是，PMN 的持续性存在却不伴有角膜伤区微生物的感染。角膜碱性化学伤后 1 天，许多 T 淋巴细胞、B 淋巴细胞、巨噬细胞和 PMN 细胞即可浸润角膜周边部并逐渐浸润中央区。随着角膜碱性化学伤的病理过程的进展，T 淋巴细胞和 PMN 浸润增多，且逐渐扩散到受伤周围的前部基质及上皮下，许多 T 淋巴细胞聚集在新生血管周围区域。这些细胞均异常表达 MHC－Ⅱ类抗原，为细胞免疫的启动奠定了必要的分子基础。大量浸润的炎性细胞又释放出大量的炎性细胞趋化因子和炎症介质，从而吸引更多的炎性细胞（包括 Langerhans 细胞）浸润病变区角膜，加重角膜的病理过程。异常表达 MHC－Ⅱ类抗原的细胞，作为主要的 APC，它们在免疫反应中起着十分重要的作用。

（二）多形核白细胞浸润和细胞因子

目前，尚不明了角膜碱性化学伤后 PMN、T 淋巴细胞等是受何种因素的影响而侵入角膜组织的。但有研究表明，角膜碱性烧伤 24 小时内，即可由角膜有关细胞合成血小板活化因子（platelet activating factor，PAF），并在角膜中累积，其积累程度与角膜碱烧伤的程度相一致。Bazan 等（1991）和 Cohen 等（1994）认为，PMN 等受 PAF 等的趋化作用而侵入角膜烧伤区，并参与 PAF 的产生。早期侵入的 PMN 可在 24 小时内合成和释放一种分子量为 312 的三肽 N—乙酰脯氨酸—甘氨酸—脯氨酸和分子量为 284 的三肽 N—甲基—脯氨酸—甘氨酸—脯氨酸，它们能使大量的 PMN、Langerhans 细胞、T 淋巴细胞等浸润到角膜伤区组织。Planck 等（1997）发现，细胞因子如白介素和肿瘤坏死因子－α（tumor necrosis factor－α，TNF－α）与免疫反应的旁分泌性调节有关，这些蛋白质还具有对包括眼化学烧伤在内的组织损伤产生炎性和修复反应的功能。Yamada 等（2003）发现，局部应用白介素－1 受体拮抗剂（interleukin－1 receptor antagonist，IL－1ra）眼药水可抑制角膜炎性反应，促进角膜碱烧伤后的愈合和透明化，并可减少角膜新生血管、减少角膜的损害和细胞浸润（治疗后第 7 天，炎性浸润细胞可减少 40%）。在鼠 IL－1ra 治疗组中，

IL－1α，IL－1β，IL－6，IL－8，IL－10 细胞因子均下降。

（三）巨噬细胞和淋巴细胞的功能改变

在免疫反应的启动和调节方面，巨噬细胞起着非常重要的作用，作为辅助细胞，巨噬细胞与淋巴细胞相互作用，处理提呈抗原，促进淋巴细胞活化、增殖，调控特异性免疫应答。在免疫应答的诱导过程中，巨噬细胞的活化是淋巴细胞活化的必要条件。角膜碱烧伤后，机体巨噬细胞和淋巴细胞功能的改变，从另一侧面反映了碱烧伤后细胞免疫的变化。

角膜碱烧伤前，实验兔腹腔冲洗液中可见许多巨噬细胞，其形态及大小比较规则，对鸡红细胞的吞噬力和消化力不强。常居巨噬细胞保持着一种沉静状态，除溶菌酶外，不分泌其他酶类，不释放补体，对细胞或微生物的吞噬消化能力较弱；一旦机体受到诸如炎症等刺激时，常居巨噬细胞就将被激活，胞体增大，扩散加快，代谢活跃，吞饮、吞噬能力增强，内消化能力增强，膜表面各种受体以及与淋巴细胞相互作用的能力也增多、增强。

吞噬作用是巨噬细胞的主要功能，也是巨噬细胞摄取抗原的主要方式，所以吞噬作用的增强是巨噬细胞活化的信号，它的吞噬消化能力与其活化程度成正比。

刘春民、徐锦堂的实验提示：角膜碱烧伤后，腹腔内巨噬细胞体积明显增大，形态变得不规则，吞噬消化能力显著增强（彩图 2－4）。至角膜烧伤后 2 个月内，它对鸡红细胞的吞噬率及吞噬指数明显高于烧伤前，伤后 5 周达高峰，以后逐渐下降。活化的巨噬细胞，除了执行非特异性功能外，还能分泌各种生物活性物质，参与并调节特异性的免疫应答。

淋巴细胞和巨噬细胞是与免疫活动最直接相关的两类细胞，前者的任务在于特异性地识别抗原，并使免疫系统的复杂机制运转，它的功能状态反映着机体的细胞免疫水平。巨噬细胞的特异性较少，但它在免疫反应中与淋巴细胞居于同等重要地位。

（四）外周血中 T 淋巴细胞亚群的变化

Tazetdinova 等（1990）对眼碱烧伤患者进行了 T 淋巴细胞亚群

的动态检测，发现Ⅲ度眼碱烧伤患者，$CD3^+$ 和 $CD4^+$ 细胞变化不明显，伤后4周 $CD8^+$ 明显下降，$CD4^+/CD8^+$ 比值升高（$P<0.05$），伤后两个月恢复正常。Ⅳ、Ⅴ度眼烧伤后，$CD3^+$、$CD4^+$ 下降，$CD4^+/CD8^+$ 比值低于正常。作者认为，严重眼烧伤有 $CD3^+$、$CD4^+$、$CD8^+$ 细胞的变化；$CD4^+/CD8^+$ 作为免疫调节指数，对严重眼碱烧伤预后的估计很有意义。

2004年詹剑华等对全身严重烧伤患者细胞功能进行检测，在伤后1周 $CD3^+$、$CD4^+$ 及 $CD4^+/CD8^+$ 比值均较正常明显下降（$P<0.01$ 或 $P<0.05$），而 $CD8^+$ 则较正常组升高，直至伤后第3周仍无恢复。赵敏、陈家祺和杨培增在研究中观察到，碱烧伤后早期，角膜及虹膜即有T淋巴细胞浸润，以 $CD3^+$ 淋巴细胞为主，在角膜溶解穿孔阶段，T淋巴细胞浸润达到高峰，其中 $CD4^+$ 淋巴细胞明显多于 $CD8^+$ 淋巴细胞。

T淋巴细胞主要执行细胞免疫的效应功能及免疫调节功能，$CD4^+/CD8^+$ 作为免疫调节指数对严重烧伤预后的估计很有意义，T细胞亚群的变化是选择应用免疫抑制剂措施的基础。

四、角膜碱烧伤后体液内抗体的变化

Ben-Hanan等的实验研究提示，角膜碱烧伤后，其蛋白质即发生变性而成为新的抗原成分，激发机体产生针对该变性抗原的抗体，进而加速烧伤的病理过程。不过，作者没能直接检测出此种特异性抗体及其水平。Kruit等也发现，兔角膜碱烧伤后1周，即可在血液中测出针对角膜变性蛋白的抗体，6周后该抗体消失。临床资料也表明，严重碱烧伤后1周内，体液B淋巴细胞的数量略有下降，第2周恢复正常，第4周又高于正常（$P<0.05$）；血清IgG在烧伤后早期也有下降，伤后3周恢复正常；血清IgA水平比健康人明显增加（$P<0.05$）。对这种现象，作者并没有作机理和原因的相关探讨。Kao等在角膜碱烧伤后的血清中证实有特异性抗体存在。

刘春民、徐锦堂以新西兰白兔为动物模型，制作右眼中度角膜碱烧伤，在烧伤前和烧伤后的两个月，经耳缘静脉采血，制作血清和抗血清后保存。然后，他们用同样的方法烧伤实验兔左眼角膜，于烧伤后 1 ~2 周分别采血，制备抗血清，低温保存备用；于兔左眼烧伤后 2 周处死实验兔，剪下左眼烧伤区角膜，制备角膜蛋白提取液，采用酶联免疫吸附测定（enzyme linked immunosorbent assay，ELISA）检测角膜碱性化学伤后血清中抗角膜变性蛋白抗原抗体水平。

角膜碱烧伤后，变性的角膜蛋白具有抗原性，激发机体产生特异性抗体，于烧伤后 2 周开始升高，5 ~6 周达高峰，随后下降，两个月后逐渐接近烧伤前水平。在血清抗体水平下降期，再次烧伤实验兔对侧角膜，可激发机体较第一次更为迅速、更为强烈的抗体产生(图 2 –1)。这一特征表现说明，角膜碱烧伤后，在其病理过程中有体液免疫的参与。

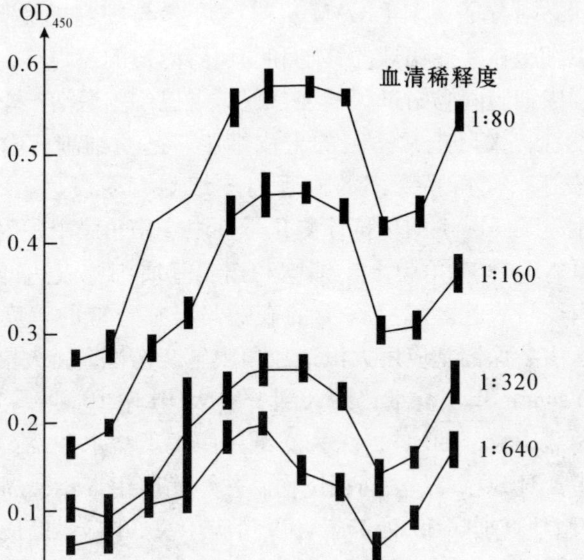

图 2 –1　兔角膜碱烧伤后，不同时期不同稀释度的血清中的抗体水平（平均 OD 值）。PCB：角膜烧伤前；II：再次烧伤对侧角膜

五、黏附分子

角膜碱烧伤后，产生角膜变性蛋白，作为一个机体不能识别的新抗原刺激机体产生抗体，抗原与抗体结合形成免疫复合物，沉积于角膜组织及毛细血管基底膜，诱导大量 PMN 浸润。在这个过程中，黏附因子扮演了一个重要角色。它是一个大家族，其中包括免疫球蛋白、细胞间黏附分子（intercellular adhesion molecule，ICAM）、血管细胞黏附分子（vascular cell adhesion molecule，VCAM）、选择素、整合素、钙黏附分子和粘蛋白样五个家族，另外还有一些未归类的如 CD44、CD36。本章节仅就 ICAM、VCAM 和 CD44 作一介绍。

（一）细胞间黏附分子

细胞间黏附分子 - 1（ICAM - 1），可参与细胞的黏附、游走、归巢以及白细胞在炎症病灶的移动和与血管内皮的黏附等，并可使抗原提呈过程中细胞间黏附过程增强，促进淋巴细胞激活。李雪、徐锦堂的研究发现，大鼠正常角膜的上皮细胞、基质细胞、内皮细胞无 ICAM - 1 表达，仅角膜缘部的血管内皮细胞有弱表达。Pavilack 等（1992）用抗 ICAM - 1 的单抗检测化学性眼烧伤角膜中黏附分子的表达，发现 ICAM - 1 在角膜上皮细胞和角膜基质细胞表达增加，在内皮细胞中有少量表达。ICAM - 1 的表达与炎症反应的程度和时间密切相关。李雪、徐锦堂应用大鼠造成角膜碱烧伤模型，大鼠乙醚麻醉后用直径 5 mm 的单层滤纸，浸入到 1 N NaOH 中 10 秒，将浸碱滤纸贴在大鼠角膜中央部 60 秒，除去滤纸，用生理盐水冲洗 5 分钟。酸烧伤应用 1 N H_2SO_4，方法同碱烧伤。热烧伤应用直径 5 mm 的铁片，厚 1 mm，酒精灯加热 30 秒置于大鼠角膜中央 30 秒，做成烧伤后模型。结膜囊内涂 0.5% 红霉素眼膏和 1% 阿托品眼膏。术后 8 小时、1 天、3 天、1 周、2 周、4 周、7 周处死大鼠，剪取角膜，采用链霉亲和素—过氧化物酶法（SABC 法）检测角膜局部 ICAM 的表达情况。结果发现，角膜碱烧伤后 8 小时在上皮细胞就检测到 ICAM - 1；随病程延长，3 天时角膜上皮细胞和基质细胞呈强阳性表达，1 周时角膜基质内新生血管内皮细胞表达 ICAM－1 中度阳性；2 周时角膜上皮细胞表达有所减弱，但基质细胞仍呈强阳性（彩图 2－5）；4 周时上皮细胞基本呈阴性，基质细胞仍呈中度阳性；7 周时部分基质细胞和内皮细胞仍呈轻度阳性表达。酸烧伤和热灼伤同样在急性期表达增强，但表达程度较弱（彩图 2－6，2－7），出现时间较晚。

ICAM－1 在烧伤后的角膜组织表达，对白细胞聚集、调节炎症反应的强度至关重要，从 HE 染色的切片观察，伤后 8 小时～4 周均见 PMN 浸润，它们主要是由 ICAM－1 介导穿过内皮细胞聚集在损伤部位。在炎症早期，ICAM－1 由浸润的巨噬细胞等分泌 IL－1β、肿瘤坏死因子－γ 所诱导，介导 PMN 与血管内皮的黏附，在炎症后期，由淋巴细胞衍生的干扰素－γ（interferon －γ，IFN －γ）最先选择作用于角膜基质细胞的 ICAM－1，导致角膜基质白细胞聚集。ICAM－1 调节白细胞结合与活化，同时受白细胞趋化因子如 IL－8 诱导，进一步增强炎性细胞因子、ICAM－1 及趋化因子的产生，增加白细胞浸润，造成组织损害。角膜碱烧伤 ICAM－1 持续表达时间长于酸和热烧伤，证明碱烧伤对角膜的损害也重于酸和热。

（二）血管细胞黏附分子

角膜烧伤后血管细胞黏附分子（VCAM－1）的表达情况与 ICAM－1 相类似，碱烧伤和热烧伤时 VCAM－1 表达的较早，持续时间较长。李雪和徐锦堂的实验结果：角膜碱烧伤后 8 小时角膜上皮和角膜缘部的血管内皮细胞呈现轻度阳性，到 1 周时基质细胞表达增强，介导淋巴细胞的迁移；2 周时角膜上皮细胞、基质细胞和基质内新生血管内皮细胞仍呈中度阳性表达（彩图 2－8）；到第 7 周时角膜上皮细胞和角膜缘部的血管内皮细胞仍有 VCAM－1 的弱表达。角膜酸烧伤时 VCAM－1 的表达时间较碱烧伤短，2 周时角膜上皮细胞表达已开始减弱（彩图 2－9），角膜热灼伤 2 周时上皮细胞仍呈中度表达（彩图 2－10），4 周时表达开始减弱。VCAM－1 主要表达在活化的内皮细胞、上皮细胞、巨噬细胞、树突状细胞，也表达在骨髓的成纤维细胞。在大鼠正常角膜的上皮细胞、基质细胞、内皮细胞上均无 VCAM－1 表达，仅在角膜缘部的血管内皮细胞有部分表达。VCAM－1与其配体很晚出现的抗原－4（very late appearing antigen－4，VLA－4）结合后导致构型改变，成为高亲和力的黏附分子，参与炎症反应中淋巴细胞的迁移和活化及某些细胞的分化发育。Damle 等的研究表明，VCAM－1/VLA－4 对 T 细胞的活化有刺激作用。

（三）CD44

CD44 作为一种细胞表面糖蛋白，分布十分广泛，机体中绝大多数细胞均可检测到它的表达，如 T 细胞、B 细胞、粒细胞、成纤维细胞、神经胶质细胞等都不同程度地表达 CD44。不同的细胞类型，不同的功能状态，其表达类型有很大的差异。CD44 的配体为细胞外基质，主要有透明质酸、层粘连蛋白、纤维粘连蛋白和胶原蛋白等，参与组织重建、扩增细胞间隙、炎症反应等许多细胞生理、病理过程。由于 CD44 分子能与细胞外基质成分如纤维连接蛋白和胶原蛋白等结合，使炎症过程中带有 CD44 分子的淋巴细胞与血管内皮细胞结合而向炎症部位聚集。黏附的单核巨噬细胞也可表达一种特异性的膜蛋白 CD44 分子，与血管内皮细胞结合同时诱导分泌细胞因子（IFN－γ、IL－1、TNF 等），并刺激血管内皮细胞加强 ICAM－1、VCAM－1 的表达，提高黏附能力，使白细胞浸润、黏附，炎症病变扩大。但同时 CD44 又能促进创伤愈合。CD44 促进创伤愈合的机理在于透明质酸、层粘连蛋白、纤维粘连蛋白等为 CD44 的配体，是角膜基质的重要组成部分，而这些细胞外基质成分对烧伤创面的组织和细胞修复起重要作用。层粘连蛋白能够支持细胞的黏附、刺激细胞的迁移和分化。纤维连接蛋白在角膜创伤时能够与纤维蛋白共同形成促进上皮黏附及移行的暂时性支架，而且能在上皮细胞间及上皮与基底膜间起桥梁作用。在碱烧伤时，细胞外基质常出现异常。例如，Havrlikova 等（2004）发现，角膜碱烧伤创面缺乏纤维连接蛋白，此结果提示：碱烧伤可导致纤维连接蛋白蛋白质分解，同时，由于细胞损伤又引起纤维连接蛋白合成下降，这些因素可能是碱烧伤角膜上皮反复糜烂、难以愈合的原因之一。

李雪等的实验发现，大鼠正常角膜的上皮细胞、基质细胞、内皮细胞无 CD44 表达。角膜碱烧伤后 8 小时角膜上皮细胞、内皮细胞和角膜缘的毛细血管内皮细胞呈中度阳性，基质细胞呈现轻度阳性；2 周时角膜上皮细胞、基质细胞和基质内的新生血管内皮细胞表达呈中度阳性（彩图 2－11）；第 4 周时角膜上皮细胞和基质细胞呈轻度阳性；7 周时角膜上皮细胞呈阴性，基质细胞和角膜缘部的毛细血管内皮细胞呈轻度阳性。酸烧伤和热烧伤表达情况类似于碱烧伤，但基质细胞的表达晚于碱烧伤，CD44 在角膜的持续表达时间也短，碱烧伤第 7 周时角膜基质细胞和缘部的毛细血管内皮细胞仍呈轻度阳性，而酸烧伤第 2 周角膜上皮细胞表达基本呈阴性，基质细胞和基质内新生血管内皮细胞表达呈中度阳性（彩图 2－12）。热灼伤第 2 周角膜上皮细胞呈轻度阳性表达，基质细胞和基质内新生血管内皮细胞呈中度阳性表达（彩图 2－13）。酸和热灼伤在第 4 周表达已经减弱，第 7 周时基本上已无表达。角膜碱烧伤的病理损伤较酸烧伤和热烧伤严重得多，病程漫长，因此角膜的修复时间也长于另外两种烧伤。在角膜的修复过程中起重要作用的层粘连蛋白、纤维粘连蛋白、透明质酸等是通过细胞间的配体和受体相互作用的，因此 CD44 持续表达在角膜烧伤修复的整个过程中，尤以碱烧伤突出。CD44 可能通过诱导成纤维细胞的移行和增殖或间接激发其他免疫活性细胞及由此引起的细胞变形和运动，从而产生更多的胶原蛋白、血管生成因子或成纤维细胞生长因子，刺激毛细血管生长，从而加速伤口愈合。

Zhang 等（2002）发现，角膜碱烧伤与黏附因子中的整合素有联系，角膜碱烧伤后的整合素表达与血管内皮生长因子（vascular endothelial growth factor，VEGF）/α（v）β（5）引起的生成血管反应有关联。基质金属蛋白酶（matrix metalloproteinases，MMP）－2 和 MT1－MMP 的表达与它们参与生成血管反应相一致。

从上述结果我们发现，不止一对配体参与白细胞对血管内皮细胞的黏附作用，而且分工不同。在正常生理情况下，每一对黏附分子可能只提供很小的黏附力，但在病理状态下，随着靶细胞的激活和某些细胞因子的参与，黏附分子间的作用被增强，又反作用于免疫细胞，引发一系列病理性免疫反应。

六、前房相关免疫偏离

外源性组织植入动物的眼前房时，发现可以长期接受而不被免疫系统所排斥。其主要表现为针对抗原特异性迟发型超敏反应（delayed-type hypersensitivity，DTH）和补体结合性抗体分泌的抑制，但同时其他免疫反应并未改变，如在淋巴结和脾脏内产生致敏的细胞毒T细胞（cytotoxic T-lymphocyte，CTL）的前体细胞，在血清内出现非补体结合性抗体。目前将这种与前房相关的偏离模式的免疫应答称为前房相关免疫偏离（anterior chamber associated immune deviation，ACAID）。

近年来的研究结果提示：在眼组织内可能存在着一种特殊的抗原提呈细胞，该细胞可产生耐受原性信号，通过血液运送到脾脏递呈并激活抑制性细胞网，从而使眼内免疫应答受到抑制，这种特异的免疫应答机制对于视觉器官相对稳定状态起着重要的作用。

碱性化学伤后，新生血管长入角膜，前房水成分发生变化，以及虹膜的炎症反应，破坏了角膜免疫赦免的微环境。Taylor认为，继发性房水免疫抑制活性的下降，与血房水屏障开放，血浆α_2-巨球蛋白进入前房有关。李志杰等（1998年）应用SDS-PAGE法测得碱性化学伤后房水内蛋白浓度增加，与正常房水相比增加了几个蛋白条带。

转化生长因子-β（transforming growth factor-β，TGF-β）是房水免疫抑制活性的主要来源，由虹膜睫状体上皮和基质细胞所分泌。李雪和徐锦堂应用大鼠检测了碱和热灼伤后前房水内TGF-β_2的含量，结果发现，在角膜烧伤后4小时，TGF-β_2在前房水内呈一过性升高，然后下降，第3天TGF-β_2含量再次升高，1周时达高峰，持续至第2周仍高于正常，7周时降至正常水平。TGF-β_2能够抑制IL-1诱导的单核细胞和成纤维细胞产生IL-6，抑制IL-2诱导的T细胞增殖，通过非抗原特异性机制抑制DTH-T细胞介导的炎症反应；另外，还能调节TNF-α对细胞毒性T细胞的影响，抑制房水中淋巴细胞的活化和增殖。因此，在角膜烧伤时TGF-β_2水平升高是对IL-1、IL-6等细胞因子变化的反馈应答。机体内多种细胞因子和受体可以互相影响、互相抑制，从而构成一个复杂的完整的细胞因子网络，共同调节细胞和组织的正常生理和病理过程。角膜烧伤时IL-1、IL-6、TNF等表达增加，反馈性刺激虹膜和睫状体上皮细胞合成和分泌TGF-β_2或激活TGF-β_2前体，从而抑制IL-1、IL-6等分泌，抑制TNF表达，减轻炎症反应。

七、免疫抑制措施的作用

Foster等（1982）在动物实验中采用免疫抑制剂环磷酰胺及选择性地去除炎性细胞的方法治疗角膜碱性化学伤，取得了较为理想的效果，间接地证实了炎性细胞（主要为PMN）在角膜溃疡发生中的重要作用。同样，Burns等（1990）用硫醇肽治疗实验兔角膜碱烧伤，获得了类似的疗效，病理检查治疗组病变区PMN极少，且不发生溃疡，而对照组有大量的PMN集结在角膜溃疡的周围。由此可见，PMN在角膜溃疡的发生及发展方面起着重要作用。正常角膜上皮有很强的愈合能力，即使除去全部角膜上皮，也可在数日内由结膜上皮演变为角膜上皮而覆盖创面，但是，当角膜有新生血管时，这种上皮演变过程就不能发生。因此，烧伤后角膜新生血管有时会影响上皮的修复。王爽传（1985）认为，化学烧伤后引起角膜组织蛋白的变化，可诱发自身免疫反应，新生血管的出现激发了自身抗体的产生，形成逆向交叉反应，对新生的角膜上皮发生超敏反应。根据这一理论，他应用环磷酰胺（口服或局部应用）治疗化学烧伤后反复性角膜溃疡，取得了很好的疗效，视力也有所提高。有一例氢氧化钠中度烧伤患者，角膜上皮反复糜烂脱落，角膜溃疡形成，新生血管长入，接受一般方法治疗77天，未见好转；后口服环磷酰胺，溃疡逐渐缩小，上皮不再脱落，20天后（总量1 500 mg）溃疡则愈合，视力由治疗前眼前手动提高到0.3。

免疫抑制剂糖皮质激素对治疗角膜碱烧伤也有效果。Chung等（1999）发现，角膜碱烧伤后内皮细胞显示出双相愈合的特性：第1周出现初期的短期愈合，随着内皮细胞的继发性损伤出现晚期的长期愈合；滴用0.1%地塞米松眼药水后，既可以抑制内皮细胞的早期短期愈合，也可以防止内皮细胞的继发性损伤。但是，局部应用地塞米松眼药水可以加快角膜碱烧伤后总的内皮细胞的修复过程。由此可见，地塞米松对角膜碱烧伤后内皮细胞的愈合有促进作用。

近年来出现的环孢霉素－A（cyclosporine－A，CsA）和FK－506高效免疫抑制剂能有效地抑制静止辅助T细胞（T_h）的分化和增殖以及细胞毒性T细胞（CTL）的产生，抑制IL－2、IL－3和IFN－γ的产生，抑制IL受体和转移因子受体的表达。因此，在角膜碱烧伤后，应用免疫抑制剂如环孢霉素－A和FK－506对烧伤后的角膜愈合具有积极的促进作用。Den等（2004）的动物实验发现，角膜碱烧伤后IL－1α、IL－6和IL－8显著增加，而伤后全身应用倍他米松（betamethasone）和CsA可显著减少伤后4天的IL－α和IL－8，仅应用倍他米松可减少伤后4天和7天的IL－6，应用两种药物均可减少伤后4天的角膜混浊。由此可见，角膜碱烧伤后，早期应用倍他米松和CsA有利于减少炎性细胞因子的表达。

（徐锦堂　陈建苏　李雪　刘春民）

第四节　眼烧伤生物化学改变

眼化学烧伤后，除了引起局部生物化学成分紊乱之外，还会引起全身一系列的反应，下面就此问题分别加以叙述。

一、全身蛋白质的反应

蛋白质在血液中起着重要的作用，因此在严重眼部烧伤后，除了引起眼局部改变之外，还引起一系列的全身反应，其中包括蛋白质的变化。

Бирич 应用电泳法检查了 130 例不同程度眼碱性化学伤患者的血浆蛋白，他发现严重的眼烧伤患者，白蛋白含量下降，治疗后逐渐恢复正常。白蛋白正常含量为 4.14 g/dl，在烧伤时下降为 3.93 ±0.10，在治疗过程中继续下降到 3.85 ±0.11 g/dl，出院时才上升到4.015 ±0.12 g/dl。

球蛋白主要由 α、β 和 γ 球蛋白组成，在生理状态下完成各自的机能，例如 α－球蛋白在机体中运输溶解于脂肪中的维生素和激素；β－球蛋白转运铜、铁、锌；γ－球蛋白在淋巴组织内参与这样或那样形式的抗体的合成，完成保卫机体的功能。结、角膜严重碱性烧伤时，α_1－球蛋白上升达 0.55 ±0.003 g/dl（正常为 0.44），α_2－球蛋白上升达 0.79 ±0.005 g/dl（正常为 0.64），治疗后，其含量逐渐有所下降。β－球蛋白在严重碱性烧伤时，其值为 0.96 ±0.07 g/dl（正常为 0.8），治疗后此数值逐渐下降。γ－球蛋白在烧伤时下降至 1.36 ±0.06 g/dl（正常为 1.38），治疗后，此数值恢复正常。

眼烧伤患者血浆内球蛋白的变化，对了解烧伤的康复和病理生理过程很有帮助。Бирич 在治疗碱性化学伤时，应用了结膜下或肌注 γ－球蛋白，收到了疗效。

二、角膜蛋白聚（多）糖的变化

蛋白聚糖见于正常角膜上皮细胞层、基底膜、基质层、后弹力膜及内皮细胞层，以角膜基质为多。它包绕着角膜胶原纤维，影响胶原形成和排列；损伤后使胶原裸露，易被胶原酶破坏。

燕振国等（1994）实验发现，角膜碱烧伤后，蛋白聚糖减少，胶原纤维松散，排列不整齐；在烧伤基本恢复时，蛋白聚糖又接近或高于正常，此时角膜基质层松散的胶原纤维逐渐趋于致密和整齐。Fukuchi 等（1992）检查角膜碱性化学伤后，基质中硫酸化蛋白聚糖（Sulfated proteglycans，S－PGS）的改变：伤后 1 小时，胶原纤维和 S－PGS片段排列紊乱，数量减少；3 天～1 周，S－PGS 数量显著下降；2 周后角膜前基质中可见大量的 Cuprolinic blue（CB）染色阳性的纤维丝，直至两个月才见到正常排列的 S－PGS。作者认为，伤后 S－PGS 减少，以及以后又逐渐恢复正常，这一病理生理过程与角膜透明度恢复呈正相关。

三、房水内纤维连接蛋白含量的变化

纤维连接蛋白（Fibronectin，FN）是存在于血浆、细胞表面和细胞基质中的一种高分子糖蛋白，是细胞与细胞、细胞与基质连接的重要成分，在保持组织细胞的正常构型和功能、促进上皮移行方面起着重要的作用。

Reid 等（1982）成功地从牛眼房水中分离出分子量为 20～22 kD 的 FN，其浓度为 2.46 μg/ml，相当于血浆的 1%。如用总蛋白的百分率来表示，牛眼房水与血浆的 FN 接近，分别为 0.38% 和 0.4%。黄一飞（1989）测得碱烧伤后，房水内 FN 的变化：伤后 5 分钟，房水中已可测得 FN 含量的增加，房水 FN 含量增加发生于房水 pH 增高之后，60 分钟时达高峰。此期房水内总蛋白含量也呈上升趋势，两者呈明显正相关（$\gamma = 0.989\,3$，$P < 0.01$），以后 FN 下降明显，而总蛋白量保持稳定，30 天后才明显减少，接近正常。任高英等测定角膜伤后血和房水 FN 含量动态变化：伤后 2 天，房水 FN 比正常明显升高，而血浆 FN 比正常略下降；伤后 1 周房水 FN 趋于正常，而血浆 FN 含量降至最低水平；伤后 2～4 周，血、房水 FN 趋于正常。研究结果表明，烧伤早期，房水 FN 比正常明显升高，说明血—房水屏障被破坏；晚期血浆 FN 含量下降，表明组织修复对 FN 的消耗和利用增加。

四、角膜及房水内糖含量的改变

葡萄糖和糖原是角膜细胞产生能量的最基本物质，角膜代谢中葡萄糖的供给主要来自房水，葡萄糖随着浓度梯度从房水向角膜渗透，角膜上皮细胞还储存有大量的糖原。烧伤后上皮修复缓慢，以及发生角膜溃疡，葡萄糖供应不足是其原因之一。在碱性化学伤的兔眼角膜中，葡萄糖含量在急性期和营养障碍期内从正常的 35.6% 降至 22.7% 或更低。碱性化学伤后，房水内葡萄糖含量也明显下降，有的在烧伤后 1 周内降至正常的一半，故在烧伤后 1 周内测定房水葡萄糖含量，对烧伤程度和估计预后有重要的参考意义。角膜和房水内葡萄糖含量的下降，除烧伤修复过程中增加了能量的消耗外，还与房水形成减少有关。实验表明，在烧伤后 1 周内，结膜下注射葡萄糖可以明显提高角膜内和房水内糖的含量。

五、维生素含量的改变

（一）维生素 C

维生素 C 参与细胞的氧化还原反应，粘多糖的合成，保证细胞间质的完整性，降低毛细血管的通透性，促进胶原蛋白的形成，加快溃疡的愈合。动物实验证实，碱烧伤后，兔角膜的改变与局部组织坏血病相似。兔角膜碱烧伤后，早期房水和角膜基质中维生素 C 含量明显下降，仅为健康角膜的 1/6 ~ 1/3，血管新生后，含量有所升高。角膜修复过程中所需的维生素 C 主要来源于房水，房水中维生素 C 浓度降低，必然会影响角膜伤口愈合。因此，在烧伤后，全身或局部均宜应用维生素 C。

在维生素 C 治疗下，碱烧伤后角膜上皮内低下的 ATP/ADP 比率显著升高，ATP 和 ADP 的绝对浓度亦有上升；能使再生的角膜上皮内谷胱甘肽的氧化还原比率趋向更加还原的状态，对上皮的能量代谢有好的影响。这也是临床用维生素 C 疗法的原因之一。

（二）维生素 B_2（核黄素）

在角膜代谢过程中，维生素 B_2 作为一种酶，参与细胞的氧化还原过程。它可防止角膜组织，特别是上皮细胞氧的丧失。碱烧伤后，角膜组织维生素 B_2 含量降低，在碱烧伤急性期（伤后至 3 天）和营养障碍期（伤后 3 周），角膜维生素 B_2 含量仅为正常的 1/7 ~ 1/2，血管新生期含量仍低于正常。缺乏维生素 B_2 既不利伤后角膜组织恢复，又可诱发各种代偿性血管新生的角膜疾病。谢德雍等研究发现，家兔眼前节碱烧伤后，烧伤组织局部给予维生素 B_2 可以起到治疗角膜碱烧伤的作用，这可能与其增强组织的抗脂质过氧化相关。

六、酶的改变

（一）角膜及前房水内酶的改变

1. 胶原酶

角膜碱烧伤是一种以胶原明显降解为其特征的损伤。在生理条件下，人角膜上皮不具有胶原酶，它是以潜酶（latent collagenase）或胶原酶前体形式存在而无活性，只有在一定条件下被激活才能催化胶原降解。研究表明，再生的角膜上皮和烧伤区浸润的多形核白细胞（PMN）是胶原酶的重要来源，纤维母细胞能产生一种胶原酶的前体，当与胰蛋白酶或 PMN 的溶酶体溶解产物接触，便能被激活为胶原酶。胶原酶的活性有赖于钙、锌离子的浓度。在角膜碱性化学伤时，角膜上皮中含有大量胶原酶，且角膜实质层对于胶原酶的消化更具有易感性，不利于创面的修复。因此，为了防止角膜溃疡的进展，采用胶原酶抑制剂是必要的。

2. 乳酸脱氢酶等

Chayakul 等（1982）测定了兔角膜碱烧伤后酶的活性，结果证明，角膜上皮和基质内乳酸脱氢酶（Lactate dehydrogenase，LDH）活性明显降低；1 ~4 周角膜上皮和基质内醛缩酶（Aldolase，ALD）活性显著增高；1 ~4 周上皮内苹果酸脱氢酶（Malate dehydrogenase，

MDH）活性增高，1～3 周上皮内 6－磷酸葡萄糖脱氢酶（Glucose－6－phosphate dehydrogenase，G6PD）活性明显降低。碱烧伤后 1～4 周角膜上皮内 β－N－乙酰氨基葡萄苷酶的活性显著升高。第 1 周内基质中此酶活性无明显改变，但 2～4 周内活性显著升高。

3. 一氧化氮合酶

孙励等测定了兔角膜碱烧伤后不同时间房水内一氧化氮合酶（nitric oxide synthase，NOS）的变化，结果显示，碱烧伤后 4 小时即有白细胞渗出到房水中，激活 NOS 生成一氧化氮，7 天时 NOS 活性达高峰，30 天仍明显高于正常组。

4. 基质金属蛋白酶

到目前为止，在角膜组织中共发现了 9 种基质金属蛋白酶（Matrix metalloproteinases，MMPs），包括间质胶原酶 MMP－1、8、13，明胶酶 A（MMP－2）和 B（MMP－9），基质溶解素 MMP－3、7、10，膜型 MMP－1（MMP－14）。成纤维细胞或角膜细胞胶原酶（MMP－1）存在于正常角膜基质中，能够降解Ⅰ、Ⅱ、Ⅲ型胶原；中性粒细胞胶原酶（MMP－8）亦能降解Ⅰ、Ⅱ、Ⅲ型胶原，但必须由多形核白细胞（polymorphonuclear，PMN）携带并释放。MMP－2 是一种来源于角膜成纤维细胞和巨噬细胞的明胶酶，它能降解Ⅳ、Ⅴ、Ⅶ型胶原及明胶和纤维连接蛋白；另一种胶原酶（MMP－9）来源于角膜上皮细胞、巨噬细胞和中性粒细胞，它能降解Ⅲ、Ⅳ、Ⅴ型胶原，蛋白多糖、纤维连接蛋白（fibronectin）、层连接蛋白和明胶。

正常哺乳动物角膜中只有 MMP－2 存在。化学性烧伤时角膜 MMP－2 明显升高，并可检测到 MMP－1、3、8、9、10、13 以及 MMP－14。人中性粒细胞胶原酶（MMP－8）是引起化学性烧伤后角膜基质溃疡中最重要的胶原酶。在化学性烧伤的开始阶段，降解的胶原片断刺激中性粒细胞游走至受损组织，而聚集的中性粒细胞释放的趋化剂会使更多的炎症细胞趋化浸润于受损区域。受损的角膜胶原形成一种细胞因子并诱发中性粒细胞的呼吸爆破反应，释放大量的胶原酶及超氧化物进一步加重角膜溃疡，两者形成恶性循环。Sotozono 等在碱烧伤的研究中发现，炎症发生后，会产生 IL-1、6 这样的细胞因子，后者又可以诱导大量 MMP 的产生，最终导致角膜溶解。当局部运用 MMP 抑制剂，如 GM6001、金属蛋白酶的合成抑制物（Synthetic inhibitor of matrix metalloproteinase，SIMP）、金属蛋白酶的组织抑制剂（tissue inhibitor of metalloproteinases，TIMP），能显著抑制角膜溃疡的发生，进一步证实了金属蛋白酶在碱烧伤中对角膜的破坏作用。

Jegorowa 等（1991）发现兔眼碱性化学伤后，角膜烧伤局部及其周围角膜组织、虹膜睫状体和房水中，中性胰酶样蛋白酶（neutral trypsin-like proteases）、弹性蛋白酶（elastase）和抗胰蛋白酶（antitrypsin）活性均升高，尤其在角膜溃疡发生穿孔时，蛋白水解酶活性达峰值。弹性蛋白酶降解 TIMP-1 并活化 MMP-3，从而激活 MMP-9 并使上皮基底膜溶解及上皮脱落。

（二）泪液中酶的改变

Chesnokova 等（1990）发现在实验性角膜碱烧伤后，泪液中胰酶样蛋白酶（trypsin-like proteases）、弹性蛋白酶、激肽释放酶（callicreine）、β-N-乙酰氨基葡萄糖苷酶（beta-N-acetylglucosaminidase）和β-葡萄糖苷酸酶（beta-glucuronidase）活性显著升高，尤其是伤后 24 小时内和第 2 周末。给予 hordox（一种多价蛋白酶抑制剂）处理后，除弹性蛋白酶外，其余酶活性均较前降低。作者认为，检测泪液中蛋白水解酶可以了解炎症过程中蛋白质的水解情况。Kuznetsova 等（1994）发现兔角膜烧伤后，第 1 周泪液和血浆中的激肽释放酶活性显著升高。但在伤后 14~28 天，仅组织激肽释放酶活性升高，且 hordox 对后者不起作用。沈远平等（1999）观察兔角膜碱烧伤后泪液中胶原酶含量变化，可见角膜碱烧伤 1 天后泪液开始含有胶原酶，含量直线上升，4 天达最高，以后随着溃疡面积的缩小，含量有所下降，到后期又有所回升。此改变与角膜碱烧伤后形成的上皮缺损面积呈正相关。

由上可见，碱性烧伤后，泪液中酶学成分发生了明显改变，这一变化既有机体的代偿修复作用，又有进一步紊乱眼局部微环境的一面。因此，在治疗上有必要了解泪液成分的变化，促进修复，纠正其破坏性因素。

七、自由基的改变

自由基（free radical）是指任何具有不配对电子的原子或原子团以及离子，它具有很强的活性。实验表明，在眼碱性烧伤后，它是造成组织损伤的原因之一。

眼碱性烧伤时，PMN 很快在烧伤部位出现，PMN 在游走和吞噬过程中，常与氧化代谢的突然增长联系在一起，这一现象称为呼吸爆破，此时氧耗量剧增，其中 90% 的氧用于产生超氧阴离子自由基（$\cdot O_2$）。这时横跨在细胞膜中的还原型辅酶Ⅱ（NADPH），在 NADPH 氧化酶的催化下，转变为氧化型辅酶Ⅱ（$NADP^+$），同时氧被还原为 O_2^-。Pfister 等（1988）研究证明，经碱性物质损伤后的胶原对 PMN 具有阳性趋化性，并可刺激炎细胞发生呼吸爆发。血清白蛋白除具有炎性趋化物质特性外，还兼有抑制 PMN 呼吸爆破的功能。目前已知，从角膜周边到中央区，白蛋白水平逐渐降低。伤后的胶原和高水平的白蛋白有利于白细胞自血管中溢出，而接近中央区低水平的白蛋白，不足以抑制 PMN 的呼吸爆破，随之产生了 $\cdot O_2$ 以及羟自由基（$\cdot OH$），并启动了脂质过氧化的链式反应。碱性化学伤后 3 天至 2 周，是角膜组织损伤与再生相互交错的病理过程，为脂质过氧化反应提供了基础。由于脂质的过氧化，导致不饱和脂肪酸减少，使细胞膜流动性降低，通透性增强，线粒体膨胀，溶酶体释放酸性水解酶和中性蛋白酶，导致胶原纤维和粘多糖降解，抑制上皮再生，加重组织损害。

正常房水中含有微量一氧化氮（nitric oxide，NO）和一氧化氮合酶（nitric oxide synthase，NOS）。刘玉森等报道，角膜碱烧伤后 4 小时即有白细胞渗入前房，激活 NOS 生成大量 NO，烧伤后 1～3 天，NO 和 NOS 明显增高，7 天时达峰值，14 天时房水中 NO 仍维持较高水平。

近年来研究表明，NO是一种十分活跃的新的信息分子和效应分子，是传递神经信息/调节血压以及机体防御等一系列生命活动中必不可少的生物信使，低浓度下对组织有保护作用，同时它也是一种自由基，高浓度下，它能与·O_2反应生成超氧亚硝酸根离子，后者及其分解产物羟自由基可引起细胞毒性损伤。由氧自由基引发的生物膜不饱和脂肪酸脂质过氧化反应的稳定产物是丙二醛（malondialdehyde，MDA）。测定组织中的MDA含量可推测脂质过氧化反应强度和组织损伤的程度。谢德雍等研究发现，碱烧伤后角膜组织的过氧化物歧化酶（Peroxide superoxide，SOD）活性迅速降低，第8天时降低最为显著，与此同时，MDA含量逐渐升高，高峰值也是出现在第8天，此期角膜溃疡也十分明显。SOD活性与MDA含量呈高度负相关，提示碱烧伤后PMN产生的大量氧自由基及其引发的脂质过氧化反应产物对SOD活性有明显的抑制作用。SOD活性降低，·O_2不能及时清除而与NO反应，生成$ONOO^-$及其·OH自由基等，加重对角膜组织的损伤。这提示SOD活性降低和NO含量增高引发脂质过氧化反应增强可能是角膜碱烧伤的机制之一。

原慧萍等在兔眼角膜碱烧伤后不同时间（4、24和72小时），于结膜下注射外源性SOD进行治疗，可使房水内的MDA下降、SOD上升。这提示眼前节碱烧伤存在自由基反应紊乱，该紊乱可通过早期补充外源性SOD而得以纠正。张铁民应用过氧化氢酶（Catalase，CAT）4×10^{-6}mol滴剂滴眼，取得了较好的抗氧化效果。因为CAT可以分解H_2O_2，阻断·OH自由基的生成。如果能将SOD和CAT联合应用，既清除了·O_2，又清除了H_2O_2，在理论上讲，应收到比单一应用更好的疗效。

因此，眼碱性烧伤后，除了碱性物质的直接作用外，自由基及所诱发的脂质过氧化反应也是组织损伤的重要原因之一。

（徐锦堂　孟晶）

第五节　其　他

一、眼烧伤后局部微循环的改变

眼化学烧伤后，局部血液循环受到不同程度的损伤。孙旭光等（1990）实验观察到，兔角膜碱烧伤后第3、7、15天时眼血流图的波幅和排放指数均明显下降。他认为，严重碱烧伤会导致睫状体供血障碍，治疗中改善睫状体血液循环是值得重视的问题。宋林颖等（1990）实验发现，眼化学烧伤后2小时可见血栓形成，主要位于眼前节。Vit 和 Dmitriev（1990）实验发现，眼化学烧伤后整个葡萄膜血管均有改变，但主要变化在眼前节。循环紊乱程度与烧伤的轻重程度成正比，血管内皮细胞和周围基质水肿以及轻度溶血可造成血循环受阻，但仍是可逆性改变，治疗及时可使受损组织有所恢复。如果血管壁发生破坏，血管腔阻塞则为不可逆损伤，机体只能通过适应性反应，形成侧支循环，修复部分血管网络。

陈剑、徐锦堂等用1.0 N的 NaOH 溶液，造成眼前节烧伤，伤后第3、7、14天分别检查视网膜及脉络膜，可见到视网膜、脉络膜水肿，有较多的炎症细胞浸润，视网膜有不同程度的出血和渗出；脉络膜有血栓形成。本实验提示：严重碱烧伤造成的病理损害绝非仅限于眼前节，眼前节碱烧伤的早期，眼后节就会出现炎症和微循环的紊乱。

Reim（1992）认为严重化学伤导致眼前节缺血坏死，营养物质得不到补充，坏死组织又诱导周围组织发生炎性细胞浸润，使病变进一步加重。

二、眼烧伤对眼压的影响

眼表化学性烧伤，病理机制复杂，除局部病灶外，不同程度的眼表化学烧伤也会引起附近组织不同程度的病变。我们曾用 1.0 N 的 NaOH 造成兔眼角膜烧伤，结果在眼前房、晶状体、脉络膜和视网膜同时发现有病理性改变。前房角毗邻眼表，在眼化学烧伤后，受损机会更多，因此，化学伤后眼压紊乱也就成为常见的合并症。陈良君等统计的 60 例眼表碱烧伤中，继发性青光眼占 16.6%。Пучиковская、Якимеико 和 Непомящая 以兔为动物模型，应用 20% 的硫酸对 38 只兔（76 眼）进行了不同部位或不同程度的眼表烧伤。第一组：14 只眼，亚全角膜烧伤（角膜缘留下 1 mm 宽的健康区）；第二组：22 只眼，中等度角膜缘环形烧伤，宽 4 ~ 5 mm；第三组：12 只眼，严重角膜缘环形烧伤，宽 6 ~ 7 mm；第四组：18 只眼，1/2 角膜、结膜和巩膜严重烧伤；第五组：10 只眼，全角膜、结膜和巩膜特别严重烧伤。烧伤后测得各组眼压平均值如图 2 - 2 所示：

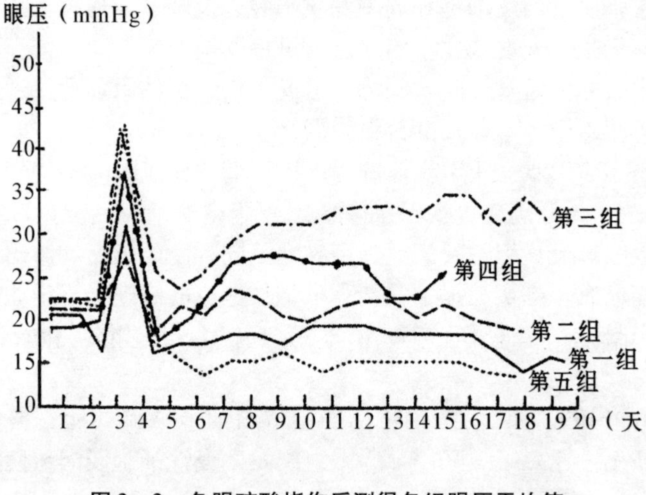

图 2 - 2　兔眼硫酸烧伤后测得各组眼压平均值

（引自 Пучковская、Якименко 和 Непомящая 所著的 *Ожог Глаз*，2001）

第一组：除在早期（3 分钟 ~ 24 小时）眼压上升外，以后眼压平稳。眼压描记：房水流量（*F* 值）增加，但被房水流畅系数（*C* 值）所代偿。第二组：11 眼眼压上升，其中 2 眼时间较长，其余很快恢复，眼压高者的 *F* 值增加，*C* 值下降。第三组：12 眼中有 11 眼出现了持续的眼压上升，7 眼在伤后第 1 天，3 眼在伤后第 3～4 天，1 眼在伤后第 13 天。眼压描记：*C* 值明显下降（*C* 值 =0～0.01）。第四组：18 眼中 14 眼眼压出现改变（11 眼为持续性高眼压，2 眼上升明显，1 眼时间较短）。这一组眼压上升的特点是 *C* 值下降，只有 1 眼在 13 天时 *F* 值稍增加。第五组：10 眼，9 眼开始眼压稍上升，1 眼正常，很快开始下降。由于眼压偏低，未做眼压描记。

康宛夏等以新西兰白兔为实验动物，应用 2% 的 NaOH 造成眼前段 III～IV 度烧伤，结果：3 分钟～1 小时眼压最高值达 63.97 mmHg，最低为 37.2 mmHg，24 小时～16 天眼压波动在 27.52～34.5 mmHg，18～30 天，17% 的眼压仍偏高。

Алещаев、Непомящая 对 196 例（281 眼）不同程度的眼表化学烧伤在伤后 1～36 天进行了眼压观察。

轻度烧伤 54 眼，没有并发症，视功能全部恢复，眼压波动在 16～22 mmHg。

中度烧伤 56 眼，眼压波动在 16～25 mmHg，其中 8 眼（14.28%）眼压偏低（>17 mmHg），*C* 值和 *F* 值均在正常范围内。

重度烧伤 119 眼，有不同程度的结膜和角膜缘坏死，角膜混浊明显，前葡萄膜也受到损失。此组患者有 34.45% 眼压上升；6.72% 在伤后 5 天眼压开始偏低，到伤后 17～30 天眼压偏低者达 46.15%。

康宛复等（1996）进行动物实验，观察兔眼碱烧伤后各时期眼压的反应后发现，烧伤后眼压最高峰出现于烧伤后即刻至伤后 1 小时，2 周后眼压开始回落，1～6 个月时眼压平稳。检查前房角：早期前房角组织水肿，表层巩膜静脉压增高；炎性分泌物增多，引起排出途径的突然阻塞。中期表现为组织的胶原纤维增生，小梁网孔开大与狭窄并存，房水排出困难。晚期以睫状体纤维化及萎缩为主要病变。由此可见，眼化学伤后，眼压的变化受下列三大要素的影响：①睫状体的房水分泌功能；②房水排出道的情况；③周围组织充血及水肿的程度。

眼表化学烧伤后眼压改变有以下 4 个特点：①在伤后 3 分钟 ~24 小时出现一过性的眼压升高，峰值可达 60 mmHg 以上。②持续性眼压升高与烧伤面积和严重程度相关。但是对于特别严重的眼烧伤，即或伤后出现眼压升高，也不会持久，常常很快进入低眼压状态。③角膜缘周围的化学烧伤，眼压升高的程度最明显，频率也较高。④球后麻醉，并不能防止或改变眼压立即升高的反应。

（徐锦堂　陈剑）

第三章 眼烧伤的分期和分度

眼烧伤的临床症状复杂，部位多变，分期和分度比较困难。到目前为止，尚无统一的标准，但是基本上以病变过程分期，以病变部位和程度分度。下面把近期国内外各家常见的分期分度介绍如下。

第一节 眼烧伤的分期

Kacnelson（1962）将眼烧伤后临床病变过程分为 4 期：

1. Ⅰ期（急性期）

眼烧伤后数秒钟至 3 天，被烧伤的角膜和结膜发生坏死或渐进性坏死。

2. Ⅱ期（营养紊乱期）

烧伤后 3 天至 3 周，角膜水肿，组织坏死，无生长能力，形成不愈合的上皮剥脱和溃疡。此期常常发生轻重不等的虹膜睫状体炎和继发性青光眼。

3. Ⅲ期（新生血管期）

烧伤后 1 至 3 周，在时间上与第Ⅱ期相重叠移行，炎症虽然还在继续，但是逐渐有新生血管长入角膜，开始了组织的修复过程。

4. Ⅳ期（疤痕期或恢复期）

眼烧伤 3 周后，坏死组织逐渐被结缔组织所取代，形成不同程度的疤痕性白斑、睑球粘连等合并症。

在前人的基础上，1973 年 Пучковская 及其同事将Ⅱ期和Ⅲ期合并，分为 3 期：

1. Ⅰ期（急性期）

此期的特点是睑球结膜水肿和充血，有大量的黏液脓性分泌物，角膜缘周围血管网受损，上皮脱落，角膜基质被波及。由于这些变化，引发了角膜水肿和炎性细胞浸润。

2. Ⅱ期（营养紊乱和新生血管期）

角膜深层和眼后部出现营养紊乱。临床表现为角膜知觉明显下降，反复发生角膜溃疡，角膜深层出现炎性细胞浸润，虹膜睫状体和脉络膜充血、水肿，严重的病例在前房有纤维蛋白和血性渗出，眼压升高或降低，同时在角膜，尤其是周边部出现或多或少的新生血管。

3. Ⅲ期（疤痕期）

此期出现结缔组织增生形成疤痕，在临床上出现不同程度和范围的角膜白斑。眼烧伤的病变是一个复杂的病理学过程，包括生物化学改变和神经系统以及其他损害的复合表现。继发性改变依据局部烧伤的程度和全身反应而不同。

Schrage（2002）从病理生理学和免疫学角度提出了一个新的分期，虽然尚不成熟，却有些新意。

1. 急性期

角膜雾状水肿，上皮脱落，组织坏死，血管新生，细胞膜溶解，释放趋化和炎性因子，如前列腺素、白细胞三烯和白介素，导致急性炎症反应。眼部症状反映了角膜水合作用和细胞活性的显著降低以及蛋白成分的变化。在高度活跃的炎症过程中，损伤和修复并存。

类似的病理机制也适用于结膜，结膜有血管，厚度比角膜薄，烧伤后血管扩张，水肿、渗出，在较严重的病例，血管内血流凝固，形成了局限性淤血和栓塞，呈现棕色坏死。

前房角的胶原纤维受损和皱缩，眼压出现急剧性上升。

2. 迁延的生物学反应期

化学烧伤后停留在眼组织的有害物质，可以引起长期的损伤，诱发慢性的炎症反应。受损后的组织蛋白成为新的抗原诱导白细胞和巨噬细胞的侵入，严重患者可波及葡萄膜、玻璃体和视网膜，常常引起难以治疗的继发性青光眼。Kuckelkorn 曾报道，192 例烧伤患者中有 9 人（5%）出现了视网膜剥离。

2001 年 Якименко 对烧伤作了如下分期，把全病程分为 5 期：

1. Ⅰ期

初期坏死，急性血管紊乱和水肿（从伤后几分钟至几天）。

2. Ⅱ期

严重的继发坏死和急性角膜炎症（从 2～3 天至 1～2 周）。

3. Ⅲ期

角膜炎和溃疡，葡萄膜炎，组织营养紊乱（从 2 周至 4 周）。

4. Ⅳ期

血管新生，组织增殖，疤痕形成，持续性角膜炎和葡萄膜炎（从 2～3 周至 1 年或更长）。

5. Ⅴ期

烧伤痊愈期。

第二节　眼烧伤的分度

一、Hughes 分度法

1. 轻度

角膜上皮侵蚀，角膜微混，结膜及巩膜无贫血坏死。

2. 中度

角膜混浊，虹膜纹理看不清。结膜及巩膜少量贫血坏死。

3. 重度

角膜混浊，瞳孔及虹膜看不清。结膜苍白缺血 >1/2。

二、Roper-Hall 将眼烧伤分为 4 度

1. Ⅰ度

角膜上皮受损，结膜及角膜缘没有缺血，预后佳。

2. Ⅱ度

角膜呈哈气状混浊，可见虹膜纹理，角膜缘贫血<1/3，预后良。

3. Ⅲ度

角膜上皮完全丢失，角膜基质混浊，虹膜灰暗，纹理不清，角膜缘缺血在1/3～1/2，预后差。

4. Ⅳ度

角膜深层混浊，虹膜及瞳孔情况看不清楚，角膜缘贫血>1/2，预后严重。

三、Polack 眼烧伤分度

Polack 眼烧伤分度是比较全面的，它的分度涉及两个方面，即烧伤组织的深度及其病变过程。

（一）整体分度

1. Ⅰ度

眼球及穹窿部结膜充血，角膜出现轻度表层混浊，或上皮层剥脱。上述改变愈后不留后遗症，病程不长，属轻度。

2. Ⅱ度

结膜水肿和表层坏死，在其表面形成一层薄薄的、可以取下的膜状物，角膜呈淡灰色混浊，损伤达浅基质层，荧光素染色呈阳性。

3. Ⅲ度

坏死不仅在结膜，而且波及结膜下组织——睑板和巩膜，坏死的结膜呈灰白色，没有光泽。角膜混浊，表层坏死。

4. Ⅳ度

结膜和巩膜坏死，角膜全层受损，完全不透明，呈白瓷状外观。

（二）按部位分度

1. 睑烧伤分度

（1）Ⅰ度。皮肤充血、肿胀。

（2）Ⅱ度。在充血和肿胀的睑皮肤面出现水泡。

（3）Ⅲ度。皮肤出现坏死，不仅发生在表皮，也可波及深层，甚至达全层皮肤。在体征上可见暗灰色或污黄痂皮形成。

（4）Ⅳ度。皮肤深层坏死或者碳化，达睑皮肤全层，甚至波及肌肉或睑板。

2. 结膜烧伤分度

（1）Ⅰ度。睑球结膜和穹窿部结膜充血。

（2）Ⅱ度。全层结膜水肿，表层坏死，在结膜表面形成一层灰白色薄膜。

（3）Ⅲ度。结膜弹性减弱，出现皱褶，坏死，灰白色或稍带黄色痂皮形成。

（4）Ⅳ度。坏死不仅在结膜，也波及其下边的巩膜。

3. 角膜烧伤分度

（1）Ⅰ度。表层上皮层水肿和轻度混浊，Bowman's 膜和基质不受损伤，可以有上皮剥脱，但愈后不留任何疤痕。

（2）Ⅱ度。上皮层和浅基质层受损，角膜深层保持透明。在裂隙灯显微镜下，烧伤部分呈淡灰色混浊，荧光素染色呈阳性。

（3）Ⅲ度。角膜变得无光泽，不透明，毛玻璃状。水肿、炎性细胞浸润及组织坏死同时存在，病变不仅局限于角膜表面，也波及角膜深层基质。

（4）Ⅳ度。角膜呈白瓷状，完全不透明，角膜全层受损，而且波及角膜缘，角膜缘血管缺血。

四、徐锦堂等的眼烧伤分度

徐锦堂等（1983 年）结合 Ballen（1964）、Roper - Hall（1965）和 Пучковская（1973）的分度，曾将眼烧伤分为 4 度，如表 3 - 1 所示：

表 3－1

分 度	结 膜	角 膜	虹膜睫状体	晶 体	眼 压
Ⅰ	充血	表层轻度水肿，上皮剥脱可有可无	—	—	正常
Ⅱ	结膜水肿及缺血，面积小于1/3	表层呈毛玻璃样，混浊	充血，但无渗出	—	正常
Ⅲ	球结膜出现坏死，但不超过1/2	深层角膜混浊，在 1/2 以内，角膜出现溃疡，大小不超过全角膜的1/3	出现炎症反应，前房可有渗出，但不超过前房深度的1/3	—	可出现一过性眼压升高
Ⅳ	球结膜坏死，超过1/2	深层角膜混浊，呈白瓷状，面积超过1/2，角膜溃疡超过1/3	明显虹膜睫状体炎，前房内渗出超过前房深度的1/3	可以出现混浊	可出现持续眼压升高或下降

五、我国1982年眼外伤与职业眼病协作小组通过的分度标准

1. 眼睑烧伤

（1）Ⅰ度。皮肤充血，表皮浅层烧伤，皮肤表层血管扩张和充血，出现红斑，感觉过敏，疼痛，水肿，因皮肤未完全破坏，仍有保护作用，通常不发生感染。伤后2～3天，上皮愈合，不留疤痕。

（2）Ⅱ度。皮肤水泡，表皮全层和真皮的一部分受损，毛细血管渗透性增强，血浆大量渗出，形成水泡和皮下水肿，烧伤处剧痛，因真皮层未完全受累，并有少量表皮基底细胞残留。如无感染，伤后1～2周，表皮增生愈合，不留疤痕。

（3）Ⅲ度。皮肤层坏死，真皮完全被破坏，但毛囊汗腺周围的表层基底膜还保留，如无感染，在伤后3～4周，经岛状上皮增生而

愈合，如发生感染，则肉芽组织增生，疤痕形成而愈合。

（4）Ⅳ度。焦痂。眼睑全层包括皮肤、肌肉、睑板，均坏死。由于皮肤全层坏死，无水泡形成，也无疼痛，但坏死组织周围有明显炎症反应。因毛细血管渗透性增强，大量血浆渗出，结痂，其下为坏死组织，很容易发生感染。

2. 结膜烧伤

（1）Ⅰ度。结膜轻度充血水肿。

（2）Ⅱ度。结膜贫血水肿。

（3）Ⅲ度。结膜全层坏死，呈灰白色，毛细血管消失。

（4）Ⅳ度。在坏死的组织上面覆盖有痂皮，呈黄白色，提示累及巩膜。

3. 角膜烧伤

（1）Ⅰ度。上皮损伤、脱落，角膜表层轻度混浊，但前弹力层及角膜基质未受损伤，痊愈后不留痕迹。

（2）Ⅱ度。仅基质浅层水肿，未累及深层，故深层仍保持透明。

（3）Ⅲ度。基质浅层水肿，深层也可受损伤，混浊显著，角膜呈毛玻璃状，虹膜隐约可见。

（4）Ⅳ度。角膜全层受累，混浊呈白瓷状，虹膜看不清。

4. 角膜缘烧伤

（1）Ⅰ度。无缺血。

（2）Ⅱ度。缺血 <1/4。

（3）Ⅲ度。缺血 1/4 ~1/2。

（4）Ⅳ度。缺血 > 1/2。

兹将上述 4 项分度标准列表，如表 3 -2 所示：

表 3 -2

分　度	眼　睑	结　膜	角　膜	角膜缘
Ⅰ	充血	轻度充血水肿	上皮损伤	无缺血
Ⅱ	水泡	贫血	基质浅层水肿	缺血 <1/4

（续上表）

分 度	眼 睑	结 膜	角 膜	角膜缘
Ⅲ	皮肤坏死	全层坏死，毛细血管不可见	基质深层受累，呈毛玻璃状，虹膜隐约可见	缺血 1/4～1/2
Ⅳ	焦痂，眼睑全层（皮肤、肌肉、睑板）坏死	焦样坏死累及巩膜	全层受累，呈瓷白色，虹膜看不见	缺血 ＞1/2

六、Schrage 眼烧伤分度

Schrage（2000）提出了眼烧伤分度并加入伤后结果、治疗和预后判断。如表3－3所示：

表3－3

分 度	症 状	结 果	治 疗	预 后
Ⅰ	上皮糜烂，混合充血	上皮再生	门诊治疗，一般处理	可完全恢复
Ⅱ	上皮糜烂，角膜缘缺血＞1/3，球结膜水肿	上皮再生，循环恢复	在眼科门诊药物治疗3～4天，延长冲洗时间	遗留小的疤痕
Ⅲ	上皮糜烂，角膜缘缺血＞1/2，球结膜水肿，角膜混浊，血管新生	溃疡、增殖、疤痕	到眼科医院治疗，连续冲洗，同时进行药物和外科治疗	角膜白斑，为了恢复较低的视力，需进行多种手术
Ⅳ	上皮糜烂，角膜缘缺血＞3/4，角膜混浊，广泛坏死，大面积溃疡	虹膜萎缩，白内障，合并视网膜病变	求治于专业眼科医生或眼科医院，连续冲洗，药物和手术治疗	抢救眼球，有时视力难以恢复

七、Якименко 眼烧伤分度

2001 年 Якименко 发表了他的眼烧伤分度，将烧伤分为轻、中、重、很重和特别重 5 度，并根据烧伤程度，给予相应的治疗原则。如表 3－4 所示：

表 3－4

烧伤严重程度	眼　睑	角膜和角膜缘	结膜和巩膜	晶状体和葡萄膜	眼　压
Ⅰ（轻度）	充血、水肿（药物治疗）	上皮剥脱，轻度混浊，基质浅层水肿。角膜缘血管充血（药物治疗）	结膜充血（药物治疗）	无变化	正常
Ⅱ（中度）	充血、水肿、水泡（药物治疗）	上皮剥脱，浅层基质水肿。角膜缘血管充血，部分缺血（药物治疗）	结膜充血，部分缺血或出血（药物治疗）	虹膜充血，瞳孔轻度缩小	正常
Ⅲ（重度）	表层坏死（药物治疗，除去坏死组织达健康肉芽组织）	混浊，基质水肿（如毛玻璃状），或基质性溃疡。角膜缘血管痉挛达 1/2，（药物治疗，深层角膜溃疡，宜行治疗性角膜移植）	轻度或明显贫血、水肿，灶性出血，部分变薄和/或坏死。巩膜表层贫血，表层巩膜软化（药物治疗，角膜缘周围结膜切除，结膜移盖修复变薄或坏死的结膜或巩膜）	虹膜轻度或明显充血，水肿，前房水混浊或积脓（抗炎和促进吸收治疗，药物活动瞳孔）	1. 短暂性眼压升高（药物治疗） 2. 轻度眼压升高（药物治疗，无效时行抗青光眼手术）

(续上表)

烧伤严重程度	眼睑	角膜和角膜缘	结膜和巩膜	晶状体和葡萄膜	眼压
Ⅳ(很重)	坏死达皮下组织(药物治疗,切除坏死组织,其面积达1/2眼睑时,行自体游离皮瓣移植)	混浊,基质水肿严重呈毛玻璃状或白瓷样角膜,上皮缺损或基质性溃疡,角膜缘血管痉挛或栓塞 > 1/2。严重氨水、醋酸烧伤,角膜混浊不明显,但上皮不修复,角膜基质或结膜表面溃疡(药物治疗,治疗性板层角膜移植)	结膜坏死,表层巩膜软化达 1/2 眼球表面积(结膜移盖术、Denig 结膜瓣移植术或 Tenon's 囊移盖术;深层巩膜软化者行巩膜移植;眼睑缝合术)	虹膜明显充血、水肿,血管扩张,渗出,前房血性渗出,玻璃体混浊(抗炎,促吸收,药物活动瞳孔)	1. 眼压持续上升(药物治疗无效时,行抗青光眼手术) 2. 眼压下降(抗炎治疗,磁疗)
Ⅴ(特别重)	皮肤、肌肉、睑板坏死(切除坏死组织,自家皮瓣移植同时眼睑缝合)	角膜溶解,穿孔(板层、全板层或穿透性角膜移植,药物治疗)	睑、球结膜全部坏死,巩膜部分穿孔(角膜—巩膜移植,Tenon's 囊移盖同时眼睑缝合)	前房出血,晶状体混浊,虹膜后粘连或瞳孔闭锁,玻璃体内有渗出(抗炎,脱水和促吸收治疗)	持续的低眼压("血性"睑缝合术,带有血管再造的目的,同时大量抗炎治疗)

第三节　眼表烧伤面积的计算和位置

判断眼表烧伤的严重性，不仅要注意烧伤深度，还要考虑烧伤部位的面积。蔡用舒（1996）作了如下建议：

（1）烧伤面积≤1/4 为 +。

（2）烧伤面积 > 1/4 而≤1/2 为 + +。

（3）烧伤面积 > 1/2 而≤3/4 为 + + +。

最好是分别计算眼睑、球结膜及角膜的面积。但是角膜除了估计面积之外，还要特别考虑角膜缘的损伤，因为角膜缘存在有干细胞，它的受损多少直接影响着角膜上皮的修复。Matasuda（1985）发现，直径 8 mm 的角膜上皮缺损较直径 4 mm 者上皮修要快，分别为 0.9 mm/h 及 0.37 mm/h，这说明角膜周边部的增殖力强。Huang 等（1988）做过如下的动物试验，将角膜缘部上皮作环形切除，6 个月后，再从中央做 7.5 mm 的上皮创面（实验组），以具有正常角膜缘兔眼作对照组，结果显示，有 45% 的实验兔的角膜创面延迟愈合。这个实验进一步说明，中央角膜上皮创伤的愈合依靠角膜缘部干细胞的存在和应激增殖。因此，角膜烧伤时，除了看面积大小外，还要考虑其所在的位置。

第四节　对眼化学烧伤分期和分度之商榷

由于化学物质众多，浓度、温度和作用时间都不一样，因此眼化学烧伤不但病理机制复杂，其部位和临床症状也多有变化。所以，对它有过不同的分期和分度，这些分期和分度，在当时的历史条件下，无疑起到了很大作用，作出了很大贡献。为了临床更好地选择治疗方法，更准确地估计预后，有利于科学研究结果的对比，随着对眼化学烧伤认识的不断进展，对其分期分度也该作相应的改进。

一、眼化学烧伤的分期

关于烧伤的分期，我国一直沿用 1962 年 КоцнелЬсон 分期，他从临床的角度将其分为 4 期，即急性期、营养紊乱期、新生血管期和疤痕期。近年来，对眼化学烧伤有了进一步认识，尤其是碱性烧伤后，变性角膜蛋白成为新的抗原，它可以刺激机体产生抗体，并能与之发生特异性反应。刘春民、徐锦堂等用1.0 N NaOH 制作中度（按 Hughs 分度）角膜烧伤，采用 Western-blot 法分离样品蛋白，结果在碱烧伤样品中出现了三条阳性蛋白带，该阳性蛋白带不出现于正常样品中，与标准分子量蛋白比较，三条阳性蛋白带分子量分别为22 kD、35 kD 和 36 kD。该蛋白可与同一实验兔 3 ~5 周的血清反应，而该血清却不与正常兔角膜蛋白反应，这些进一步证实了角膜变性蛋白抗原的存在。

角膜碱性烧伤后，变性的角膜蛋白具有抗原性，激发机体产生特异性抗体，于烧伤后 2 周开始升高，5 ~6 周时达到高峰，随后下降，两个月后逐渐接近烧伤前水平。在血清抗体水平下降时，再次烧伤实验兔对侧角膜，可激发机体较第一次更加迅速、更加强烈地产生抗体。

2002 年 Schrage 等提出从病理生理学和免疫学角度将眼化学烧伤分为两期，即急性期和迁延的生物学反应期。我们认为，分期的目的是为了临床应用，在分期上还应结合临床，建议将眼化学烧伤分为 3 期。

（一）急性期

急性期主要由烧伤物质所引起的。其特点是：不同程度的睑球结膜充血、水肿，结膜囊内出现黏液脓性分泌物；角膜上皮脱落或基质水肿，多形核白细胞侵入。较重者结膜血管及角膜缘血管网可见血流停滞，血栓形成。有些病例前房角胶原纤维皱缩。眼压一过性或持续性升高。

（二）迁延期

滞留在眼组织内的有害物质继续发生作用。碱性烧伤后组织蛋白变性，成为新的抗原，出现了自身免疫反应，加重了多形核白细胞及巨噬细胞的浸润，同时释放多种炎性因子，如前列腺素、白三烯（Leukotriene）和白细胞介素等，引发了一个较长时间的炎症过程。

此期营养紊乱与血管新生并存。临床表现为角膜知觉下降，不同程度的角膜混浊，反复性上皮脱落或角膜溃疡，严重者前房出现纤维蛋白性渗出，眼睑皮肤、结膜和巩膜贫血坏死，更严重者炎症可以波及葡萄膜、视网膜、晶状体和玻璃体。眼压升高或降低。

（三）修复期或疤痕期

此期以上皮和结缔组织增生为主，形成不同程度的疤痕、睑球粘连、眼睑畸形或其他后遗症。

二、眼化学烧伤分度

关于眼化学烧伤的分度，不同时代有过不同的分度。目前，在我国通行的有两种：一种是一直沿用的 Hughs 分度，另一种是 1982 年眼外伤与职业病协作小组制定的分度标准。前者分为 3 度，过于简单，仅涉及了角膜和结膜，在中度烧伤时巩膜有少量贫血和坏死的描述；后者虽涉及了眼睑、结膜、角膜和角膜缘，但未涉及前房角、巩膜、晶状体、葡萄膜及眼压。我们曾用 2.0 N NaOH 造成兔角膜烧伤，病理学检查发现，除眼表组织损伤外，前房角、晶状体、葡萄膜和视网膜均可见到不同程度的病理性改变。Пучиковская 等以兔眼为动物模型，应用 20% 的硫酸对 38 只兔（76 眼）进行眼表不同部位的烧伤，结果发现眼压出现了不同程度的改度，第一组为亚全角膜（角膜缘留 1 mm 健康区）烧伤，早期有一过性眼压升高，以后趋于平稳；第二组为角膜缘环形（宽 4 ~ 5 mm）烧伤，22 眼中有 11 眼眼压上升，2 眼时间较长；第三组为比第二组更宽的角膜缘环形（宽 6 ~ 7 mm）烧伤，12 眼中有 11 眼眼压持续升高；第四组为 1/2 角膜、结膜和巩膜烧伤，18 眼中 11 眼眼压持续升高；第五组为严重的全角膜、结膜和巩膜烧伤，10 眼中有 9 眼早期眼压升高，以后很快下降 。

所以在严重化学烧伤时，不但要注意眼表的改变，而且要密切结合眼后部结构的损伤和眼压的改变，这样有利于治疗，有利于预后判定。根据对眼表化学烧伤研究的进展，结合 2001 年 Якименко 等对眼表烧伤的分度，我们提出下列分度。如表3－5所示：

表3－5　眼化学烧伤分度标准

分度	眼睑	结膜	角膜	角膜缘	巩膜	葡萄膜	晶状体	眼压
Ⅰ	充血	充血	上皮损伤	—	—	—	—	—
Ⅱ	充血、水肿、水泡	部分缺血或出血	浅层基质混浊	缺血≤1/4	—	—	—	正常或一过性升高
Ⅲ	皮肤坏死（达皮下）	缺血，血栓形成，坏死	深层基质混浊	缺血＞1/4，＜1/2	浅层缺血	虹膜充血，瞳孔缩小，或后粘连（±），前房血性渗出	晶状体混浊（±）	眼压可持续性升高
Ⅳ	全层皮肤坏死，焦痂	睑、球结膜坏死	全层角膜混浊呈白瓷状	缺血＞1/2	软化、坏死	虹膜后粘连或瞳孔闭锁，后葡萄膜出现炎症反应	晶状体混浊	升高或下降

关于眼化学烧伤的分期、分度，在疾病的进程中是逐渐过渡的，各种病理变化和临床症状有时是重叠的，难以截然分开，分期分度的目的是为了指导治疗，估计预后及评价来自不同的作者疗效。但是任何一种分期、分度都不能包罗万象，例如，氨水和醋酸烧伤的早期，并不引起角膜混浊，因此，受伤时不论按哪一种分度都不能说是严重的，但由于它们的渗透力很强，可以侵入深层，不但可使角膜逐渐变混，而且会引起比一般酸、碱性物质烧伤更加严重的并发症；酸酐遇水可变为酸，例如，$SO_3 + H_2O = H_2SO_4$。另外，酸酐为双溶性，

因此 SO_3 引起的烧伤，早期常常并不严重，但其预后常比硫酸烧伤更坏。因此对于眼化学烧伤的诊断，最好有两个，一个是伤后当时的诊断，即第一诊断（急诊诊断）；7 ~ 10 天之后，再给予第二诊断（主要诊断），后者更能正确判断疾病的预后。

（徐锦堂　吴静）

第四章　常见致伤的化学物质

化学性致伤物质多种多样，常见者为碱性和酸性两大类。还有一些物质的致伤因素不是酸碱度，而是使蛋白质沉淀和影响其酶的成分或/和活性。近代出现了聚合物和环氧化物，它们也可引起多种特殊的化学性烧伤。

第一节　碱性致伤物质

一、无机化合物

（一）碱性元素化合物

1. 氢氧化钠和氢氧化钾

氢氧化钠（NaOH，又称苛性钠）和氢氧化钾（KOH，又称苛性钾）均为白色固体，易溶于水，其水溶液滑腻，呈强碱性，能腐蚀有机物质。1% NaOH 溶液的 pH = 12.4，1% KOH 溶液的 pH = 13，腐蚀性很强，能腐蚀动物组织及植物纤维等有机物，能分解脂肪，产生肥皂和甘油。氢氧化钠的工业用途很广：造纸、制皂、纺织、颜料、精炼石油以及洗涤金属等。制皂及纺织工业也常使用苛性钾。

在碱烧伤中，苛性钠和苛性钾是眼碱性烧伤最常见的原因，两者在自然界分布很广。在工农业生产和日常生活中也是经常遇到的物质。当它们与组织接触时，可以使蛋白质及脂肪溶解，因其渗透力较酸强，所以氢氧化钠烧伤较酸更为严重。氢氧化钠液体溅入眼内，往往可烧伤角膜全层，并可渗入房水，引起虹膜炎。其蒸汽对角膜和结膜有刺激作用。

应用氢氧化钠进行动物实验，有过很多报告，如0.02% NaOH溶液能引起家兔角膜上皮损伤，5%～25% NaOH或KOH滴剂，可使角膜上皮迅速凝固，基质层致密混浊和周围明显水肿。DuKe Elder（1972）应用相对稀释的NaOH溶液（0.2% isotonic NaOH）可使家兔角膜呈雾样混浊，结膜囊出现渗出，3分钟后，内皮细胞出现变化；15分钟后，角膜中央水肿，结膜水肿明显，角膜缘附近血管缺血和呈分段状，同时有小出血；3天后结膜水肿消退，但角膜水肿变得明显，角膜组织变厚，波及未烧伤区；10天后有所消退，新生血管进入角膜。由于严重的炎性细胞浸润，4周时角膜混浊变得致密，进一步的发展使角膜开始血管化。一个半月之后，角膜混浊趋向透明，虹膜出现前粘连，晶状体可出现混浊，遗留永久性含有胆固醇结晶的角膜白斑，出现透明变性或其他退行性变。如病变位于中央，缺乏新生血管。由于反复角膜溃疡，愈合缓慢，病程可超过3～4个月。

应用浓度较高的NaOH溶液（5% NaOH）时，家兔眼出现破坏性的损伤，结膜坏死，角膜上皮大面积脱落，角膜缘缺血坏死，角膜完全混浊，伴有深层角膜溃疡，很快前房出现积脓、虹膜睫状体炎和白内障，眼球内、外组织的结构和功能受损，最终导致眼球萎缩。

2. 碳酸钾

碳酸钾（K_2CO_3）为白色粉末，易潮解，溶于水。陆生植物的烧灰中约含1%碳酸钾。碳酸钾常用于制钾盐玻璃和肥皂工业，洗涤丝制品、羊毛、揉皮及制革时也使用。

对组织的损伤同氢氧化钠。

3. 碳酸钠

碳酸钠（Na_2CO_3，又称苏打）为白色粉末，易溶于水。1%水溶液的pH为11.2。碳酸钠常用来洗衣服、制肥皂、提炼矿物、染织、制纸及制玻璃等。

对组织的损伤同氢氧化钠。

4. 矽酸钠

矽酸钠（Na_2SiO_3、$NaSiO_3$、$Na_2Si_4O_9$，又称水玻璃）为灰白色粉末，可溶于水，水溶液中含氢氧化钠约50%。1%水溶液的pH为11.5。它常用于精炼石油、制水泥、保存蛋类等。

对组织的损伤同氢氧化钠，但碱性较氢氧化钠为轻。

5. 过氧化钠

过氧化钠（Na_2O_2）为黄色粉末，溶于水。它能产生氢氧化钠及过氧化氢（H_2O_2）。溶液呈强碱性。

工业上用其制作漂白剂、氧化剂及杀菌剂。

对眼组织的损伤同氢氧化钠。

（二）碱土族元素化合物

1. 氧化钙和氢氧化钙

氧化钙（CaO，又称生石灰）为白色固体，微溶于水。其水溶液呈碱性，吸收水分的能力很强，遇水则发热而变为氢氧化钙。氢氧化钙（$Ca(OH)_2$，又称熟石灰）为白色粉末，略溶于水。其水溶液呈强碱性，饱和水溶液的pH为12.8。它在工业上用于制漂白粉、制糖、制革以及土木建筑等。

生石灰进入结膜囊内，迅速吸收水分，转化为熟石灰，在此过程中产生热能。因此当生石灰进入眼内，除碱性腐蚀伤外，还有热烧伤。石灰颗粒进入结膜囊，立即引起强烈的刺激症状，如埋入穹窿部，数天后发生结膜坏死。轻度石灰烧伤，结膜充血肿胀，角膜表层混浊，伴毛玻璃样外观。较重病例，2~3天后球结膜水肿和角膜浸润扩散，角膜上皮开始剥脱，几天后结膜变成灰白，特别是在角膜缘周围出现缺血性坏死，整个角膜水肿混浊，此时的改变是组织对碱性物质的反应。

如果烧伤严重，3~4周时角膜炎性细胞浸润加重，主要是淋巴细胞和浆细胞，同时可以发生虹膜睫状体炎，随受伤轻重而程度不一。

疤痕修复期来得缓慢，一般在受伤后数周开始，从角膜缘开始，由角膜缘向Bowman's膜浅层长入新生血管。

在严重的石灰烧伤，角膜组织可以全部被血管化的纤维组织所取代，其中有致密的白色混浊，有时有结晶样外观，特别见于Bowman's膜区域，偶尔出现角膜带状混浊。在复发性角膜溃疡患者，其上皮常常肥厚。有些病例被翼状胬肉样血管化组织所取代，特别是当角膜缘被损害，干细胞全被破坏的病例，这种情况更为多见。

球结膜和睑缘大部分被烧伤时，引起局部或全部的睑球粘连。非常严重的病例可继发眼内炎和青光眼而导致失明。

笔者曾遇到一例患者，因其工作不慎，生石灰进入眼内，曾在当地医院进行结膜囊冲洗但治疗未愈，3 天后到哈尔滨医科大学附属一院门诊求治，医生检查时发现其结膜充血，在眼球颞上方有一糊状熟石灰与球结膜牢固黏着，取下后，留下一瓜子大小的坏死性溃疡，此类溃疡愈合较慢。

2. 碳化钙

碳化钙（CaC_2，又称电石）纯者为无色结晶，市售者为灰色硬块，含有杂质，有磷化氢臭气味。碳化钙遇水变成氢氧化钙及乙炔，高温时能与游离的氮化合产生氰氨化钙（$CaC_2 + N_2 \rightarrow CaCN_2 + C$），氰氨化钙遇水可产生氨。制造乙炔、氰氨化钙、焊剂、肥料、去水剂及钢铁淬火时使用。

碳化钙颗粒进入眼可致严重烧伤。

对组织的损伤同氢氧化钠。

（三）氨和氢氧化铵

氨（NH_3）为无色气体，比重 0.596，有刺激性臭味，易溶于水，水溶液为氢氧化铵（NH_4OH），呈强碱性，1% 水溶液的 pH 为 11.7，市售的氢氧化铵约含氨 35%，氢氧化铵放置于空气中可逐渐放出氨。

液体氨沸点很低（－33.46℃），特别适宜做冰箱的冷冻剂。氯化铵或碳酸铵常用于工业。由于它具有特殊的气味，有人作为一种疲劳恢复剂，因此受伤的人群较广，可以是工人，也可以发生在家庭，常见于制硝酸、碳酸钠、制肥料、炼石油、炼钢、制冰及冷藏等工作人员。

在所有碱性物质中，氢氧化铵对眼是最危险的，氨的腐蚀作用除氢氧根（OH^-）外，其阳离子也有破坏性。化学制剂的常用浓度为28.5%（pH = 13.2）。如将此溶液滴一滴入家兔眼，即可引起严重而广泛的化学腐蚀伤，2 秒钟后角膜出现轻度混浊，10 秒钟后可见致密混浊，30 秒钟就可引起角膜穿孔。

当眼睛暴露于含有中等程度氨气的环境时（由于氨气与水分结合成为氢氧化铵），氨气对结膜产生腐蚀，结膜囊出现胶样黏液，几分钟后角膜上皮变得粗糙，15 分钟内引起急性凝固性坏死和糜烂，1.5 小时内结膜明显充血、水肿和瘀斑样出血，3～4 小时内，整个角膜混浊、水肿，其厚度超过正常的 3～4 倍。晶状体出现混浊，虹膜睫状体也可发生明显的炎性反应。眼前节部分或全部被破坏。

氨对角膜感觉神经有损害，使角膜知觉下降或麻痹，掩盖了患者的自觉症状，增加了局部损害的程度。

视网膜可以出现水肿，玻璃体可以出现混浊。

（四）硫族化合物

硫化钾（K_2S）、硫化钠（Na_2S）、硫化钙（CaS）及硫化钡（BaS）的水溶液呈碱性，一旦进入眼内，对眼所造成的损害类似于氢氧化钾。

二、有机化合物

（一）胺类化合物

1. 甲胺

甲胺（CH_3NH_2）为无色气体，易燃烧，蒸汽密度 1.08，可溶于水。使用工业：制造有机溶剂的工厂。

对眼组织的损伤：蒸汽刺激角膜及结膜，液体溅入眼内可致灼伤坏死。伤情类似碱烧伤。

2. 乙胺

乙胺（氨基乙烷，$CH_3CH_2NH_2$）为无色液体，沸点 16.6℃，比重

0.689（15℃时），蒸汽密度1.5，可溶于水。制染料工业常常使用。

对眼组织的损伤与甲胺相似。

3. 丁胺

丁胺（$CH_3CH_2CH_2CH_2NH_2$）为无色液体，有氨味，沸点77.8℃，比重0.738（20℃时），蒸汽密度2.5，可溶于水。使用工业：颜料业及橡胶业。

对眼组织的损伤与甲胺相似。

（二）环烃化合物

苯胺（酚苯胺、阿尼林，$C_6H_5NH_3$）为无色油状液体，暴露于空气中变为棕红色，稍溶于水（3.4%），易随水蒸气蒸发，呈碱性，沸点184.4℃。在工业上用于制染料、挥发香料、油漆、橡胶、药物或用作火药稳定剂、去漆剂或墨水防腐剂，染眉、发的化妆品等。某些墨水中也含有苯胺。

长期接触苯胺蒸汽，可致慢性角膜炎，眼睑水肿，结膜充血、水肿，时有色素沉着；可以反复发生角膜上皮脱落或角膜溃疡。

如苯胺粉，含有苯胺的墨水或染发药水误入眼内，均可于数分钟后引起结膜充血、水肿，数小时后可致角膜及结膜坏死和溃疡，甚至导致全眼球炎症。对于这类外伤患者，必须立即除去其颗粒，用大量干净的清水或生理盐水冲洗，及早用2%的重碳酸钠滴眼，直至组织染色全部消退为止。

第二节　酸性致伤物质

一、无机酸

1. 硫酸

纯硫酸（H_2SO_4），油状无色，市售者常含水5%～7%，又常含砷、铅等杂质，故呈褐色。硫酸有较强的吸水力，可使有机组织变黑。稀释硫酸，要非常小心，因硫酸遇水可沸腾爆炸，造成意外损伤。硫酸广泛用于多种工业，可制造各种颜料、化学肥料、火药及提炼石油等。

硫酸蒸汽强烈刺眼，一旦有硫酸进入，可造成严重眼表及组织损伤，其坏死组织呈炭黑色。

2. 硝酸

纯硝酸（HNO_3）为无色液体，市售硝酸的浓度为66%～70%，曝于日光可分解产生一氧化氮，遇水可变为亚硝酸及硝酸。它常用来制作燃料、赛璐珞、火药、实验室常备试剂。硝酸接触有机物可使有机物变黄，与眼组织接触可产生不同程度的烧伤，严重时可引起组织坏死，其坏死组织略带黄色。

3. 盐酸

纯盐酸（HCl）为无色透明液体，市售者略带黄色，可能含有氯化砷，遇空气则生白烟变成气体。它常用于纺织工业、制革业、染料及化学工业、啤酒及汽水工厂用以制二氧化碳。一旦液体溅入眼内，即使浓度较低，也可引起眼表及皮肤烧伤，发生角膜溃疡，遗留角膜翳，造成永久性的视力减退。盐酸遇空气生白烟变成氯化氢，当氯化氢浓度达0.075～1.5 mg/l时，即可对眼产生强烈的刺激。

4. 氢氟酸

氢氟酸（HF）为无色液体，极易挥发，能侵蚀玻璃，故常用于雕刻玻璃器具。熔铸金属时用以除掉掺杂于金属中的矽矿。氢氟酸有强烈的腐蚀作用，当空气中含HF 0.026 mg时，眼即感到刺痛不能忍受。气体可造成浅层点状角膜炎，液体可烧伤眼表及皮肤。

5. 硒酸

硒酸（H_2SeO_4）结晶体，熔点较低，为57℃，化学工业常作为氧化剂，其腐蚀性与硫酸相似，可使有机物变黑。

6. 磷酸

磷酸（H_3PO_4）为无色液体，可溶于水，酸性较硫酸弱。它常于制糖、制肥料、制焰火和燃料业、丝织业等使用，与眼接触可造成烧伤。

二、无机酸酐

1. 磷酐

磷酐（P_2O_5，五氧化二磷）为白色粉末，于空气中易吸收水分，遇水则生成磷酸，常制脱水剂、干燥剂或供有机物合成等使用。磷酸酐易渗于组织，与组织内水分相遇，产生磷酸，并产生热。$P_2O_5 + 3H_2O = 2H_3PO_4$，使眼表组织烧伤甚至坏死。

2. 硫酐

硫酐（SO_3，三氧化硫）为无色液体，较硫酸渗透力强，遇水则生成硫酸。它常用于蓄电充电，制作硫酸等。因其渗透力强，遇水变成硫酸的同时产生热，因此它能产生烧伤，程度有时甚于硫酸。

三、有机酸

1. 蚁酸

蚁酸（甲酸，HCOOH）为无色液体，易挥发，可溶于水。它用于制酒、制革，凝固橡胶，有时也用于保存食物。甲酸极易挥发，刺激性强，可致结膜炎和角膜炎，较浓液体可致眼表烧伤，使角膜发生溃疡。

2. 醋酸

醋酸（乙酸，CH_3COOH）为无色液体，溶于水，冰醋酸内含乙酸 99.5%，常用于颜料制造业、纺织业、油漆业、香料业、人造皮业和照相业。

醋酸的蒸汽对眼有刺激性，接触时间过久，可致角膜炎和结膜炎，液体溅入眼内，可致眼表烧伤，可使结膜、角膜发生坏死、溃疡，严重者可发生虹膜炎。但其渗透力较差，除非接触时间较久，一般不影响深层组织。

3. 乳酸、柠檬酸和酒石酸

乳酸（$CH_3CHOHCOOH$）为糖浆状无色液体，用于印染、制革、制药。柠檬酸（C_3H_4（OH）（$COOH)_3H_2O$），无色结晶，用于制香精、墨水及医药。酒石酸（C_2H_2（$OH)_2$（$COOH)_2$），无色结晶，可溶于水，用于染料业、纺织业和化学工业等。上述三种酸对眼的刺激性比醋酸较弱，其液体溅入眼内，可造成角膜、结膜烧伤，并遗留角膜云翳。

4. 三氯乙酸

三氯乙酸（CCl_3COOH）为结晶体，可溶于水，医药化学使用，引起眼表烧伤与醋酸相似，但较醋酸强烈。

四、苯类

石炭酸（酚，C_6H_5OH）为无色针状晶体，可溶于水，用于造纸、制革、制皂、制胶木，颜料、肥料以及化学工业，又可用作消毒防腐。在有机酸中，其腐蚀作用较强，可烧伤角膜、结膜。

第三节　其　他

一、醛类

醛类化合物，无论是气体还是液体，均对眼部有强烈刺激，其渗透力很强，可使蛋白质产生沉淀。甲醛在组织内对多种酶有抑制作用。眼部致伤常见者为甲醛和乙醛。

1. 甲醛

甲醛（HCHO，又名蚁醛）能溶于水，市售之福尔马林（formalin）含40%的甲醛。它常用于制胶木、制药、消毒剂、媒染剂和组织固定剂等。其液体溅入眼内可致结膜炎、角膜炎、角膜溃疡。由于它渗透力强，在眼表受损的同时常伴有虹膜炎。

2. 乙醛

乙醛（CH_3CHO）为无色气体，可溶于水。它常用于化学工业，或用于溶剂及显影剂，对眼部伤害同甲醛。

二、柏油

柏油（沥青，煤焦油）为黑色固体，由煤分馏而得，遇热软化，变成胶体，不溶于水，市售者多未经精炼蒸馏，内含挥发性物质为苯、酚、萘、蒽等。柏油多用于筑路材料的防腐防水、绝缘等。其烟雾或灰尘可致结膜炎或角膜炎。其液体直接进入结膜囊内可致角膜溃疡。

（徐锦堂　吴静）

第五章　眼化学烧伤的临床表现

第一节　碱性眼烧伤

一、概述

眼表对眼球具有特殊的保护作用。结膜上皮、角膜上皮和角膜内皮层是亲脂性（非极性组织），脂溶性物质容易通过。角膜基质和巩膜属于亲水性（极性组织），水溶性物质容易通过。一旦眼球壁接触到碱性物质，上述生理现象就被破坏，碱性物质能与细胞结构中的脂质发生皂化反应，形成的化合物具有双相溶解性，既有水溶性也有脂溶性，使碱性物质很快穿透眼球壁的各层组织进入眼内。当碱性物质进入眼内之后，由于 pH 值迅速升高，使碱性物质与细胞成分形成的化合物更易溶解；同时也促进了细胞膜脂质的乳化，导致细胞壁屏障的崩解。因此，碱性物质对眼球壁具有很大的破坏力。在多种碱性物质中，如果浓度和接触时间相同，氨的危害最大。氨是无色气体，在加压状态下，氨溶解于水，溶解的氨与水结合，形成氢氧化铵，氢氧化铵可溶于脂和水，易于通过亲脂的上皮层和亲水的基质层。由于它的独特性质，在氨水烧伤初期，角膜基质的混浊表现并不十分明显，但此时碱性物质已侵入眼内，引起虹膜、睫状体和晶状体的损害。

Siegrist 向家兔眼结膜囊内滴氨水，5 秒钟后，在前房水内就可发现氨的成分，30 秒钟后引起强烈反应；滴氢氧化钠溶液，5 分钟后前房水出现其成分（Berezinskaya）；石灰进入结膜囊 12 小时后，在房水内始现钙离子（De Gouvea）。

碱对细胞蛋白有很强的作用，能破坏细胞的结构蛋白，也能破坏包绕角膜胶原纤维的蛋白聚糖（proteoglycan）。正常的角膜蛋白被破坏后，蛋白变性，分子量变小，成为具有抗原性的变性蛋白。另外，在组织坏死的过程中分解出很多产物，如硫醇、甲基吲哚、吲哚变性蛋白、蛋白胨等，它们都具有明显的毒性，对碱烧伤后的炎症反应也起到了推波助澜的作用。

碱性烧伤后，组织内的许多酶系统和各种酶之间的平衡关系受到破坏。正常代谢紊乱，特别是胶原酶大量的出现，导致组织蛋白溶解。在轻度的碱烧伤中，虽然结构蛋白并非完全裂解，但由于胶原酶和基质金属蛋白酶的出现及泪液中酶的改变，以及脂质过氧化反应，使濒于死亡的细胞受到进一步打击，促进了细胞的死亡。

眼组织损伤程度主要取决于碱性物质的浓度和与碱性物质接触的时间。其浓度越高，接触时间越长，对组织损伤也越严重；反之亦然。

碱性物质 pH 值为 11 ~ 11.2 时，能损伤完整的角膜和角膜基质。Duke Elder 曾作过如下记述：氢氧化钠稀释成 0.02% 的溶液能使上皮迅速凝固，在基质深层形成致密的混浊，其周围明显水肿；应用 0.2 isotonic NaOH 后，角膜立刻变成雾状混浊，相继在结膜囊内出现黏液性分泌物，15 分钟后角膜缘贫血，微小血管呈分段状并伴出血，3 天后角膜肿胀变得明显，10 天时，新生血管开始进入角膜，4 周后由于炎症细胞浸润，角膜混浊，变得致密。

碱烧伤除了上述特点之外，尚有一些少被人们注意的问题。碱富于吸水性，通过脱水作用损害细胞内、外正常液体平衡，加重对受伤组织的损伤。

有些碱性物质在与组织接触时，产生化学反应的同时产生热量，会助长病情的恶化，例如氢氧化钙，当固体石灰（生石灰）进入结膜囊后就会产生能损害眼组织的热量。另外，氢氧化钙与蛋白聚糖反应，产生不溶解的氨基葡聚糖（glycosaminoglycan），沉积于角膜基质，这些物质对眼组织的损害不亚于早期碱性物质进入引起的损害。

二、临床表现

（一）Ⅰ度（轻度）

【症状】怕光、刺痛、流泪，轻度视力下降，角膜知觉可有减退。

【体征】睑皮肤轻度充血、水肿。结膜充血，角膜上皮层有不同程度的损伤。裂隙灯显微镜下，角膜上皮层区域性混浊或/和上皮剥脱，浅基质有或无轻度水肿，在上皮修复之后消失，虹膜、睫状体正常。在烧伤急性期检查视力时，医生常常得不到患者的合作，所得视力并非全部是真实的，如有必要，可以先滴一滴0.5%的丁卡因。近来应用倍诺喜（盐酸奥布卡因）表麻剂，其副作用比前者小，2～3分钟后再检查视力，如果视力下降明显，与体征不符，应考虑患者有无其他眼科疾患。

有些物质，如电石、石灰、水泥和金属的结晶等，在引起眼烧伤之后，易于残留于结膜或角膜表面，一旦残留，病程常会延长。

轻度眼烧伤，一般预后较好。但在碱烧伤后，有时出现角膜上皮反复剥脱，痊愈时间则会延长。

（二）Ⅱ度（中度）

【症状】除轻度烧伤症状之外，如角膜烧伤波及光学区，视力下降较为明显。

【体征】眼睑皮肤的Ⅱ度烧伤，可损伤到角质层和生发层，由于渗出液体的积聚，皮肤出现水泡，其周围皮肤充血、水肿、眼睑外观饱满而紧张，开睑变得比较困难。如果没有继发感染，十天左右炎症逐渐消退，表层变成一层薄薄的痂皮，痂皮脱落后，一般不留疤痕。

中度烧伤时，结膜水肿，球结膜变得苍白。有时结膜表面出现纤维膜，在穹窿部由于纤维素性渗出增多，可以产生疏松的睑球粘连，这种粘连很容易用玻璃棒分离。有时结膜分泌物呈黏液—脓性，但在伤后的前几天很少能找到细菌。

角膜缘血管网在中度烧伤时可能出现机能性痉挛，但很快又被血管扩张所替代，同时可以见到角膜缘出现不同程度的水肿。

视功能的恢复与角膜损伤程度密切相关。角膜组织出现不同程度的水肿和上皮损伤，角膜变得无光泽、混浊，但尚可看到前房和瞳孔的轮廓。角膜缘缺血≤1/4（彩图 5－1）。

裂隙灯显微镜下，主要是角膜浅层水肿，水肿明显时，光学切面常不清晰，此时最好应用偏斜窄光照射，以确定病变的层次、范围和程度。虹膜可有炎性反应，瞳孔缩小。滴马托品或托吡卡胺滴眼液后，瞳孔可以散大，但回缩速度比正常要快。这种虹膜反应，经过数日即可消失。

中度烧伤在合理治疗下，大多数病例预后良好。如果角膜在伤后保留有部分健康上皮，尤其是角膜缘上皮作为再生的源泉，修复就比较快，虹膜刺激症状和结膜充血逐渐减轻和消失。当全角膜荧光素染色阴性时，角膜浅层仍可见到不同程度的混浊，再治疗 1～2 周后，角膜混浊就会逐渐减轻，视力也逐渐恢复。

如果烧伤后发生感染，康复变得迟缓，角膜水肿和炎症浸润时间延长，为结缔组织增生和血管新生创造了条件。这样的病例有可能形成表层混浊，甚至可遗留血管新生。

（三）Ⅲ度（重度）

【症状】Ⅲ度角膜烧伤，由于碱性物质损伤了末梢神经，知觉下降，病人的刺激症状常常比中等烧伤要轻。在Ⅲ度烧伤时，由于角膜严重混浊，视力明显下降，但在受伤当时，有时还保存部分视力，几天之后，视力会逐渐下降，尤其是氨水烧伤。随着时间的推移，混浊逐渐加重，视力也随着下降。

【体征】睑皮肤出现坏死。损伤不仅涉及皮下组织，还可损及眼轮匝肌，甚至部分睑板，表面形成灰白色痂皮，愈后常留眼睑变形。在Ⅲ度烧伤时，严重的结膜水肿并不常见，常见的是结膜下出血。结膜出现坏死，但一般不超过睑、球结膜的一半，有时波及巩膜表层。受损结膜表面的血管有着不同的变化，即扩张、狭窄和血栓形成。为了鉴别血管变细是功能性痉挛还是血栓形成，可采用下列方法：①应用血管扩张剂后可以引起血管扩张的即为功能性痉挛；②用一个玻璃棒压迫受损血管，去掉压迫时，血液不能充满血液，说明该血管淤滞或栓塞。

结膜血管损伤，特别是末端血管襻受损，在眼烧伤病变过程中有着重要的意义。严重时它可促进角膜混浊，是谓继发性混浊。如果结膜坏死范围不大，修复就较快；如果深层结膜出现坏死，又波及部分表层巩膜，其损伤程度越重，修复过程就越慢。在这种情况下，开始有成纤维细胞增殖和血管新生，最后形成肥厚性疤痕，睑、球结膜粘连，甚至出现眼球运动障碍。

重度烧伤时，角膜受损明显，炎症和坏死同时存在，多数患者损伤波及上皮层和基质深层，有时角膜内皮也可出现不同程度的破坏，角膜混浊像“毛玻璃”，通过它模糊可见虹膜的轮廓，但看不清前房的详细情况；彻照时，瞳孔区的红色反光明显模糊不清。

石灰烧伤时，有一种现象是其他碱烧伤所看不到的，在角膜基质中出现小的灰白色病灶，此乃钙质沉淀，它不能溶解，在长期病变过程中，可以被逐渐排出，当它露出角膜表面时，病人会有明显的异物感，钙质在角膜组织内残留（彩图5-2），既可拖长病程，也可影响预后。

III 度烧伤，角膜缘贫血在 1/4～1/2，角膜缘破坏的程度对角膜的修复起着重要的作用。对于残存的微小血管，在治疗过程中应给予积极抢救，这对于改善角膜周围的微环境大有好处。

III 度烧伤时常常合并虹膜睫状体炎，其症状为充血、纹理不清、颜色改变，但这些改变常由于角膜混浊，在肉眼下看不清楚，此时应用裂隙灯显微镜检查很重要，可以看到瞳孔的形态、大小和明显的后粘连，还可以确定前房有无渗出。临床上常用一个简单的办法检查虹膜炎症的程度，即应用0.5%的托吡卡胺滴眼液滴眼后，如果瞳孔很快散开，说明炎症不重；如果很难散开，说明虹膜充血、水肿及炎症明显。

在重度眼烧伤时，早期患者可以出现眼压升高，有时是一过性的，如眼压持续下降，应给予相应治疗。重度眼烧伤时暗适应明显下降，视野缩小，视网膜电流图可以出现异常。在组织病理学上，眼前段烧伤早期葡萄膜和视网膜也会出现炎症细胞浸润。

在碱性烧伤初期，评价烧伤的预后并不是一件很容易的事，氢氧化钠和氨水的角膜混浊早期较轻，对其预后常常估计得过于乐观，氨水特别有欺骗性，因为在烧伤后，开始时角膜并不十分混浊，经过3～4天之后，病情可明显转坏，病程也比较复杂。

（四）Ⅳ度（特别严重）

【症状】与严重眼烧伤相似，不过角膜知觉和视力下降更为明显，即使治疗经过情况良好，最多只能留下百分之几的视力。

【体征】碱性眼烧伤中最严重的程度，常常是不可逆的深度组织损伤，预后不良，Polack 称其为“特别严重”。O. Thies 称其是“崩溃性”眼烧伤。

眼睑皮肤大面积烧伤，可波及眼轮匝肌和睑板。睑缘如果发生坏死，最后脱落，则形成睑缘缺损；如果眼睑和球结膜同时发生烧伤，则可形成严重的睑球粘连和眼睑畸形。

碱烧伤是“湿性”坏死，渗入组织较深，角膜全层或几乎全层混浊，灰暗无光，这是由于碱性物质所引起的，称为“第一次混浊”。当其脱落之后即形成溃疡，暴露了深层组织，虽然不太透明，但有时可看到前房、虹膜、瞳孔及晶状体的情况，而这种情况不会持续太久，一是走向穿孔，二是形成“第二次混浊”，为了防止前者发生，在积极治疗下，也可走向修复。开始有大量成纤维细胞增殖和血管新生，在此时间血管新生的好处大于其副作用，因为它能改善局部营养，促进修复，防止穿孔，保存完整的眼球。

此期，由于组织坏死，血管受损，组织营养障碍，致伤物质中毒反应以及自身免疫反应的参与，因此病情特别复杂多变，并导致伤情长期不愈和严重的合并症——角膜穿孔、虹膜和/或晶状体脱出。根据 Якимеико 的材料，有 34.5% 的病例伴有前房渗出和积脓（彩图

5－3)，有时伴有出血。

Ⅳ度烧伤的患者常有眼压调节紊乱，有时眼压升高形成顽固性、难以治疗的继发性青光眼，一旦睫状体受损严重，也可造成持续的低眼压。

在严重眼烧伤时，有一个不可忽视的问题，那就是继发性感染。烧伤后的坏死组织是良好的细菌培养基，诸如泪膜、结膜上皮和角膜上皮等已被破坏的天然保护屏障，防御机能减弱，使感染机会增加。在特别严重烧伤的炎症期，结膜囊的细菌培养阳性率达84%，常见为溶血性葡萄球菌和其他条件致病菌，绿脓杆菌较少。

应该指出，患者在烧伤后立即或者开始几天内作结膜囊细菌培养常为阴性，但在后期坏死组织增加，结膜囊细菌培养和药敏试验就成为不可缺少的检查项目之一，以指导使用有针对性的抗生素，减少烧伤后继发感染这一严重并发症的发生。

三、碱性眼烧伤后期的变化

在临床上碱烧伤后期常常处于一种慢性炎症状态，长期不愈，其原因非常复杂。目前看来，碱性物质的皂化作用使其渗透力增强；烧伤后坏死组织产生各种毒素，多形核白细胞分泌的各种细胞因子和胶原酶的参与有着密切关系。烧伤后，新抗原的出现使病理过程更加复杂化。烧伤后进行治疗性板层角膜移植，排斥反应发生率明显增加；应用抗生素前的皮肤过敏试验，过敏反应发生率也比一般患者发生率高；局部应用各种抗生素眼水，其过敏反应也有所增加。这些都说明，此时病人的身体处于一种敏感状态，容易产生各种类型的超敏反应。

对于特别严重的碱性烧伤，病程迁延是其特点，病情时好时坏，因此需要较长时间随诊。Якименко追踪观察了一组不同程度眼碱性烧伤的患者，时间1～5年，结果发现，病情越重，视力逐渐转坏的可能性越大。中度（Ⅱ度）碱性眼烧伤34例，视力好转者23例（67.6%），无变化者10例（29.4%），转坏者1例（3%）。严重

(Ⅲ度)碱性眼烧伤113例,视力好转者54例(47.8%),无变化者31例(27.4%),转坏者28例(24.8%)。特别严重(Ⅳ度)碱性眼烧伤88例,视力好转者17例(19.3%),无变化者49例(55.7%),转坏者22例(25%)。其视力下降原因与下列因素有关:眼睑闭合不全,睑球粘连,疤痕组织不断向角膜增殖,复发性炎症反应,角膜瘘,干眼,由于角膜的末梢神经受到严重破坏引起的神经麻痹性角膜病变,继发性青光眼。继发性青光眼不但在烧伤早期可以引起视力下降,远期追踪观察时同样是不可忽视的因素,它可以使视力下降到“零”,是引起角膜葡萄肿的形成和角膜穿孔发生的不利因素。

第二节　酸性眼烧伤

一、概述

随着工业化程度的不断发展,酸性物质在工业生产、实验室及日常生活中与人们接触的机会日益增多。酸性物质造成的眼表损伤不可能完全避免。认识酸性物质引起的眼表损伤特点,掌握有效的处理措施十分重要。

酸性物质溶于水,不溶于脂,因此低浓度的酸性物质与眼表接触不易破坏眼表上皮的脂溶性屏障而造成深层损伤。当高浓度的酸性物质一旦与眼表组织接触,即可使组织中蛋白质凝固、变性,造成眼表基质层腐蚀性损伤。由于所形成的凝固蛋白化合物不溶于水,作为屏障功能,阻止了酸性物质进一步向深层渗透,表现为烧伤面局限且界限清楚,坏死组织易脱落,修复比碱性烧伤快。除非是重度的酸烧伤,角膜血管化、睑球粘连等并发症较少出现。高浓度酸烧伤可破坏全层眼表组织,导致眼球毁灭性损伤。

虽然眼表的损伤程度与酸性物质的酸性强弱有密切关系,但不同物质对眼表组织蛋白的亲和力和穿透性也有不同。某些酸的阴离子对蛋白有很大亲和力，所以当 pH 值不很低时就出现损伤效应，如盐酸当 pH 值为 2.5 时才引起组织损伤，而三氯醋酸对蛋白质的亲和力高，pH 值为 4.5 时即可引起组织损伤。此外，无机酸分子量小，结构简单，活性强，容易渗入眼表组织，损伤较有机酸严重。

需要指出的是，酸的失水物为酸酐，酸酐与水化合可变为酸。

例如，二氧化氮遇水可变为硝酸（$3NO_2 + H_2O = 2HNO_3 + NO$），二氧化硫遇水可变成亚硫酸（$SO_2 + H_2O = H_2SO_3$），三氧化硫遇水可变为硫酸（$SO_3 + H_2O = H_2SO_4$），乙酸酐遇水可变为乙酸（$(CH_3CO)_2O + H_2O = 2CH_3COOH$）。

酸酐遇到眼表组织的水分或组织内的水分，均可与水作用变成酸而致烧伤，而且酸酐为双溶性，容易穿透眼表组织，渗透性较酸强。因此酸酐烧伤对眼组织的破坏力较酸烧伤更强。

组织病理学检查显示，酸烧伤早期就可引起角、结膜上皮细胞核收缩，染色质缩合为无结构的块状物，角膜基质水肿，蛋白多糖沉淀，内皮细胞变性，继而出现多形核白细胞浸润及成纤维细胞增殖。在高浓度的酸烧伤后很快即可形成不可逆转的破坏。

因酸性物质的浓度不同，其与眼表接触的时间各异，因此对组织造成的损害也有差别，轻者只有轻度的结膜充血和角膜上皮损伤，重者可使眼组织烧焦坏死，甚至穿孔，视力丧失。

二、临床表现

（一）Ⅰ度（轻度）

【症状】畏光、流泪和刺痛，受伤当时患者可有视力模糊，一般数日即可恢复。

【体征】睑皮肤水肿，结膜充血或有轻度水肿，角膜上皮混浊。一旦混浊，上皮剥脱，可用消毒棉签小心将其除去，裸露下边的前弹力膜和基质，可以完全透明。如无感染，上皮修复较快，一般不留疤痕，视力可以完全恢复。

（二）II 度（中度）

【症状】比轻度眼烧伤症状稍重，视力下降。

【体征】睑皮肤充血、水肿，同时有水泡出现，数日后结痂，略带黄色，痂皮脱落后，少留疤痕。受伤处结膜变得苍白，血管数量减少，管径变细，色暗，常伴有点状和片状小出血。角膜缘缺血不超过1/4，烧伤区角膜混浊、增厚，边界较清。在裂隙灯显微镜下应用偏斜窄光照射可以较清晰地确定烧伤区的范围和程度，虹膜受累较轻，一般瞳孔无大变化，预后较碱烧伤要好。

（三）III 度（重度）

【症状】眼部刺激症状明显，视力下降，烧伤区角膜知觉几乎消失。

【体征】皮肤多层坏死，蛋白凝固，由于硫酸可使组织炭化，形成的痂皮多呈灰暗或焦黑色，愈后常引起眼睑畸形。如有感染，修复时间延长，疤痕更为粗糙。结膜烧伤处呈灰黄色，部分凝固性坏死，略带污秽，血管消失，残留者也多有栓塞。如睑球结膜同时被烧伤，其结局会留下不同程度的睑球粘连。角膜缘烧伤范围达 1/2。III 度酸烧伤角膜混浊达基质深层，但与碱烧伤引起者相比其边界比较清楚，与深层健康组织分界也比较明显。当浅层坏死组织脱落后，常常裸露出深层透明组织，如能在治疗过程中保留这些透明组织免遭破坏，对晚期手术治疗——深板层角膜移植非常有利。

III 度酸烧伤时引起虹膜睫状体的炎症、晶状体的混浊和眼压紊乱，比碱性烧伤者少而轻，但对于某些双溶性的酸酐，当属例外。

（四）IV 度（特别严重）

【症状】同碱性眼烧伤，在烧伤初期视力可明显下降，甚至失明。

【体征】眼睑皮肤全层受损，组织坏死形成灰暗甚至焦黑的痂皮，愈后留下眼睑畸形。结膜呈白色或黄色坏死，失去弹性，干燥如纸，易碎。烧伤波及巩膜，坏死组织脱落后形成溃疡，如睑球结膜同时受损，则形成不同程度的睑球粘连。角膜缘缺血在1/2以上，在烧伤初期即可直接由高浓度强酸造成全层严重角膜混浊，状如“白瓷”，且无光泽，看上去如煮熟的“鱼眼”，在经过数日或1周之后，表层坏死组织脱落。这时有两种可能，如果烧伤损及全层则会发生穿孔；如果深层尚残留后弹力膜及内皮层，患者会感到视力有所好转。在裂隙灯显微镜下，通过坏死组织脱落区，可以看到虹膜瞳孔和晶状体的情况，但是好景不长，穿孔的威胁仍然存在，即或不穿孔，也会形成“第二次混浊”，且逐渐被结缔组织和新生血管所覆盖，并形成肥厚性血管翳性角膜白斑。虹膜睫状体充血、水肿、渗出，有时前房有血性渗出，晶状体和玻璃体出现程度不同的混浊。

Ⅳ度眼烧伤，睫状体和前房角均可受损，根据其受破坏的情况，眼压可以出现持续性升高，也可发生眼压下降，甚至出现眼球萎缩。

（徐锦堂　邓宏伟）

第六章　眼烧伤及其后遗症的检查

为了确定眼烧伤的程度及治疗方针，对不同时期的烧伤，应采用不同的检查方法，常用者如下：

第一节　一般检查及视功能检查

一、一般检查

检查应从眼附属器官开始，对于新的眼烧伤应先用目测，确定眼睑和眼球烧伤部位，查明异物、身体其他部位有无损伤等；对于陈旧性眼烧伤应注意眼睑有无疤痕、变形、缺损，能否完全闭合，有无睑球粘连、睑内、外翻、倒睫等。检查眼表要注意泪膜情况，有无干眼、角膜白斑及新生血管程度、角膜溃疡的性质。如果角膜尚残留透明区，则要尽可能地把前房、虹膜、瞳孔和晶状体的情况做深入检查。

二、结膜囊 pH 值检测

为及时了解致伤物质的酸碱性，除询问伤员及在场人员外，还可用石蕊试纸放在结膜囊内试验。由于泪液中残留致伤物质，可使石蕊试纸变色，变红色提示致伤物质为酸性，变蓝色为碱性。

三、视功能检查

（一）视力

判断眼功能是否正常，视力检查应列为各种检查之首。对眼烧伤的首诊患者应详细记录其远、近视力和矫正视力，烧伤后的急性期和迁延期（营养紊乱期）也应检查其视力，对住院患者应隔日或每日记录视力。门诊患者每次来诊，首先要检查视力。

光觉和光定位需在暗室进行，用一般光源的反射路就够了。但对于烧伤后遗留的肥厚性血管翳性角膜白斑、睑球粘连等患者，就必须选用强光，如笔式电筒、电检眼镜或巩膜透照器的光源，来确定其光觉和光定位的情况。

（二）色觉

在患者眼前放置红或绿色的玻璃，在其前方用光线照射，让患者回答所见的颜色；也可用裂隙灯显微镜上的红、绿滤光片，如果患者回答所示颜色正确，说明患者黄斑区的视觉机能存在。为了确定视神经和视网膜的状态，也可应用光投视野计，这种检查最好先让患者暗适应 30 分钟，再进行检查，所得结果比较准确。

这里应该说明的是，在检查眼烧伤后角膜白斑的光觉和色觉时，特别是对于很厚的或厚薄不均，同时又有睑球粘连的角膜白斑，此类患者常常合并晶状体和玻璃体的混浊。当光线进入眼内时，部分或大部分光线被吸收，甚至改变方向，因此对这些患者，光定位及色觉正确与否，并不能完全说明视网膜状态，仅能作为参考。

第二节　染　色

一、荧光素染色

常用2%的荧光素钠溶液，滴入结膜囊内，停 1 ~ 2 分钟后用生理盐水冲洗，此时上皮缺损处即被染成绿色；另外，也可用消毒的荧光素纸条放入结膜囊内，1 ~ 2 分钟后取出，病损处即可着色。当怀疑有小的角膜穿孔时，可将2%的荧光素钠滴在角膜表面，若有房水外溢，则可出现黄绿色荧光素之细流。有一点必须注意，荧光素钠溶液易被绿脓杆菌污染，必须经过严格消毒后方可使用。

二、汞溴红

常用者为2%的汞溴红溶液，使用方法同荧光素钠，不过上皮缺损处被染成淡红色。因为国人虹膜为褐色，瞳孔呈黑色，与染上的淡红色的对比度，看起来不如荧光素钠染成绿色那样明显。

三、虎红（rose bengal）或丽丝胺绿（lissamine green）染色

应用1%的虎红溶液滴眼，1~2分钟后，用生理盐水冲洗，角结膜染上红色处即为阳性。虎红可红染失活、退变和死亡的上皮细胞及粘蛋白。

0.5%~1%的丽丝胺绿溶液的染色性质与虎红性质相似，但刺激性小，能把失活、退变、死亡的上皮细胞和粘蛋白染成绿色。

四、双重染色

（一）荧光素和亚甲兰染色

以2%的荧光素和1%的亚甲兰溶液，先后滴入结膜囊内，然后用生理盐水冲洗，如有角膜溃疡，其底部则被染成蓝色，溃疡周围的浸润部分被染成绿色。

（二）荧光素和虎红染色

常用溶液为2%的荧光素钠和1%的虎红溶液，兼用两者之特点，但配制不可过久，过久则会退色。荧光素钠虽能染干燥上皮，但不如虎红染得明显。上皮缺损愈合后，可能仍然残留退变的细胞，这时荧光素已不能着色，但虎红仍能着色。

第三节 裂隙灯显微镜检查

应用裂隙灯显微镜不同照明的方法检查眼前节，可以得到烧伤后的详细信息，例如，角膜上皮点状剥脱，角膜及结膜囊内各种微小异物，不同程度、不同层次和不同部位的角膜水肿，各种形态的深层或浅层溃疡、角膜缘烧伤的程度，有无内弹力膜膨出、角膜瘘及其各层次的角膜新生血管。如角膜混浊不是非常严重，用强光裂隙，可以模糊地见到角膜深层、虹膜、前房、瞳孔及晶状体的情况。

第四节 影像检查

一、超声检查

眼科常用A型和B型超声诊断仪。A型超声检查所得到的回声图，是对一个界面发出一次反射所形成的一维图像；B型超声检查所得到的是二维图像。前者对组织的分辨力较高；后者由于是二维图像，对病变的解释比A型超声的要好。

【举例】患者，×××，4年前双眼被硫酸烧伤，双眼视物不见至今。3年前曾在某医院做右眼板层角膜移植术，2年前右眼又做穿透性角膜移植术联合白内障摘除术。

【检查】右眼：全血管翳性角膜白斑，视力光感，光定位准确。眼压：Tn。B型超声波检查：右眼无晶状体，玻璃体未见明显混浊，轴长22.73 mm（彩图6－1－OD）。

左眼：全血管翳性角膜白斑，视力光感，光定位不准确。眼压：T－2。B型超声波检查：视网膜全脱，轴长21.73 mm（彩图6－1－OS）。

【诊断】双眼酸烧伤后，全血管翳性角膜白斑，左眼视网膜脱离，右眼无晶状体。

眼球超声的正常值：①眼球轴径：20 ~ 25 mm；②前房深度：2 ~ 3 mm；③晶状体厚度：3 ~ 5 mm；④玻璃体腔：12 ~ 15 mm。

Якименко 报道，眼烧伤后应用超声检查约有 48% 的角膜白斑比正常角膜增厚。前房也多有改变：前房完全消失或 <1 mm 深度者占 23.8%；前房深度在 1 ~ 2 mm 者占 48.1%；前房深度在 2 ~ 3 mm 者占 26.2%；前房变深 >3 mm 者占 1.9%。另外，应用超声检查还可显示角膜后膜，前房渗出、粗大的虹膜前粘连，晶状体的位置有无改变、是否存在，玻璃有无混浊条索，视网膜有无脱离，眼球前后径是否正常。

二、超声生物显微镜

超声生物显微镜（ultrasound biomicroscopy，UBM）是 20 世纪 90 年代初由 Pavlin 等人提出的。UBM 对组织穿透力为 4 ~ 5 mm，对组织的分辨力为 20 ~ 50 μm。临床用这一物理性能来了解眼前节活体组织的情况。

UBM 可以将角膜分为 4 层：①角膜上皮层。前部有两条弧形强光带，分别为上皮表面和前弹力膜的回声，其间有窄的中等回声带，为角膜上皮层的回声。②前弹力膜。为一强的回声光带。③基质层。在前弹力膜之后有一较宽的中等回声带，为基质层。④后弹力膜与内皮层的回声难以分开，合在一起呈现一条弧形强光带（彩图 6 - 2）。

眼烧伤后常常使角膜变混，即或用裂隙灯显微镜的强光也很难穿透，因此很难了解其前节的情况，包括角膜厚度、均匀度，后弹力膜的改变，有无前粘连，前房深度，前房水内有无点状声影（彩图 6 - 3），前葡萄膜及晶状体前囊情况，尤其是眼烧伤后引起的继发性青光眼，由于角膜厚度、弹性及表面曲率的异常，所测得的眼压常常不准。UBM 所示前房角的情况（彩图 6 - 4），为烧伤后继发性青光眼的诊断提供了有力的客观证据。它的检查结果对术式的选择和术后的评价都有很大的帮助，从而在一定程度上排除了手术的盲目性。UBM 还可显示巩膜与角膜分界线及睫状体的改变（彩图 6－5）。

第五节　电生理检查

一、视诱发电位

烧伤后的严重角膜白斑，在施行手术之前应进行视网膜电生理的检查，由于这类患者的视力很差，图形视觉诱发电位（pattern－visual evoked potential，P－VEP）很难进行，只能选择闪烁视觉诱发电位（flash－visual evoked potential，F－VEP），尤其是在人工角膜植入术前，这种检查常常为手术提供有用的信息。一般来说，每个人的左右眼 F－VEP 的波形、波数及波幅基本一致，故在检查患眼的同时，应对另一眼做相同的检查，通过两眼对照，便于对手术眼作出较为客观的判断。

二、视网膜电流图

闪烁视网膜电流图（Flash－electro retinogram，F－ERG）是根据 F－ERG 不同刺激条件和适应状态可以得到视网膜不同部位功能改变的信息，弱光下的 F－ERG 主要反映周边部视网膜杆细胞功能的变化，司暗视觉；视锥细胞感受强光刺激，司明视觉。对于严重的角膜白斑，因其混浊严重，常可吸收一定的光线，减弱到达视网膜上的光线，使 F－ERG 的记录受到一定的影响，因此必须选用较强的刺激光，以减少对正常 ERG 记录的影响。

【举例】患者，×××，3 年 3 个月前双眼被硫酸烧伤，2 年前曾在当地医院行双眼睑内翻矫正术，1 年前左眼行白内障囊外摘除术。

【检查】左眼：视力：手动/50 cm，可辨红绿色，全血管翳性角膜白斑，中央稍变薄。眼压：Tn。F－VEP 波形：I～VII 波潜伏期大致正常，V～VII 波幅稍低（图 6－1）。F－ERG 波形：a、b 波潜伏期及波幅大致正常（图 6－2）。

【右眼】压迫泪囊见黏液性分泌物，冲洗右泪道：冲洗液冲上泪小点返流；全血管翳性角膜白斑。眼压：T－1。B 超：轴长 19.5 mm，玻璃体内大量絮状回声。F－VEP 和 F－ERG 未引出波形。

【诊断】双眼硫酸烧伤后血管翳性角膜白斑，右慢性泪囊炎，右眼球萎缩，右玻璃体混浊。

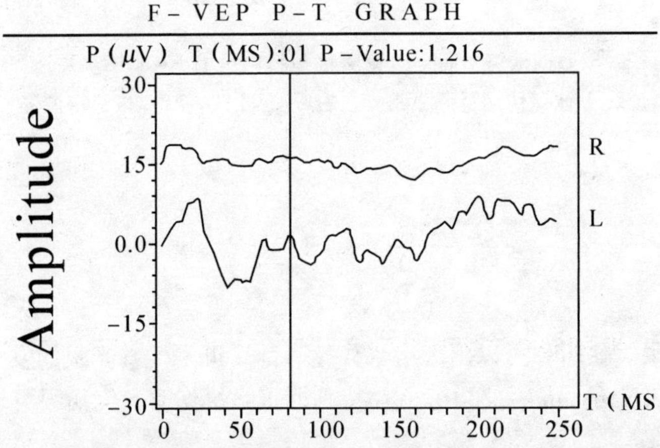

图 6－1　双眼硫酸烧伤后全血管翳性角膜白斑的 F－VEP。左眼（L）F－VEP 波形，I～VII 波潜伏期大致正常，V～VII 波幅稍低；右眼（R）F－ERG 未引出波形

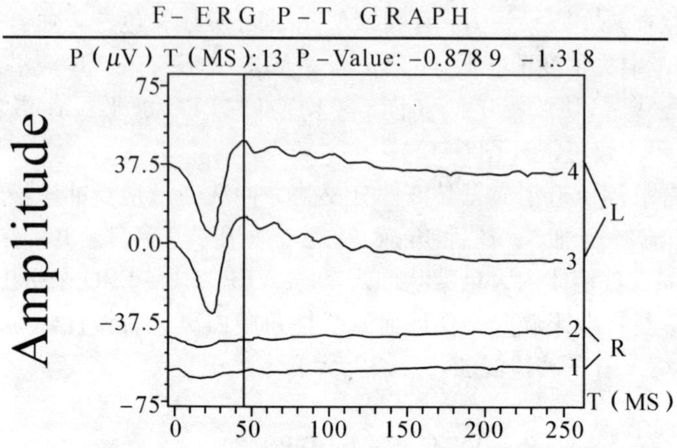

图6-2 双眼硫酸烧伤后全血管翳性角膜白斑的 F-ERG。左眼（L）F-ERG 波形，a、b 波潜伏期及波幅正常；右眼（R）F-ERG 未引出波形

第六节 眼压检查

在眼烧伤时，可以出现房水代谢紊乱，继发性青光眼的发病率为25.2%（Якименко，2001）；在特别严重眼烧伤时，烧伤眼可以出现低眼压。

在烧伤早期，在角膜厚度尚无明显改变，或溃疡尚未形成时，可以应用眼压计检查。为了避免过多地刺激角膜，首选气动眼压计，或用指压法进行监控，尽量少用压陷和压平眼压计。

对于眼烧伤后，角膜全部疤痕化，同时又有不同程度的表面不平，各种眼压计所测的眼压都是相对的，仅能作为参考。对于这类患者，应从多方面收集材料，包括患者的主诉：眼痛、眉弓区或枕部放射性疼痛，视力和色觉功能下降，眼电生理检查、眼血流图描记、B超等其他检查，综合分析，才不至于贻误治疗时机。

第七节　泪膜及泪液检查

眼烧伤后的恢复期或痊愈期出现异物感、干涩或疲劳等症状，应考虑到继发性泪液异常，此时应进行泪膜及泪液的各项检查，常用者为泪膜破裂时间（break - up time，BUT）和 Schirmer 泪液试验。

一、泪膜破裂时间

应用 1% 的荧光素染色，泪膜变成绿色，在裂隙灯显微镜钴兰光下观察，瞬目后，泪膜变成一层均匀的绿色膜，直到出现黑斑的时间，即为泪膜破裂时间。正常人为 15 ~ 45 秒，< 10 秒为异常，检查时过分睁眼或者用手指撑开眼睑均会使泪膜破裂时间缩短，如果破裂斑（黑斑）连续在角膜同一部位出现，说明此处眼表有明显异常。本法测得的结果，有时变异较大，宜连续测 3 次，取其均值，泪膜破裂时间主要检查的是基础泪液分泌的情况。

二、Schirmer 泪液试验

临床上常用者为 Schirmer 1 试验，即用石蕊试纸（开始为红色，被泪液湿后变为蓝色）或滤纸一条，长 35 mm，宽 5 mm，首端 5 mm 处反折，为了减少对眼球的刺激，宜睁眼，稍向上视，将滤纸置于下睑外 1/3 睑结膜上。室内光线不宜太强，背光而坐，5 分钟后取出纸条，滤纸湿 10 ~ 30 mm 为正常，< 10 mm 则说明基础和反射泪液均减少。

影响本法结果的因素较多，如操作手法、室内亮度、温度和湿度、滤纸的孔隙等均应加以考虑。

第八节　印迹细胞学检查

烧伤后结膜和角膜在细胞结构及其性质上均会发生改变，通过印迹细胞学的检查，其结果对烧伤及其后遗症的诊断和治疗均有帮助。Nelson 根据上皮化生将检查结果分为以下 4 级：

1. 0 级（正常）

上皮细胞小而圆，核大，细胞核（nucleus，N）/细胞浆（cytoplasm，C）=1∶1～1∶2，杯状细胞丰富，希夫氏过碘酸染色（periodic acid Schiff stain，PAS 染色）呈强阳性。

2. Ⅰ级（轻度）

上皮细胞较大，呈多角形，核较小 N/C＝1∶3，杯状细胞比正常减少，PAS 染色仍呈强阳性。

3. Ⅱ级（中度）

上皮细胞变大，多角形，核小，有时出现多核，N/C＝1∶4～1∶5，杯状细胞显著减少，PAS 染色变淡。

4. Ⅲ级（重度）

上皮细胞明显变大，多角形，核固缩，出现无核细胞，N/C＝1∶6，杯状细胞很少或消失，PAS 染色差。

Tseng 根据上皮细胞核的形态、N/C 比例、杯状细胞密度和标本染色胞浆颜色的变化等，将其分为以下 6 级：

1. 0 级

上皮细胞大小基本一致，胞浆染色呈蓝绿色，N/C＝1∶1，可见多数杯状细胞。

2. Ⅰ级

上皮细胞轻度扩大，胞浆染色呈蓝绿色，N/C＝1∶2～1∶3，杯状细胞减少。

3. Ⅱ级

上皮细胞变扁，胞浆染色呈蓝绿色或粉红色，N/C＝1∶4，杯状细胞消失。

4. Ⅲ级

轻度角化，胞浆染色呈粉红色，N/C＝1∶6，细胞核固缩。

5. Ⅳ级

中度角化，除Ⅲ级变化外，上皮细胞浆内见紧密的角蛋白丝及角质透明蛋白颗粒，N/C＝1∶8，细胞核固缩。

6. Ⅴ级

严重角化，上皮细胞浆浓缩，可见大量角蛋白，细胞核固缩、崩解、消失，见无核细胞。

正常结膜的杯状细胞数：球结膜处为 $433\pm266/mm^2$，下睑结膜处为 $790.0\pm166.4/mm^2$。

烧伤后印迹细胞学检查，有助于：①继发性干眼的诊断；②治疗方法的选择；③对羊膜或角膜缘干细胞移植术后评价；④对于血管翳性角膜白斑，检查印迹细胞，可了解其表面结膜化的情况。从角膜白斑表面采取的标本，如出现多数杯状细胞，则说明角膜白斑的上皮已结膜化，单纯用羊膜移植很难奏效，宜联合角膜缘干细胞移植，如另一眼为健眼，最好取自身的进行移植，术后重建角膜上皮的可能性较大。如用同种异体角膜缘干细胞，术后宜用免疫抑制剂，同时印迹细胞也是检查和评价羊膜移植、角膜缘干细胞移植及其联合手术疗效的一种客观检测方法。

（徐锦堂　邓宏伟）

第七章　眼化学烧伤的治疗

眼化学烧伤发病机制复杂，治疗方法繁多，其目的就是及时清除进入眼内的有害物质；恢复完整的上皮表面；控制炎症，包括化学烧伤时引起的自身免疫性炎症；加强局部营养，减少合并症和后遗症的发生。对于轻度化学性眼烧伤可以在门诊治疗，对于复杂和严重的眼化学烧伤，必须入院治疗。

治疗眼化学烧伤可分为三个阶段：①急症处理；②早期治疗；③晚期治疗。

第一节　急症处理

一、结膜囊冲洗

眼化学烧伤的患者，其预后在很大程度上依靠给予的第一次急救。特别是碱性烧伤，由于它能皂化脂肪和类脂肪物质，使碱性物质很快侵入细胞深层结构之内，改变细胞内的 pH，引起蛋白变性和溶解，导致细胞死亡。因此，在眼化学烧伤之后，应该立即冲洗结膜囊，越快越好。关于冲洗液，可分为三大类：

（1）I 类。生理盐水，属非缓冲溶液。

（2）II 类。磷酸盐—醋酸盐—硼酸盐缓冲液，可以缓冲酸和碱。但是在化学反应中，有热能产生，对组织不利，同时有盐类沉积。有报道称，此类可引起治疗棘手的角膜钙化。

（3）III 类。两性缓冲液，以前曾用乙二胺四乙酸（ethylene diamine tetraacetic acid，EDTA），近来又有 Diphosterine 问世。

Schrage 对 Diphosterine 液做了以下实验：用氢氧化钠制作动物眼烧伤模型，30 秒钟后一组用 0.9% 生理盐水冲洗，一组用磷酸盐缓冲液冲洗，一组用 Diphosterine 液冲洗，然后测量角膜表面和前房水的 pH 值。其结果如表 7－1 所示：

表 7－1

	角膜表面 pH 值	前房水 pH 值
烧伤后	13 ±0	10 ±0
用 500 ml 生理盐水冲洗 5 分钟后	9 ±0	10 ±0
用 500 ml 磷酸盐缓冲液冲洗 5 分钟后	7.5 ±0	9.25 ±0.44
用 500 ml Diphosterine 液冲洗 5 分钟后	7.5 ±0	9.34 ±0.59

另外，用 Diphosterine 缓冲液冲洗后，烧伤角膜表面无纤维素的沉淀，而用 0.9% 生理盐水冲洗的角膜表面可见纤维素沉淀。

在这里必须说明，当化学物质进入结膜囊之后，争取时间比去寻找合适的冲洗液更为重要。因此，目前在临床上仍然使用生理盐水比较多。甚至在紧急状态下（在没有生理盐水的情况下），自来水和普通水也可应用，不过后者属于低渗，冲洗时水分子可进入组织，造成组织和细胞水肿。如果在结膜囊内有残留的化学物质也可随之而侵入深层结构，造成第二次损伤。因为泪液的渗透压是 305 mOsm/L，相当于 0.95% 的 NaCl，所以如果条件允许，开始应采用较高渗冲洗液比较合适。

冲洗的时间，没有统一的标准。冲洗数分钟后用试纸检测一下结膜囊的 pH 值，如果已恢复正常，可再冲洗 2 分钟，以后在 4 小时内每隔 1 小时重复冲洗一次。

石灰烧伤，必须反转眼睑，暴露结膜囊及穹窿部，要彻底清除固体碱性粉末或颗粒。如有可能，冲洗之后采用 0.01 ~ 0.05 mol EDTA－2Na 溶液滴眼，可将其残留在组织内的石灰物质取代清除，Ca^{2+} 遇到 EDTA－2Na 变成 EDTA－Ca。EATD－Ca 是一种中性固体，逐渐沉淀而被清除，对组织损害不大。

亚尼林（Aniline）染料烧伤时，也要仔细清除其粉末，用生理盐水充分冲洗后，再用5%的鞣酸（Tannin）溶液滴眼，鞣酸与亚尼林结合，变成无害物质，清除亚尼林的有害作用。

关于冲洗方法，在紧急状态下，任何干净器皿均可应用，大的注射器或洗眼壶最适用。静脉滴注管引入结膜囊内，持续点滴冲洗，适用于严重眼化学烧伤。

二、坏死组织的处理

对于坏死的上皮组织，是否需要及时除去，有不同的意见。Harley主张去除，以减少它对角膜基质的毒害。也有人主张，对于损伤不严重的病例，不去管它也可以，因为在除去坏死上皮的过程中，总会损伤一些健康组织和带来新的外伤，加重病情。通常在综合治疗下，坏死的上皮能够自动脱落。曾有人建议，应用人奶滴眼，可以加快坏死组织的脱落。但在两种情况下，一是尚有化学物质残留在浅表组织内，二是上皮和基质有大面积坏死时，应该及时除去，以减少毒性作用。严重者在除去坏死组织后，宜行结膜或羊膜移盖术。

三、组织间隙冲洗

对于眼表化学烧伤，在急救时，重中之重是充分冲洗结膜囊内之有害物质。但是化学物质特别是碱性物质很快侵入细胞间隙，引起组织蛋白变性和溶解。为了最大限度地除去化学物质，Чередниценко等利用硅胶（silica-gel）强有力的吸水性能，除去碱性化学烧伤后组织间隙的有害物质，然后用溶于生理盐水的冻干血浆滴眼，改善受伤组织的营养，此法可反复进行。其实际上是除去有害物质的同时，带入营养成分。

方法如下：用0.5%的丁卡因或其他表面麻醉剂，如目前应用的倍诺喜（盐酸奥布卡因）滴眼液进行表面麻醉，充分冲洗结、角膜表面和结膜囊后，用消毒的单层镜头纸（2 cm × 2 cm）贴附于角膜结膜表面，在镜头纸表面撒适量的硅胶粉，稍稍加压，留置5 ~ 10分钟，连同消毒镜头纸一齐将硅胶粉全部除去，千万不可撒在眼球表面，然后用营养液或10%的葡萄糖液冲洗。在上皮修复之前，每日冲洗1 ~ 2次，同时用溶于生理盐水的冻干血浆滴眼。本法适用于II ~ III度角膜烧伤。

动物实验证明，此法可使：①上皮生长速度加快，比对照组提前两周完成上皮修复；②愈后角膜混浊也比对照组轻；③角膜新生血管比对照组少，退化萎缩比对照组快；④病理学检查：硅胶治疗组炎性细胞浸润，结缔组织增生较轻，胶原板层排列比对照组整齐（彩图7 – 1、7 – 2）。

从动物实验结果可以得出以下结论：硅胶用于治疗角膜II、III度化学烧伤，具有良好的疗效，可以改善症状，加速角膜上皮修复，减少角膜混浊，提高透明度，减轻角膜新生血管的侵入，减少炎症细胞的浸润和疤痕形成，缩短病程。

Чередниценко在临床上治疗II ~ III度角膜化学烧伤26例证明：病人对硅胶L 5/40有很好的耐受性，无副作用，角膜混浊消退和上皮修复加快，视力提高平均为0.53（$P < 0.001$），效果明显。

硅胶治疗时，禁忌用硅胶粉直接与角膜、结膜接触，因为硅胶粉的细小颗粒可能残留在角膜创面（彩图7 – 3），导致异物刺激，影响角膜上皮愈合，诱发角膜溃疡，甚至穿孔。

四、前房穿刺

眼前节化学烧伤是否需要前房穿刺，什么时间穿刺，目前尚有争议。Grant（1950）认为，当房水pH值上升时，如无碱性物质继续穿透，10 ~ 15分钟内，就可降至正常。因此碱烧伤后，前房穿刺应在伤后1 ~ 2小时内进行，以减少碱性物质对眼内组织的损伤；否则就无临床意义。国内文献的阐述基本遵循前人。有人提出一天以上再进行前房穿刺，其实已无必要。

前人对碱性化学伤后实施前房穿刺治疗的探讨，主要依据烧伤后房水 pH 值，即主要考虑房水中碱性物质对眼组织的直接损伤，而忽略房水成分的改变对眼组织的损害作用。Kuockelkoun（1994）建议，早期清除前房内有害物质，是治疗严重碱性化学伤的原则。马肇荣（1977）曾报告，在角膜碱性化学伤时，反复应用前房穿刺可以减少角膜穿孔，改进其透明度，增加视力，提高疗效。陈剑、徐锦堂（1994）发现在烧伤后房水内中分子物质（middle molecular substances，MMS）明显增多，MMS 是一类具有生物毒性，分子量在 300 ~ 500 D 的物质。在碱性角膜烧伤后 24 小时，3 ~ 7 天房水内 MMS 明显高于烧伤前（$P<0.01$）。此时，在色素膜内 PGE_2 的含量也明显增高，PGE_2 具有强烈的生物学活性，是炎症反应的调节物质，可以引起血管通透性增加，炎性细胞渗出，而多形核白细胞又可进一步刺激 PGE_2 和 MMS 的产生，从而加重炎症反应。

黄一飞（1991）测得碱性化学伤后房水中纤维连接蛋白含量增加，60 分钟时达高峰，以后逐渐下降，30 天后才恢复正常。

Левлюченко（1979）测得碱烧伤后房水中葡萄糖含量下降，在急性期和营养障碍期，由正常的 35.6% 下降到 22.7% 或更低；在伤后 1 周可降到正常含量的一半。

Jegorowa 等（1991）发现兔眼碱烧伤后，房水内中性胰酶样蛋白酶、弹性蛋白酶活性均升高，尤其是在角膜溃疡发生穿孔时，蛋白水解酶活性明显增高。

以上情况说明，在碱烧伤后，房水内有害物质含量增多或活性升高；对组织营养需要的物质，特别是葡萄糖却含量下降。

因此，严重眼碱性烧伤时，前房穿刺除了降低 pH 值所直接造成的损伤外，还可清除房水内异常毒性物质，加速房水更新，促进代谢，从而减少和预防并发症的发生。因此，对于严重的眼前节碱烧伤，早期前房穿刺是具有积极意义的。

前房穿刺引流房水：①必须在无菌操作下进行，为了预防感染，同时给予抗生素；②前房穿刺可于角膜缘 12 点钟部位或 6 点钟部位，亦可于角膜缘内 1 mm 处穿刺，注意不能损伤虹膜或晶状体；③前房穿刺引流房水时，若有虹膜嵌顿于创口内，应及时整复回前房，若虹膜难以整复，可在嵌顿的虹膜根部剪一小孔；④隔日或再次引流房水时，用虹膜恢复器压迫创口后缘，但要防止上皮从创口长入前房。

五、放射状球结膜切开

本手术源于 Possow 手术。此手术主要用于眼表化学烧伤后，有明显球结膜水肿的病例，即在有水肿部位的角膜缘部将结膜切开，应用钝头眼科剪或虹膜恢复器在水肿和缺血的结膜进行剥离，切除已经濒于坏死的结膜，使结膜下组织间渗出液易于排出，减少毒性反应和对组织的压力，从而使水肿消退，改善局部循环及营养状态。近来，人们逐渐认识到，环绕角膜缘切开，破坏了角膜缘的血管，必将影响角膜的营养，因此将过去的环形球结膜切开术改为放射状球结膜切开术，即在水肿的结膜上做数条放射状切口，因为眼球表层血管均为放射状走行，故可减少血管破坏。然后，再用钝头剪从切口处进入结膜下，分离结膜下组织，并进行冲洗，清除结膜下残存碱性物质或有害液体，切口不要缝合，要敞开，减少组织间渗出物的潴留，起到解毒、减压和改善角膜供血的效果。

六、结膜及筋膜囊掩盖术

严重的眼化学烧伤后造成眼表大面积坏死和角膜缘缺血，此时宜行筋膜囊掩盖术。其方法如下：

（1）如果坏死面积不大，应先除去表层坏死组织，然后剥离临近结膜和筋膜囊，直到剥离到足够的程度，剥离的组织尽量厚一些，保证有足够的血运和血管网形成。拉动已剥离的结膜和筋膜囊，遮盖缺损的表面，如果角膜损伤不重，褥式缝合于角膜缘处的巩膜。Kucкelkor 等对 50 例眼烧伤患者进行了筋膜囊掩盖术，全部预防了角膜和巩膜溃疡。

（2）在严重眼化学性烧伤时，角膜缘及角膜表面有广泛坏死，此时由于覆盖角膜表面的上皮和基质坏死，深层基质暴露，宜同时应用板层角膜移植与筋膜囊掩盖术。板层角膜移植片，宜用有完整上皮的新鲜材料，板层角膜移植完成后，再充分剥离剩余结膜和筋膜囊，移行前拉，将已分离的结膜筋膜囊完全覆盖在角膜表面，作荷包缝合，压在板层角膜移植片之上。术后应用地塞米松和环孢霉素 A，对于严重化学烧伤有较好的效果。

七、关于急症时角膜移植问题

眼表烧伤后特别是严重烧伤后，组织坏死，炎症反应明显，继而产生组织毒素和一系列异常的细胞因子，成为加剧病理过程和自身免疫的根源。

Якименко 曾进行过一组动物实验，对 400 只实验兔应用硫酸、氨水、石灰和热引起角膜烧伤，每种致伤物质造成的角膜烧伤相同，共分为两组：一组采用板层角膜移植，作为实验组；另一组作为对照组。

手术方法：实验组在全麻下钻除全部损伤组织，直达透明层，剩余厚度约为全角膜厚度的 1/3，将预先做好的厚约 2/3 的植片移植于植床，在角膜缘处进行间断缝合，观察时间 2～2.5 月，在此期间准确记录实验组和对照组的角膜状态。结果发现，40% 的硫酸可以造成严重角膜烧伤，对照组炎症过程明显，PMN 浸润，角膜组织溶解，继而引起眼球穿孔。在伤后 6 小时进行板层角膜移植的实验组有 70% 的植片透明，在烧伤 24 小时后即或进行板层角膜移植，也未得到好的效果。

实验兔被 10% 的氨水烧伤后 6 小时进行板层角膜移植，有 40% 的植片透明愈合，20% 半透明；在 8～24 小时内进行手术的，植片透明愈合和混浊的各占 28.6%。而对照组混浊愈合和植片溶解的占 90%。

实验兔被 25% 的氨水引起严重角膜烧伤，对照组植片混浊和溶解者占100%，伤后6小时内进行板层角膜移植者，植片有36.4%透明，在8~24小时内进行手术者透明率为16.7%。

石灰烧伤后6~10小时进行板层角膜移植的实验兔，50%获得了良好效果（植片透明或几乎透明），而对照组角膜及植片溶解和眼球萎缩者占83.4%。

用烧红的金属引起角膜的热灼伤，不仅损伤了上皮层和基质层，也波及了后弹力膜和内皮层。对照组植片93.4%混浊或溶解，伤后10小时内手术者，植片透明率占46.4%。

术后不同时期取实验兔眼球做光学显微镜检查，结果指出，术后全部恢复透明的植片，其组织结构接近于正常角膜。由于酸、碱和热引起的严重角膜烧伤，在切除坏死组织后，同时早期（24小时内）进行板层角膜移植，有一部分植片可以获得透明愈合。基于上述动物实验，可以得出这样的结论：不论什么烧伤，在烧伤后进行板层角膜移植越早越好。但是，由于目前在烧伤后的第一时间尚无客观的检测方法，对其深度和广度难以作出准确的定位，对其预后判断也比较困难，因此，角膜烧伤后急性期角膜移植的问题仍然是一个需要进一步研究的课题。

（徐锦堂　刘春民）

第二节　早期治疗

一、药物

（一）抗生素

全身和局部应用抗生素，预防眼烧伤后的继发感染。

（二）散瞳药

散瞳的目的是预防虹膜反应、虹膜炎、虹膜后粘连和继发性青光眼。在临床上，一提到治疗性散瞳，经常想到的是1%阿托品。阿托品是M-受体阻断剂，它与M胆碱受体结合来阻断乙酰胆碱与受体的结合，其结果是抑制了乙酰胆碱系统的作用，使瞳孔括约肌处于没有作用的状态，引起瞳孔扩大。在化学性眼烧伤时，虹膜常被波及，引起不同程度的炎症。水肿的虹膜，瞳孔一旦扩大，多数出现皱褶，前房角间隙变窄，房水流出困难，在化学性眼前节烧伤时，容易引起眼压升高，使房水内的有毒物质排出困难，造成物质代谢缓慢，使病情进一步加重。因此，在眼前节化学性烧伤时，不要轻易使用1%阿托品散瞳。当出现虹膜睫状体反应时，最好首先试用0.25%东莨菪碱（scopolamine）溶液散瞳，因为后者除散瞳作用外，还具有解除血管痉挛和改善微循环的功能，但副作用比较大。也有人提倡同时使用1:1 000肾上腺素和1%匹罗卡品，借助后者扩张结膜血管和前睫状血管，改善角膜营养；借助前者散大瞳孔。

近年来，快速短效散瞳剂问世，如托吡卡胺（Tropicamide），应用0.5%或1%溶液滴眼，于20~30分钟内产生最大散瞳效果，随后作用逐渐降低，于6小时恢复到滴眼前水平，一散一缩，使虹膜得到运动，减少虹膜粘连的机会。

当然，对某些病例，上述方法无效时，仍需使用1%阿托品散瞳，必要时，还要使用强力散瞳剂（硫酸阿托品、肾上腺素和可卡因混合液），取混合散瞳剂溶液0.1~0.2 ml作结膜下注射，可达最强散瞳效果。阿托品是抗胆碱药，能阻滞胆碱能受体，在用1%阿托品溶液滴眼后，眼神经向虹膜括约肌的冲动消失，使瞳孔散大；肾上腺素直接作用于瞳孔开大肌受体，使瞳孔散大；可卡因抑制氨基氧化酶破坏交感素，交感素作用增强，使瞳孔散大。因此，强力散瞳剂是集三种散瞳作用的合力，其强度超过目前任何一种散瞳药物，甚至可以拉开新鲜的虹膜后粘连。

总之，要辨证论治，不要千篇一律。

（三）肝素

肝素（Heparin）为直接抗凝剂，体内体外均能抗凝，其作用机制比较复杂：①小剂量肝素抑制凝血酶原激活物的形成，也能对抗已形成的凝血活素；②阻止凝血酶原变成凝血酶；③肝素与血浆中的球蛋白共同作用，使凝血酶不能发挥其促进纤维蛋白原变为纤维蛋白的作用；④抑制血小板的凝集，中和血小板第4因子，阻止血小板裂解和释放磷脂，降低血液粘度；⑤抑制眼部炎症。眼烧伤早期，取肝素375单位，用生理盐水稀释至0.3 ml，加2%利多卡因0.2 ml，结膜下注射，有溶解角膜缘及结膜血栓、疏通和恢复血液循环之功效。一般5～6次为一疗程，隔日或每日一次，过多注射有诱发新生血管和出血的危险，因此，当栓塞的血管被疏通和贫血区出现新生血管时，应立即停药。它可和血管扩张剂妥拉苏林（12.5～25 mg）交替结膜下注射，亦可和维生素C联合应用，效果较好。

（四）胶原酶抑制剂

在眼化学伤之后，胶原活性很快增加，伤后7～14天胶原酶破坏最明显，因此，应用胶原酶抑制剂，早一点用比晚一点用要好。

1. 依地酸二钠

依地酸二钠又称乙二胺四乙酸二钠（disodium ethylene diamine tetraacetic acid，EDTA－2Na），能与各种重金属和稀土元素的离子结合成稳定的可溶性络合物而解除毒性。EDTA－2Na借助络合钙和/或锌来抑制胶原酶的活性。但它是不可逆胶原酶抑制剂，所以作用比较短暂，需频繁滴药，因此，它不是一个临床上理想的胶原酶抑制剂。常用滴眼浓度为0.37%，每日滴眼4～6次，亦可作眼浴。

2. 乙酰半胱氨酸

乙酰半胱氨酸（acetylcysteine）是可逆的胶原酶抑制剂，它除能螯合钙离子外，还有还原酶分子中二硫键的功能，直接抑制胶原酶的活性。但其溶液不太稳定，配制后，需放在冰箱内，可维持疗效4～7天。临床上常用2%的溶液，每2小时点眼一次。

笔者曾用复方乙酰半胱氨酸眼液治疗眼化学烧伤，其配方是：半胱氨酸1.5 g，还原型维生素C 0.7 g，混合成末，每瓶分装0.12 g，密闭保存。再配由0.8%硫酸软骨素和0.6%亚硫酸钠组成的混合液，分装在5 ml点眼瓶内，使用前将前者和后者混合溶解即可。笔者共治疗10眼，其愈后视力比对照组有明显的提高。

乙酰半胱氨酸通过螯合钙离子和还原酶分子中的二硫键，直接抑制胶原酶的活性。Brown应用它治疗33例碱性腐蚀伤，32例治愈。在我们的对比治疗中，复方乙酰半胱氨酸滴眼液＋常规治疗（第二治疗方案）的患者疗效明显优于单纯用常规治疗者（第一治疗方案）的疗效，尤其是对II、III度碱性烧伤，应用第一方案治疗后，仍有2眼视力停留在光感；而应用第二治疗方案者，愈后最低视力为0.3。

3. 四环素类抗生素

四环素和强力霉素除抗菌作用外，还有抑制胶原酶的作用。因此，在眼表烧伤的进展期，患者出现上皮脱落和不同程度的溃疡，PMN明显浸润时，宜选用0.5%四环素眼膏涂眼，四环素0.25 g，一日3次，口服；或用强力霉素100 mg，每日1次，口服。7天为一疗程。其在抑菌的同时，又能抑制胶原酶的活性，达到一箭双雕之目的。

（五）维生素C

维生素C（vitamin C）是L－2，3，5，6——四羟基－2－己稀酸－r－内酯。它的溶液pH值为5.0~7.0，偏酸。另外，在维生素C的结构中，C_2和C_3位上的羟基氢能以H^+解离而使它具有有机酸的作用。因此在碱烧伤时，结膜下注射维生素C，其目的之一是中和局部组织中残留的碱性物质。另外，在碱烧伤后1~3周是角膜溃疡加深、扩大与组织再生交错的病理过程阶段，由于组织胶原酶的释放，房水内葡萄糖和维生素C的浓度显著下降，使这个阶段的病理过程加剧，烧伤区角膜基质胶原蛋白合成减少，加上胶原酶的作用，使角膜溃疡变深、加重。

维生素C参与胶原蛋白和组织细胞间质的合成，胶原蛋白是由肽键所组成的，其中含有大量的脯氨酸，经脯氨酸羟化酶催化为羟脯氨酸，含羟脯氨酸的肽键聚合形成胶原蛋白。由于羟化酶的催化反应过程必须有维生素C参与，当它缺乏时，该反应过程就会受到阻碍，影响胶原蛋白和细胞间质的合成，影响创口的愈合，所以在化学烧伤早期宜局部或全身应用大量维生素 C。如果烧伤后使房水内维生素 C 浓度高于 15 mg/100 ml 的水平，就可避免或减少角膜溃疡的发生。生石灰遇到维生素 C 即变成维生素 C 钙盐和水。维生素 C 钙盐作为一种无害固体物，沉淀于角膜表面，在反复冲洗结膜囊时被冲掉。在眼碱性烧伤后，维生素 C 可以连续应用 2 ~ 3 周，可以用 5 ~ 10% 的维生素 C 溶液滴眼；结膜下注射 25 ~ 50 mg/次，每日一次；口服 100 ~ 250 mg/次，每日 3 ~ 4 次，一般每日维持 1 g 量。当波及眼后段，有葡萄膜炎发生时，可以静脉滴注，每次维生素 C 2 g 和 10% 葡萄糖液 50 ml，静脉注射。由于维生素 C 具有有机酸的性质，同时有研究报道，它能提高多形核白细胞的趋化作用，故在酸性眼烧伤时不主张应用。

（六）枸橼酸钠

枸橼酸钠（sodium citrate）是近年来发现的一种对严重化学烧伤有良效的新药。其治疗机理是抑制 PMN 的浸润。作为 2 价阳离子的螯合剂，枸橼酸钠通过络合细胞外液中的 Ca^{2+}、Mg^{2+} 等，影响 PMN 的趋化力、吞噬作用以及胶原酶和蛋白溶解酶的释放，使受伤组织免遭损害。

枸橼酸钠虽然不能增加基质内的成纤维细胞，但由于它能抑制 PMN 的浸润，减少破坏基质胶原酶和其他蛋白水解酶，使基质能够维持相对稳定的状态，抑制 PMN 在炎症过程中的作用。随着病程的进展和新鲜血管的长入，基质中成纤维细胞增多，产生大量的胶原纤维，使破坏了的基质得到及时的修复，减少了角膜溃疡的发生率和避免穿孔。

应用方法：将枸橼酸钠用生理盐水配制成 5% 的溶液（pH 7.2），滴眼。

（七）自家血、自家血清

应用自家血或血清结膜下注射，可以有如下几个作用：①稀释有害物质，阻止碱性物质向深部渗透；②自家血或血清中含有多种营养成分，更重要的是人血清中含有 α_1、α_2 巨球蛋白和 β_1 球蛋白，它们都是有效的胶原酶抑制剂。但是在烧伤 7 天后，机体内出现了抗体，如果用有抗体的自家血向结膜下注射，就会产生自身致敏作用，加剧局部的病理过程。因此，自家血或血清结膜下注射，宜在烧伤后几小时或几天内进行。如果 0.5 ml 自家血或血清 + 抗生素一起结膜下注射，疗效更佳。

Пучковская 认为，机体自身致敏是眼烧伤发病机制的继发性基本因素，伤眼组织的分解产物成为致敏原。用硫酸、氨和氨基甲紫染料烧伤兔眼，伤后 3 ~4 周取实验兔血清做皮肤过敏试验时，发现这些动物处于敏感状态。

Kao 等（1996）和刘春民、徐锦堂等（1998）证实角膜组织受到碱性物质烧伤后，其中一部分蛋白变性成为自家抗原，其中可溶性抗原扩散进入角膜和结膜组织，由于该区域具有“局部淋巴结”作用而产生免疫应答，同时，可溶性抗原经过角膜缘或结膜组织扩散到血管，进入血液和/或淋巴循环，可以刺激机体免疫器官产生相应的抗体。角膜碱性烧伤后第 2 ~3 周，在外周血中即可检出抗角膜变性蛋白抗原的 IgG 抗体，如果损伤涉及角膜缘和/或结膜组织，抗体的产生速度则会更快。所以，在眼前部组织遭受碱性烧伤后，早期的自家血中即已含有抗变性蛋白抗原的抗体，随着病程的延长，该抗体浓度会逐渐增加。

刘春民、徐锦堂（1998）所得结果：单纯角膜碱性烧伤后第 5 ~6 周，血清中相应抗体浓度达到高峰，随后逐渐下降，至两个月时仍不能下降到碱烧伤前的水平。角、结膜在碱性烧伤后第 1 周即可检出循环抗原抗体复合物，说明了相应抗原抗体反应的事实。这种结合，不但不能阻止损伤部位免疫病理的发生或进行，反而起到加速、加重组织损伤的作用。刘春民、徐锦堂等曾用 NaOH 造成新西兰白兔角膜烧伤，对实验兔在伤后 1 小时内、4 天、8 天、15 天、22 天、29 天、36 天结膜下注射自体血清，对照组不注射，结果显示，9 只实验兔中的 6 只（66.67%）在注射 2 次之后即发生了角膜溃疡，随着抗血清的注射，角膜溃疡逐渐加重，角膜新生血管也加速生长。而对照组碱烧伤角膜，未见溃疡发生，新生血管的数量和生长速度也不及抗血清治疗组多而迅速。组织病理检查，可见抗血清治疗组比对照组有更明显、更多量的炎性细胞浸润，胶原纤维排列也更加紊乱。炎性细胞，特别是PMN的大量浸润，对角膜溃疡的形成和发展起着非常重要的作用。这说明，抗血清治疗不仅没有使病变组织得到改善，反而延缓上皮修复，促进角膜溃疡形成和发展，趋化更多的炎性细胞浸润和新生血管生长，从而加速、加重了烧伤部位的组织损伤。

Пучковская 也曾提出，新鲜眼烧伤动物的同种血清，不论结膜下或静脉注射，均可使眼烧伤过程（角、结膜坏死，虹膜炎症，前房渗出）加重，同时，动物全身中毒现象也加重。因此，用新鲜烧伤动物血清治疗眼烧伤含有潜在的危险性。从烧伤后到完全恢复前，这段时间烧伤者的血液和用血做成的制剂不能用于治疗目的。同时她又指出，烧伤完全恢复后1年的血清可用于治疗，有促进炎症消退、加强眼组织再生、减少血管形成和疤痕组织增殖的作用。此外，动物实验也证实，皮肤热烧伤恢复期的血清，可用于眼化学烧伤的非特异性治疗。

（八）免疫抑制剂

1973年 Непомнящαя 就提出，在眼化学腐蚀伤时，自身致敏作用是一个重要的环节。十多年来，由于免疫学的进展，人们对此问题有了较多的研究，已经认识到，碱性角膜烧伤后，变性蛋白成为自身抗原，刺激机体产生抗体。同时也发现，角膜烧伤后，角膜内的抗原递呈细胞（antigen presenting cell）增多；MHC－II类抗原显著表达。临床上，应用免疫抑制剂获得了治疗效果。这些都说明角膜碱烧伤有免疫反应的参与。Zierhut 等（1984）曾以2%环孢霉素A（cyclosporin A，CsA）滴眼治疗5例III和IV度眼部化学伤，均未发生睑球粘连，角膜新生血管形成也相对较少，其中4例角膜溃疡完全愈合。2% CsA 滴眼后，兔眼组织的药物分布如表7－2所示。

1996年 Kao 等指出，在角膜碱性烧伤后，应用免疫抑制剂和

FK－506，对烧伤后的角膜愈合过程有积极的促进作用。

表7－2　2% CsA 滴眼后兔眼组织的药物分布

	药物含量（ng/ml）	
	用药后6小时	用药后48小时
角膜	900～1 400	600～900
巩膜	140～180	10～30
房水	25～45	12～25
晶体	5～10	5～10
玻璃体	8～20	6～25
脉络膜	7～18	8～25

（九）糖皮质激素的应用问题

它是一类具有多种生物活性的化合物，不仅具有抗炎作用，而且具有免疫抑制剂的作用，可作用于免疫过程的多个环节，对细胞免疫和体液免疫均有抑制作用，但角膜碱烧伤后能否应用以及如何应用，长期以来意见不一，对其应用剂量、途径和适应证等诸多问题争议颇大。

在角膜烧伤的病理愈合过程中，PMN 的作用十分重要，如果能选择性抑制 PMN，则伤口愈合就比较顺利，并发症也较少。研究证实，在碱性角膜烧伤时 PMN 的侵入有两次高峰，第一次高峰是在伤后12～24小时，此时 PMN 的侵入仅限于角膜周边部，第3天达峰值。第二次高峰，更强烈的 PMN 侵入，开始于第10天，第21天达峰值，第28天后减轻。角膜溃疡的形成与第二次 PMN 侵入平行，角膜基质内被激活的 PMN 释放水解酶，呼吸爆破产生氧自由基，这些代谢产物有助于组织胶原及糖蛋白的进一步破坏。研究提示，第一次 PMN 侵入，很可能与角膜溃疡的形成无关，而第二次 PMN 侵入却与角膜溃疡的发生、发展相一致；但是初期的 PMN 侵入是第二次 PMN 侵入的先导，如果能抑制第一次的 PMN 侵入，就可通过阻断炎症过程中的介质放大作用，减少其后来的侵入。当然 PMN 侵入和一系列细胞因子的释放，只是角膜碱烧伤病理愈合过程中的一个重要环节，而不是它的全部。

1959年徐锦堂等曾观察各种化学烧伤18例（20眼），当时除应用0.25%可的松眼水滴眼之外，还应用了抗生素、1%阿托品、维生素B2、1∶1 000枸橼酸钠滴眼。烧伤的原因：酸性烧伤4例（4眼），碱性烧伤11例（12眼），化学铅笔和酒精各1例（2眼），乙醚烧伤1例（2眼）。烧伤的程度：Ⅰ度6眼，Ⅱ度8眼，Ⅲ度6眼。角膜知觉均有不同程度的下降。Ⅰ~Ⅱ度化学烧伤患者治疗效果明显，常常在滴药后第2天，眼痛、怕光和流泪等自觉症状减轻，角膜水肿及混浊逐渐吸收，视力逐渐上升。6眼Ⅰ度化学烧伤痊愈，未留后遗症；8眼Ⅱ度化学烧伤患者，有4眼留下薄翳，知觉全部恢复。Ⅲ度烧伤在上皮修复后，局部应用0.5%可的松眼水点眼也有效果，也可缩短治愈时间（20~35天），未用可的松液滴眼的病例，痊愈时间为40~64天（Березанская，Гриьторьян）。

根据现有资料，眼碱性烧伤后，应用糖皮质激素应遵循下列原则：

（1）糖皮质激素可显著地抑制炎性细胞浸润、纤维母细胞的增殖聚集和新生血管的生长，显著抑制机体巨噬细胞对异物的吞噬消化功能和非特异性生物性抗原（植物血凝素，PHA）以及特异性抗原对淋巴细胞的促分裂增殖能力。因此，它对Ⅰ、Ⅱ度烧伤和上皮已修复的严重角膜烧伤有较好效果。

（2）由于糖皮质激素能够抑制角膜上皮增殖，影响上皮修复，因此在上皮未完全修复前慎用。

（3）对于严重的眼化学烧伤，因有明显发生角膜溃疡的趋势，所以在伤后1~4周内不宜应用糖皮质激素。

因此，应用激素必须适时、适量，不可滥用，滥用就会带来副作用。

（十）生长因子

1. 表皮生长因子

表皮生长因子（epidermal growth factor，EGF）是一种单链的多

肽结构，由53个氨基酸组成，分子量为6 040道尔顿。hEGF的生物学效应在性质上与mEGF相同，但后者作用较弱。EGF对角膜的作用有以下3个：

（1）加速角膜上皮的愈合。许多作者都报道了表皮生长因子具有促进角膜化学烧伤愈合的作用。Singh（1987）发现应用mEGF点眼后，可使化学烧伤的上皮缺损很快愈合，但是已经愈合的兔角膜上皮在停用mEGF后，又重新产生上皮缺损。他认为，EGF虽能特异地结合于角膜上皮细胞，刺激细胞分裂增生，但没有促进细胞黏着的作用。组织学检查显示：再生的角膜上皮细胞与其下面受损的角膜实质细胞结合疏松，可受轻微的外力作用而脱落。Schultz等也报告了类似结果，并认为再生的角膜上皮细胞与角膜实质黏附不良，可能是由于上皮细胞与细胞外基质中存在的细胞粘连因子如纤维结合蛋白等相互作用不足所致。Reim（1988）报道用EGF治疗兔严重眼碱烧伤，不仅能促进角膜上皮损伤的愈合，而且角膜溃疡及继发性钙化也轻微。在角膜碱烧伤后，在应用EGF的情况下，其上皮再生仍然不足的原因，可能是由于碱烧伤后眼前节炎症反应严重和半桥粒结构形成不完整所致。而Singh有过应用EGF联合糖皮质激素或纤维连接蛋白使碱烧伤后的兔角膜上皮快速完全再生的报道。

（2）促进角膜基质层胶原合成，增加创口的张力。Woost等用EGF治疗兔角膜穿透伤，证实能加速角膜创伤的愈合，增加创口的抗张力强度。同时他们在培养的角膜成纤维细胞膜上发现有EGF受体的存在，EGF能刺激成纤维细胞合成DNA，促进创伤区细胞的分裂以及基质细胞胶原前体的合成。

（3）促进内皮细胞的创伤修复和再生。以猴为实验动物，除去角膜中央区的内皮细胞，将5 μg EGF注入猴眼前房，3周后重复一次，与对照组比较，第10周内皮细胞数目比对照组多67%。

EGF的应用剂量：EGF对创伤修复的促进作用，不取决于所使用的剂量。mEGF浓度在0.05 mg/ml至2.0 mg/ml对促进角膜上皮愈合的影响无显著差异。一旦EGF受体得到饱和，增加EGF剂量也不能使增殖能力加强。相反，已有一些证据表明高浓度 EGF 可抑制细胞的增殖。上述 EGF 的药物动力学对临床应用具有重要意义。为了获得最佳疗效，必须使用合适的浓度。

Ho 等报道，EGF 浓度在 0.05 mg/ml 至 2.0 mg/ml 这一变化范围内，对促进角膜上皮愈合速度的影响无明显差异，因此应该注意的是，药物与组织有足够的接触时间。为了诱导细胞的增殖和 DNA 合成，EGF 必须与细胞连续接触 6 小时。当使用甲基纤维素作为载体滴眼时，90% 的 EGF 在 10 分钟内就从泪液中消失。另外，频繁滴用可引起微小的上皮损伤。因此，有人提倡使用软性接触镜或其他缓慢释放系统来解决上述问题。

2. 碱性成纤维细胞生长因子

碱性成纤维细胞生长因子（basic fibrablast growth factor，bFGF）属单链蛋白，分子量为 16 ~ 18 kD，其生物学活性是 aFGF 的 30 ~ 100 倍。局部组织以自分泌和旁分泌形式产生的 bFGF 能和细胞外基质中的硫酸乙酰肝素结合，以结合型的形式储存在组织中。当组织损伤时，基质细胞外基质受损坏，原来结合的 bFGF 游离出来，发挥生物学效应，促进组织的修复。

bFGF 的活化具有改变细胞趋化性、诱导或抑制细胞特殊蛋白的合成和分泌、调节内分泌和神经活动等功能。在免疫学方面，有研究表明，bFGF 能明显促进巨噬细胞的吞噬作用，并发现 bFGF 还与细胞的凋亡有密切的关系。

李永平等将 120 只家兔右侧眼角膜中央区造成直径 8 mm 的圆形 NaOH 滤纸碱烧伤创面；分别以溶媒（空白对照），低、中、高剂量 bFGF 和素高捷疗眼膏（阳性对照）治疗，每日 4 次。经过计算机图像系统分析各组不同时间角膜上皮愈合率，并以茜素红—锥蓝联合活体染色法观察角膜内皮愈合过程，同时进行病理组织学检查和超微结构观察。实验结果发现如下情况：

（1）bFGF 能显著加速兔角膜碱烧伤上皮的愈合，并在中、晚期延缓和减轻角膜上皮的再脱落和损伤；与素高捷疗组比较，bFGF 组角膜上皮增殖较快，愈合较好，水肿轻微，细胞间连接较紧密。

（2）bFGF 能促进角膜内皮的修复，在动物（兔）实验发现，它能促进内皮细胞的增殖。

（3）bFGF 也能刺激角膜成纤维细胞的分裂增殖，改善角膜愈合，使基质层胶原纤维的排列呈板层化，增加角膜透明度；在第 7 天和 14 天，可见到 bFGF 治疗组基质细胞和纤维板层排列比较整齐，而素高捷疗组仍可见基质水肿，细胞和纤维板层排列较紊乱。

（4）治疗剂量 bFGF 在临床治疗期间未见明显增加角膜新生血管的发生和发展。动物实验表明，角膜碱烧伤后，应用 bFGF 滴眼液，也未发现比对照组有明显新生血管长入。推测其原因，这可能是由于 bFGF 促进了上皮修复和创面愈合，消除了诱发新生血管的微环境所致。

关于 bFGF 滴眼液的浓度，我们曾做过一组实验，应用不同浓度（1、5、10、20、40、80、160 ng/ml）的 bFGF 对鸡角膜缘上皮进行培养，观察其促增殖作用，结果发现，bFGF 是一种剂量依赖性药物，从 1 ng/ml 即有促增殖作用，随浓度增加其作用递增，20 ng/ml 达峰值，以后随浓度递减，到 160 ng/ml 其作用降到 1 ~ 5 ng/ml 之间。

EGF 或 bFGF 与 FN 联合应用：前两者能刺激角膜细胞增殖，增加胶原合成，提高角膜基质的再生能力，促进角膜上皮的分裂，加速角膜损伤的愈合过程，但它没有促进角膜上皮细胞的黏附和移行功能，容易发生角膜上皮反复剥脱。FN 正好弥补了这一不足，它能增加新生角膜上皮细胞与基质前表面的黏附力，促进上皮细胞向伤区移行和黏附。所以 EGF 或 bFGF 与 FN 联合应用，其效果比单一的 EGF 或 bFGF 要好。

EGF 或 bFGF 与糖皮质激素联合应用：糖皮质激素治疗化学烧伤可减轻炎症反应和减轻角膜的血管化。但是，糖皮质激素能够抑制上皮的再生和延缓创口的修复。动物实验表明，EGF 或 bFGF 能逆转上述抑制作用。因此，针对病人的不同情况，联合应用 EGF 或 bFGF 和糖皮质激素可以获得最佳治疗效果。

（十一）纤维连接蛋白

纤维连接蛋白（fibronectin，FN）为含糖蛋白质，分子量为440 kD，为两个22万单体结合的高分子糖蛋白。FN分子由两条相似和不同的多肽键片段组成，并在羧基端（—COOH）借双硫键相连接。

纤维连接蛋白的主要生物学特性是参与细胞与细胞间的粘连、细胞与基质的锚连（anchoring）以及调节细胞的运动。FN对于细胞黏附和移行有重要作用，故有人称其为生物学黏固剂（biologicalglue）。

1. FN与角膜有关的生理功能

（1）FN的黏附功能。FN能与许多生物学物质特异性结合，尤其是胶原。FN具有介导细胞和胶原之间附着和粘连的能力，细胞与基质的粘连也依靠细胞分泌的FN而发挥作用。

（2）促进创伤愈合。体外实验证实FN有增加成纤维细胞移行的能力，并且可与机体创伤时最初出现的纤维结合，从而促进创伤的修复。在创伤组织修复过程中，FN可促进吞噬，又能提供有利于细胞附着的基质，使成纤维细胞顺利长入支架。研究观察表明，早期创伤伤口内即出现大量的FN，2~7天新生肉芽组织中，除FN外，还有I、III型胶原形成。当胶原成熟呈紧密的束状排列时，FN即逐渐消失。

（3）促进细胞移动。FN具有充当细胞黏附因子和结合胶原的能力，因此对细胞的就位、移行具有重要意义。研究资料提示，FN与创伤后角膜上皮修复移行有关，这可能是由于创伤修复时的细胞移动，难以用半桥粒黏附，而只能用这种特殊物质才能使细胞黏附于基质上。在角膜上皮的移行修复过程中，FN和裸露的基底膜相连，似给上皮细胞搭桥，使细胞移行易于迅速完成。实验研究显示FN通过诱导，使上皮细胞在大量胶原和糖蛋白所形成的细胞外基质上移动，从而形成连续的细胞层。

2. FN在化学烧伤中的作用

（1）施明光（1993）证实FN参与并促进角膜碱烧伤的上皮愈

合，故角膜碱烧伤后，及时给予FN滴眼液有助于创伤的愈合。

（2）角膜基底膜可被胶原酶、蛋白溶解酶破坏，碱烧伤后各种酶的释放导致基底膜的破坏，尽管上皮能很快再生并爬行覆盖创面，但是如果在下面没有基底膜，则新生的上皮附着不牢，非常容易脱落。基底膜的合成和建立不仅需要较长时间，而且与基质层的状态相关。任高英等（1993）证实烧伤晚期角膜上皮反复脱落与基底膜缺失有关，说明完整健全的基底膜有利于上皮黏附。当应用FN治疗时，眼角膜新生的上皮脱落率明显低于对照眼。电镜亦证明前者角膜上皮基底细胞与基质前表面接触紧密，而后者常见有空隙甚至脱落，所以及时补充外源性FN，可使上皮细胞相对牢固地黏着在伤区表面，从而减少反复脱落。

（3）FN和细胞内肌动蛋白有亲和力，补充外源性FN，可促使上皮细胞内肌动蛋白由球状变成纤维状而诱发细胞移动。对于眼化学伤后出现的持续性角膜溃疡，应用FN治疗可以防止其发展和促进愈合。

FN的提取：抽取静脉血，经抗凝离心获得血浆，将血浆通过预先处理好的溴化氰活化的sepharose 4B—明胶亲和层析柱，此时血浆中FN暂时和明胶结合而吸附于层析柱上。然后用PBS液或Tric－HCl缓冲液洗涤层析柱除去其他杂蛋白，再用4M尿素液洗脱柱上和明胶暂时结合的FN，得FN－尿素混合液，然后再用离子交换柱除去尿素，配成FN滴眼剂。例如，抽取自身20 ml静脉血，可制成7 ml FN液，其FN浓度为0.35 mg/ml。FN的冻干制剂是由同种异体健康人血浆提取后，经冷冻制得，便于储存，用前加入生理盐水稀释成滴眼剂。

FN滴剂是生物制品，生物学活性比较不稳定，不宜长期保存，其水溶液在室温4℃条件下，可保存9天，其后生物活性逐渐降低。

（十二）局部湿润烧伤膏的应用

美宝湿润烧伤膏主要成分为黄芩、黄柏、芝麻油、蜂蜡等，是目前临床治疗皮肤烧、烫伤等创伤修复的主要外用药。它具有抗感染止痛祛腐、促进上皮组织再生、防止新生肉芽组织老化形成的瘢痕、修复创面等疗效。

我们试着将其应用于眼睑皮肤烧伤的创面，发现其能很好地修复创面，防止由于疤痕形成引起的眼睑畸形。由于它具有油性湿润的特性，留置时间长，涂在创面，药效可持续发挥作用，可保持创面湿润、引流通畅，避免了渗出物的刺激，减轻了神经末梢敏感性，因此有很好的止痛效果。

对于中、重度的眼表烧伤，我们曾将美宝湿润烧伤膏应用在2名中度碱烧伤患者眼表，伤后2周内每天涂2次该药膏于结膜囊内，并与常规未用该药物同等程度的烧伤比较，发现使用了该药物后眼表修复速度明显加快，眼表缺血区能较快恢复供血。这些作用可能与该药物中含有多种有效成分有关，如β谷甾醇、小檗碱、黄芩等具有抑菌作用。近期研究认为，该药物有抗肾上腺素功能，对儿茶酚胺物质有作用，可清除自由基，提高组织细胞的稳定性，改善组织的供氧环境，增强机体免疫力，使机体产生更多的免疫球蛋白，在烧伤创面上形成保护药膜，对受损创面起到免疫屏障的作用。

美宝湿润烧伤膏的基质是芝麻油、蜂蜡、黄柏等成分，能清热解毒、生肌润燥。湿润疗法有利于组织修复，可以活血化瘀，改善创面微循环，促进新陈代谢，减少组织细胞脱水性坏死，还可抑制胶原组织过度增生，促进上皮细胞迅速生长，创面愈合，减少瘢痕组织增生。因此，该药物进行制剂改进后，应该具有眼科局部应用治疗烧伤的前景，但这些尚需要实验研究和临床研究来进一步证实。

二、手术

（一）眼睑皮肤创面植皮

眼睑皮肤严重烧伤之后，在其表面形成一层厚厚的痂皮，对此不宜等待，因为当痂皮脱落时，疤痕已经形成，疤痕挛缩，造成严重的并发症，此时最好在皮肤坏死区用含0.25%庆大霉素生理盐水浸透的湿纱布作湿敷，促使焦痂脱落。肉芽组织健康者宜早期植皮，睑缘缝合，防止眼睑外翻、睑裂闭合不全等并发症给眼球带来的危害。

（1）关于早期植皮：供皮区的选择及皮片厚度，宜选耳后乳突部、锁骨上窝及上臂内侧的全层皮肤或厚断层皮肤。若只为消除创面，可用表层皮片。如为肉芽创面，只能植表皮或较薄的断层皮片；只有新鲜创面才可以植全层或厚断层皮片。

（2）关于皮片固定：皮片移于创面后，应与基底紧密接触，并保证在术后不被移动。因此，保持一定压力的固定包扎是保证移植皮片成活的一个非常重要的手段。表层皮片的固定是将皮片平铺于创面上，排净其下的气泡和液体，上盖一层与创面形状一致而面积稍大的油纱布，然后将多层庆大生理盐水湿纱布盖敷其上，再盖以消毒干纱布，适当加压绷带包扎。断层及全层皮片的固定是将皮片与创缘用细丝线间断缝合，缝合时要注意：①皮片纹理与受皮区方向要一致，以便皮片易于接受创面的血液供应；②皮片不可过紧，也不可过松产生皱褶；③创面要彻底止血；④缝线的线头尽量留长，以便作创面上敷料结扎固定用；⑤缝合完毕后，在皮片表面铺上一层凡士林纱布，其形状、大小与创面相似，再覆盖干纱布及碎块纱布多层；⑥用缝合时留的长线头将皮片上的敷料结扎固定，使皮片与创面紧密接触，避免血液及血浆在皮下聚积。

（3）术后：抗生素肌肉注射或静脉滴注。包扎的敷料在术后7～10天才能启视；在包扎期间，只能依靠观察体温、血像，有无疼痛，敷料是否被渗出湿透，伤口有无臭味等来判断移植皮片的情况，拆线后植皮即使愈合，但移植的皮肤抵抗力低下，皮片表面仍需每日涂抗生素眼膏，继续包扎2周。术后1个月内，每日要涂眼膏，轻轻按摩，可使移植皮瓣软化。

（4）早期植皮的优点：①烧伤早期创伤局部尚未发生严重贫血及营养不良，植皮易成活；②利用植皮，尽早消灭创面，减轻患者痛苦，减少渗出，防止感染；③减少疤痕及因疤痕挛缩而致的眼睑畸形——睑外翻，睑裂闭合不全及暴露性角膜炎等并发症。

（二）口唇黏膜移植

它用于大面积的重度角膜和结膜化学烧伤，可以防止角膜穿孔和睑球粘连的发生。在行此手术时应注意下列几点：①切除坏死组织要达到有血液渗出的程度。②口唇黏膜移植片要薄，不可带脂肪组织。③缝合时，至少要有一边和有正常血运的结膜连接。④移植黏膜片要与创面贴紧，不要出皱褶。正反面要分清，为了防止混淆，取移植片前最好做个记号。⑤移植完毕，要彻底止血，移植片与植床间不能有积血，一旦造成分离，植片就不能愈合。⑥自家口唇黏膜移植术最好在伤后早期（1 周内）进行，因为烧伤后，尤其是碱烧伤，已有实验证明角膜组织蛋白变性成为具有抗原特性的低分子量蛋白，它能刺激机体产生 IgG 抗体，并能与之发生特异性结合，产生抗角膜变性蛋白抗原抗体，说明角膜碱烧伤后可激发体液免疫系统，参与角膜碱烧后的组织病理过程。所以烧伤后 9 ~ 15 天移植的自家口唇黏膜，移植物常常出现坏死或脱落，这是由于此时出现了自身抗体、攻击自身抗原的结果。

近年来，由于出现了许多新手术，口唇黏膜移植的适应证在逐渐减少。

（三）羊膜移植

结膜和角膜烧伤之后，组织坏死且伴有进行性炎症，羊膜移植是早期治疗的选项之一。

1. 羊膜组织结构

羊膜光滑，无血管、神经及淋巴，具有一定弹性。正常羊膜厚约 0. 02 ~ 0. 05 mm，是人体中最厚的基底膜。羊膜自内向外可分为 5 层：①上皮细胞层，由单层立方上皮细胞组成；②基底层，位于上皮细胞下的网状组织；③致密层；④纤维母细胞层；⑤海绵层。羊膜除具有防御功能、阻止细菌入侵外，还具有活跃的物质转运功能，能允许一些小分子物质如尿素、葡萄糖、氯化钠等通过。其中基底层主要由胶原蛋白 Ⅳ 与 Ⅴ 组成，还有层粘连蛋白。

2. 羊膜的特点及作用机制

（1）可以在低温下或脱水状态下较长时间保存。

（2）羊膜本身表达多种生长因子，如上皮生长因子、成纤维细胞生长因子和角质细胞生长因子。但在冷冻保存和脱水过程中，这些生长因子水平会有所下降。

（3）免疫性极低。Kubo 等将冻存 2～3 个月的人羊膜植入大鼠角膜基质内，完全不引起免疫反应，植入角膜缘区或肾脏的包膜下面，仅引起轻微的细胞浸润，植入的羊膜保持正常，未见新生血管。上述实验说明，即使是异种羊膜移植，在免疫赦免区（角膜内）也不引起免疫排斥反应，而在非免疫赦免组织内，仅具有相对的免疫原性。

（4）减轻炎症反应。将羊膜与角膜上皮共同培养时发现，这些细胞对 1L－1α 和 1L－1β 的表达明显降低，而对 1L－1 受体拮抗剂的表达明显增加，说明羊膜对炎性因子的表达有抑制作用，羊膜移植可以减少实验性角膜碱烧伤的炎症反应。

（5）非特异性抗菌和抗病毒作用。羊膜具有轻度非特异性抗病毒及抗细菌作用，与唇黏膜、鼻黏膜移植比较，移植后发生感染的机会较小。

（6）目前已证实，羊膜可以下调转化生长因子 $\beta_{1、2、3}$（transforming growth factor－$\beta_{1、2、3}$，TGF－$\beta_{1、2、3}$）和 TGF－β 受体 II 的表达，而 TGF－β 是控制纤维化的原始型细胞因子，从而抑制正常成纤维细胞的分化，减少疤痕形成。近年还发现羊膜移植后，在巩膜表面形成一层胶原膜，作为一层屏障，也可能减少疤痕的形成。

（7）羊膜上皮表达抗血管形成因子，从而抑制眼部新生血管。

（8）Barabine 等应用羊膜移植治疗疤痕性天疱疮、重建结膜囊时，发现经治疗后杯状细胞增加。

3. 羊膜的取材及保存

（1）羊膜的取材。

供体（产妇）应在分娩前进行血清学检查，排除梅毒、人类免疫缺陷病毒（HIV）、乙肝病毒（HBV）、丙肝病毒（HCV）及其他病毒感染性疾病。完整羊膜必须取自剖宫产的胎盘。

①胎盘和羊膜取下后立即放入无菌袋内，送往眼库实验室。

②在无菌条件下，最好在层流罩内用生理盐水冲洗干净胎盘表面

的血迹和胚胎残渣。

③用含抗生素的无菌生理盐水浸泡胎盘 5 ~ 10 分钟（其抗生素混合液的浓度一般为含 50 μg/ml 青霉素、50 μg/ml 链霉素、100 μg/ml新霉素、2.5 μg/ml 两性霉素 B）。

④将羊膜从绒毛膜钝性分离出来，上皮面朝上平铺，贴附于无菌的硝酸纤维素滤纸或眼科手术粘贴的专用纸上，然后将附有羊膜的纸片剪成 4 cm × 4 cm 大小的方块。制备好的羊膜包括一层胶原成分的基底膜和一层上皮细胞。

（2）羊膜的保存。

① 短期保存法（新鲜活性羊膜组织的保存方法）：将贴附纸上的新鲜羊膜组织片上皮面向上平铺放在有盖的容器内，用 DMEM 培养液浸泡湿润，加盖，并用胶布密封，存放于 4℃ 冰箱内保存，12 小时内用于移植。新鲜羊膜移植后，因带有活性上皮细胞，手术后眼表创面较快的上皮化，形成相对稳定的眼表面。此外，新鲜羊膜可能比保存羊膜含有更多的生物活性因子，更有利于术后眼表创面的修复。但临床上最好避免使用未经处理和保存的新鲜羊膜，因为它可能带有血液和微生物等外来抗原，引起不必要的排斥反应，最终导致手术失败。此外，对供体（产妇）必须做到严格检查，取材时必须严格无菌操作。

② 长期保存法：

A. 含有 DMEM（改良的 Eagle 基质）培养液与同等体积的甘油（两者比例为 1∶1）的无菌瓶内保存法。其方法是将粘贴纸上的羊膜片置入上述保存液瓶内，贮存于 −80℃ 低温冰箱内长期保存，手术时取出，让其自然解冻。

B. 95% 甘油保存法。将羊膜附于剪成 2 cm × 2 cm 的粘贴纸上，用 400 μg/ml 的庆大霉素冲洗，浸入 90% 的甘油中脱水 24 小时，再转入另一甘油瓶中，置入 4℃ 的冰箱中，可保存 28 ~ 44 天。使用时先用生理盐水冲洗甘油，再浸入 4 000 μg/ml 的庆大霉素 BSS 液中复水 30 分钟后使用。

丁琦、陈剑等对新鲜羊膜移植和甘油（含有 DMEM）脱水

-80℃保存的羊膜进行了对比实验研究。从组织病理切片中发现，保存羊膜移植组，14 天后羊膜组织下有少量 PMN 浸润，羊膜表面有单层角膜上皮细胞覆盖，上皮细胞形态欠规则，排列不整齐（彩图 7-4）；而新鲜羊膜移植组，角膜浅层 PMN 浸润很少，胶原纤维排列较整齐，羊膜表面有双层角膜上皮细胞覆盖，排列较规则（彩图 7-5）。术后 30 天，保存羊膜移植组仍可见少许 PMN 浸润，羊膜表面有 2~3 层上皮细胞覆盖，基底细胞形态扁平，排列欠规则（彩图 7-6）；而新鲜羊膜移植组，角膜内炎性细胞浸润几乎没有，羊膜与受主角膜基质愈合较好，上皮细胞排列较规则，其基底细胞呈柱状（彩图 7-7）。

4. 羊膜在临床的应用

根据目前羊膜在临床的应用，大致可分为羊膜移植术（transplantation）、覆盖术（patch）和充填术（filling）。烧伤早期常用的是羊膜移植术。羊膜作为生物基底膜进行移植，最好患眼留有部分角膜缘干细胞和部分健康结膜，如果角膜缘全周苍白坏死，进行全角膜羊膜移植，其结果只能得到结膜细胞表型，如果结膜也被烧伤，健康组织所剩无几，羊膜移植恐难成功。

术式有以下 3 种：

（1）单纯羊膜移植。此种术式适用于部分角膜和结膜组织坏死。

手术步骤：①局部麻醉、开睑。②清除结膜和/或角膜坏死组织，对于残留的结膜和角膜，尤其是角膜缘组织，应该尽可能地给予保留，彻底止血。③按其缺损面积，修剪一块同形等大的新鲜羊膜组织平铺于角结膜创面上，将羊膜移植片边缘与结膜创缘紧密对合，用 8-0 可吸收缝线或 10-0 尼龙缝线经过浅层巩膜进行缝合。④术毕滴抗生素眼水，根据情况选用散瞳药物。⑤术后加压绷带包扎，隔日换药，局部滴抗生素眼水，糖皮质激素眼水和贝复舒（bFGF）眼水，同时给予烧伤所需的其他药物。

（2）羊膜移植联合自体角膜缘干细胞移植。此种术式增加了角膜上皮化的几率。

手术步骤：①②同单纯羊膜移植术。③根据角膜缘缺损大小，取自体对侧健眼角膜缘干细胞，但不可超过健眼角膜缘的1/2周，将所取角膜缘组织用10－0尼龙线缝合于受主角膜缘。如果患眼角膜缘全被烧伤，则在上下角膜缘各移植1/4象限；剩余裸露部分用新鲜羊膜覆盖，并用8－0可吸收缝线或10－0尼龙线作边对边缝合。④⑤与单纯羊膜移植术同。

在临床上我们对3例眼表化学烧伤后，角膜上皮、纤维血管组织反复溃烂迁延不愈的患者（彩图7－8）进行了羊膜移植术联合自体角膜缘干细胞移植术，效果明显。术后1周角膜轻度混浊、水肿，羊膜也有混浊，1周后角膜水肿渐消退，3周后羊膜透明，表面上皮化。3例患者术后视力均有增加，其中1例矫正视力0.4（彩图7－9）。进一步说明了对角膜缘干细胞严重缺乏的眼表疾病行羊膜移植术联合自体角膜缘移植术，既可改善眼表微环境，又可补充提供角膜缘干细胞，不但抑制了术前由于干细胞缺乏造成的角膜浅表溃疡、慢性炎症反应，而且抑制了角膜表面纤维血管化，较好地建立了眼表结构。

（3）羊膜移植联合板层角膜移植。此种术式适用于严重眼表烧伤，角膜和结膜坏死明显，有穿孔趋势。

手术步骤：①②同单纯羊膜移植术。③根据角膜坏死和溶解深度，决定板层角膜移植片的厚度，最好采用新鲜供体，具有活性角膜缘干细胞的全板层角膜片。④先完成板层角膜移植，以后再用羊膜覆盖其余缺损部分，用8－0可吸收缝线或10－0尼龙线进行边对边间断缝合，或者全部用羊膜覆盖。在与结膜缝合时，一定要穿过浅层巩膜，防止覆盖的羊膜移位。⑤术毕，向结膜囊内滴1%阿托品眼药水及抗生素眼水，加压包扎。⑥术后除应用单纯羊膜移植术的药物之外，局部和全身宜加用免疫抑制剂。

（四）早期治疗性角膜移植

1. 治疗性板层角膜移植

眼烧伤后2~3周或更晚些时候，角膜常常出现深在的浸润，上皮剥脱和溃疡，保守治疗效果很差。一旦角膜出现溶解，此时应用部分、亚全或全板层角膜移植，无疑是有益处的。

方法如下：

(1) 准备手术野，表面及球后麻醉，上直肌缝线固定眼球。

(2) 根据角膜病变范围及大小，从供眼上采取板层植片，深度达1/2～2/3角膜厚。在烧伤之后的混浊角膜，由于炎症和水肿，组织变得疏松，此时采用带巩膜的植片，有利于缝合。当然，在角膜缘未受损伤的情况下，应该尽量保留角膜缘的健康组织，哪怕是很少的一部分。

(3) 如果所采取的是带巩膜的植片，此时就要在角膜缘分离结膜，目的是要进行巩膜浅层缝合，如果结膜也有烧伤，甚至已波及巩膜浅层，应先除去结膜和浅层巩膜的坏死层。

(4) 如果需要带巩膜的条状角膜移植片时，首先分离角膜两侧结膜，在带巩膜条状植片的两侧、上下两个角上作预置缝线，并固定于浅层巩膜，试拉紧缝线，植床与植片应互相紧贴（图7－1）；再将缝线从相对应的结膜穿出，在结膜表面结扎，有利于拆线。将结膜的游离端拉向角膜缘，尽可能完全覆盖巩膜瓣，并将其缝合于角膜缘（图7－2）。术眼包扎2～3天。

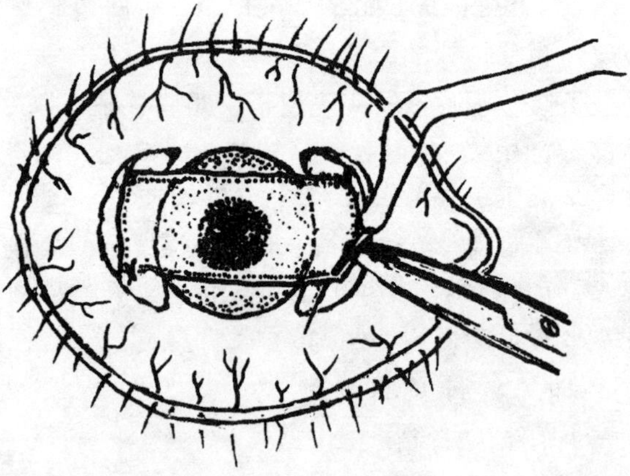

图7－1　带巩膜的条状角膜移植片，先作预置线，固定于受主浅层巩膜

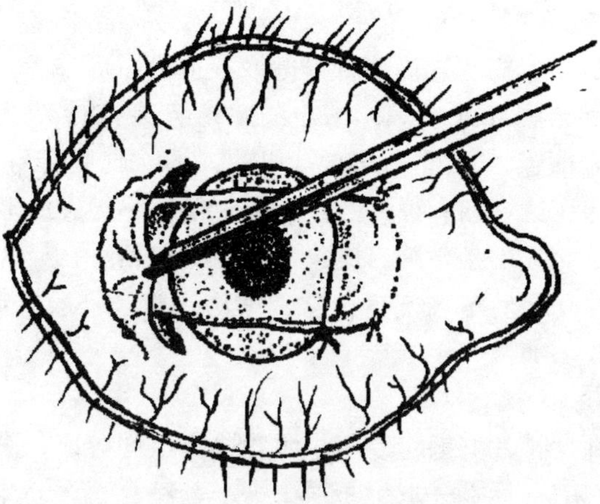

图 7－2　将结膜游离端缝合于角膜缘，完全覆盖巩膜瓣

治疗性板层角膜移植对于眼烧伤早期，是一个完全无害的手术，即或不成功，还可重来。在移植 3～4 周之后，板层角膜植片可以混浊愈合，也可以被吸收。无论如何，这都可以有效地改善病情，防止穿孔发生。

未穿孔的前房积脓，并非禁忌证，有时在移植组织的影响下，还可以促进其吸收。

2. 治疗性双板层植片移植

在严重眼烧伤时，甚至在伤后早期即可出现深的角膜溃疡，其底部明显变薄，这是一种危险的信号，可以很快穿孔和出现眼内容物脱出。此时必须进行急救，否则后果惨重。在穿孔之前最好能进行板层角膜移植。如果已经穿孔，其直径 <1 mm，没有虹膜脱出和前粘连，还可采取板层角膜移植；如果穿孔直径 >1 mm，就必须采用全层加板层的“T”字形植片，即穿孔处为穿透，其他处为板层，也就是双层植片移植。双层植片：一片为后板层，像塞子一样堵住角膜穿孔；

另一片为前板层植片，移盖于受伤角膜的表层。按 Пучковская 手术方法如下：

（1）消毒手术野，局部表面麻醉及浸润麻醉。

（2）去除角膜坏死组织，小心清除角膜穿孔缘。如果在穿孔处发现有虹膜前粘连，首先进行虹膜切除，解除虹膜与穿孔边缘的联系；常常在穿孔处表面有很薄的膜，同时伴有不健康的上皮，也应清除干净。如果穿孔不是正圆，应选一直径能包括穿孔最大直径在内的环钻。由于穿孔之后眼球变得很软，钻切很难，一般只能作一切痕，然后用弯角膜剪剪出一个圆形植孔。

（3）取植片。

①先取深层植片并缝合。将供眼角膜作层间分离，表层要薄，深层要厚，剥离完成后，先取后板层，大小与钻孔一致，此片宜厚，包括内皮细胞层、后弹力层及大部分角膜基质。

将此片内皮面朝向前房，植入钻孔，用 4 根 8－0 可吸收缝线与植床缝合。

②再取表层植片并缝合。表层移植片的大小与形状要与角膜烧伤区域相当。将取得的表层植片用 10－0 的尼龙线缝合，固定于健康角膜或角膜缘；如烧伤面积很大，则要固定在表层巩膜，完全遮盖“塞子”状深层植片。

3. 治疗性成形性角膜移植（同时进行临时性眼睑缝合术）

在特别严重的眼烧伤，出现大面积的睑、球结膜坏死，角膜变薄或将穿孔。为了保存眼球，宜行治疗性成形性角膜移植，同时进行临时性眼睑缝合手术。

（1）消毒手术野，局部表面麻醉及浸润麻醉。

（2）除去睑、球结膜坏死组织，直到出现渗血或出血，同时除去角膜坏死层。

（3）供眼最好采用新鲜眼球，取角膜移植片时，必须取带有巩膜边缘的全厚板层角膜植片。

（4）将其缝合于表层巩膜，完成治疗性成形性板层角膜移植。

（5）如果角膜变薄明显，面积广泛，为有利于缝合，取移植片时宜带巩膜。对于残存的尚有生机的结膜，结膜下组织或Tenon's囊，一定要保留，并向角膜缘移位，加以固定缝合。

（6）在有大穿孔的病例，如其边缘角膜尚存生机，可采用穿透性角膜移植，环钻中心应以穿孔中心为中心，环钻的直径要比穿孔直径大2 mm以上，完成钻孔之后，用平衡盐水（balanced salt solution，BSS）冲洗前房。如果晶状体无脱出的趋势，最好别动。因为同时摘除晶状体，有可能使受伤眼预后更坏，甚至引起眼球亚萎缩。植片最好取自新鲜尸眼，然后作边对边间断缝合。

（7）在穹窿部深处注射抗生素。

（8）作临时上下睑缝合。

（9）单眼包扎。

（10）对上述病例，术后必须同时进行相应有效的药物治疗。由于其病情多变，应密切观察。

（11）如果烧伤眼尚残留有有生机的组织，有可能使病情好转，促进愈合。术后形成不同程度的睑球粘连，在所难免。不过，这不要紧，本手术的目的是防止眼球穿孔萎缩，尽可能保存光感，为以后结膜囊成形术、穿透性人工角膜植入术创造条件；如果另一眼为健眼，也为以后配戴美容镜留下可能性。

（徐锦堂　陈剑　邓宏伟　侯光辉　丁琦）

第三节　晚期治疗

一、睑球粘连成形术、睑内翻倒睫和睑外翻矫正术

眼烧伤后，常常留下不同程度的睑球粘连和疤痕。前者可呈索状、扇状或广泛的睑球粘连，后者可以造成睑内翻倒睫或睑外翻。

对于上述并发症，必须给予手术矫正。下面就几种常见手术分述如下：

（一）睑球粘连矫正术

在烧伤性炎症被控制6～12个月以后才可做此手术，根据粘连轻重，有三种术式：①索状睑球粘连分离术；②扇形睑球粘连分离术；③严重睑球粘连分离与黏膜（口唇黏膜、结膜和羊膜）移植术，结膜和羊膜移植已在前面叙述，本章节以口唇黏膜移植为例叙述之。

1. 索状睑球粘连分离术

在局麻下剪断粘连条索，修平睑结膜面突起的瘢痕组织，对于球结膜面和（或）穹窿部的轻微索状睑球粘连，可用剪刀把条索两侧的结膜剪开，然后用镊子提起条索剪除之。如面积很小，可不缝合；如已形成菱形结膜缺损，宜作间断缝合。术毕滴抗生素眼水和涂抗生素眼膏。

2. 扇状睑球粘连分离术

（1）手术方法：表面麻醉，结膜下浸润麻醉。用镊子镊住粘连组织的头部，用线状刀或刀片沿角膜或巩膜表面与之成正切方向剖切和剥离粘连组织（图7－3），然后将下睑向下牵引，继续沿巩膜表面剥离粘连组织，直达穹窿部。将结膜下肥厚的瘢痕组织彻底切除，只留表层结膜。对于表层结膜不可轻易去掉，尽量予以保留。睑球粘连的剥离要充分，一直到眼球能自由活动为止。

在留下的结膜组织顶端安置1或2根褥式缝线，缝线从结膜面穿入。

将剥离下的结膜瓣回折到眼睑的后表面，把预置的1或2根褥式缝线（图7－4）从下穹窿部穿出皮肤面，在距下睑缘1.5 cm处通过眼轮匝肌，由皮肤面穿出，两线间的距离不应小于0.5 cm（图7－5）。拉紧褥式缝线，放入一个小棉枕或硅胶管，结扎之。

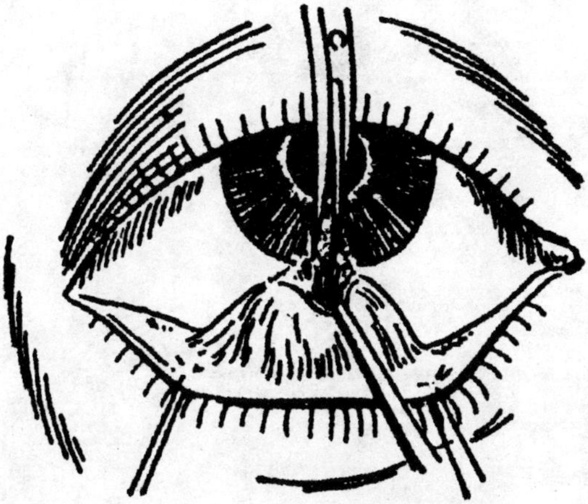

图7－3　分离睑球粘连

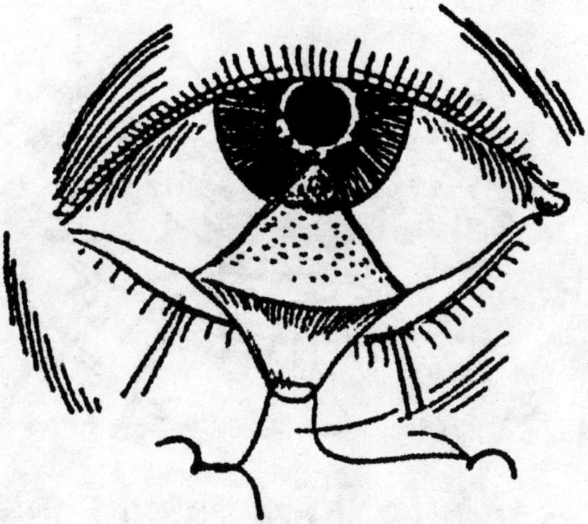

图7－4　放预置缝线

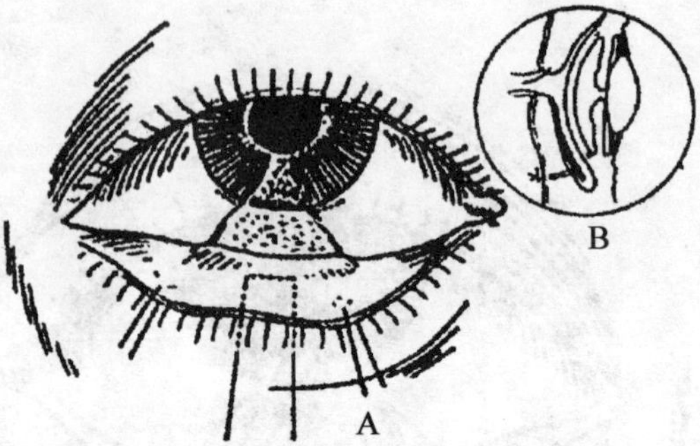

图7－5　将预置缝线从下穹窿部穿出皮肤面。A：正面观；B：剖面示意图

根据结膜创面的大小，沿角膜缘和穹窿部向两侧适当延长结膜切口，剥离时，仅剥离表层结膜，尽量少带结膜下组织（图7－6）。然后，将两片结膜瓣拉紧，作结节缝合，缝合时要稍挂表层巩膜，以免结扎缝线时因张力过大而导致创口裂开（图7－7）。

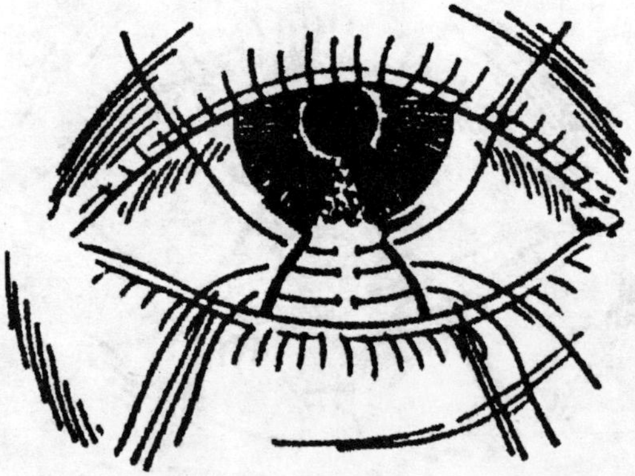

图7－6　沿角膜缘切开，潜行剥离，作预置缝线，捎带表层巩膜

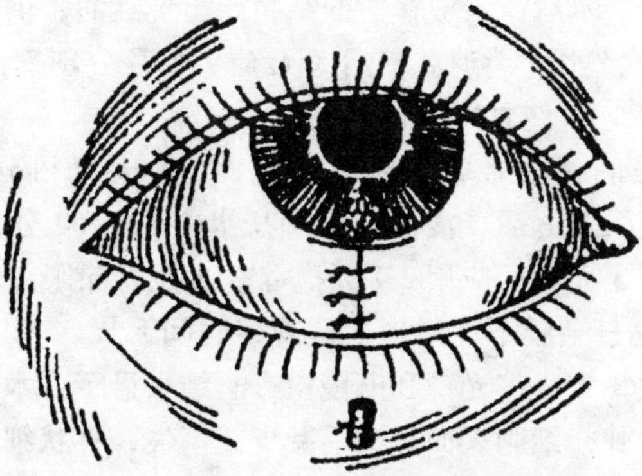

图 7－7 结扎缝线，完全遮盖创面

术毕，结膜下注射庆大霉素 2 万单位，涂抗生素眼膏，单眼包扎。

（2）术后处置及注意事项：

① 每日换药时，滴抗生素眼药水和涂抗生素眼药膏。

② 3 天后拆除褥式缝线，此时，回折的结膜瓣已牢固地附着，如果拆线过晚，在其通路上易形成瘢痕性条索。

③ 结膜表层巩膜缝线，于术后 5～7 天拆除。拆除后，除滴抗生素眼药水外，可加用糖皮质激素眼药水滴眼和局部热敷。

3. 广泛睑球粘连成形术

在睑球粘连分离之后，要进行缺损区的修补，常用者有自体结膜、同种异体结膜、羊膜和口唇黏膜，分述如下：

（1）自体结膜移植。应用自体结膜移植来修补小面积的结膜缺损，没有排斥反应，无疑是最理想的。不过，自体结膜来源有限，小面积缺损者可用，大面积缺损则难以满足。

（2）同种异体结膜移植。1985 年杨润樵等报告了同种异体结膜移植动物实验和临床应用。动物实验应用的是家兔，取供体结膜与受体移植同步进行，大小为 12 mm × 8 mm，移植于球结膜的颞上方，作边对边缝合，术后5天被移植的结膜始出现红润，仍有水肿。术后20天左右充血及水肿消退。术后5天至9个月分别摘出眼球作组织病理学检查，6/10例异体结膜愈合。

1995年吴静、徐锦堂应用25只新西兰白兔随机分为12对，将每对兔的结膜取下之后，浸泡在生理盐水内30～60分钟，然后互相移植。于术前3天开始应用2%环孢霉素A眼膏涂眼，术后应用地塞米松2 mg，隔日结膜下注射一次，观察时间5周。术后1、2、3、5周取材，每次3支，作光镜和电镜检查。结果显示：术后第2周移植片上皮细胞水肿，细胞表面微绒毛减少或消失，杯状细胞消失，并可见渗出物（彩图7－10）；在细胞之间可见炎性渗出物和炎性细胞，上皮细胞连接松散（彩图7－11）；3周后水肿和炎性细胞逐渐消退。杯状细胞出现，并有分泌现象（彩图7－12）。我们认为兔→兔异体结膜移植成活的原因是：①种系相近；②局部应用环孢霉素A和地塞米松；③移植片经过生理盐水浸泡，去除了部分可溶性抗原和残留在毛细血管中的血液成分。

Пучковская近年来应用冷藏的尸体结膜进行移植，得到了良好的效果，移植的尸体结膜愈合后，很像受主的结膜，达到了难以分辨的程度。

杨润樵等在临床上进行异体结膜移植14例，其中睑球粘连8例，结膜囊成形3例，翼状胬肉3例。14例中有11例成功，成功率为78.5%。

郑永欣等报道，应用尸体结膜在临床上进行异体结膜移植，术后追踪观察10个月，其结果与杨润樵等的相仿，成功率为70%左右。

在临床上，笔者对2例化学性烧伤后严重睑球粘连患者进行了异体结膜移植，一例用的是其母的结膜，另一例用的是其父的结膜，术后均成功（彩图7－13、7－14），观察时间6～13个月。

结膜的来源：直系亲属的结膜最好，成功率也最高，未见排斥反应。异体尸眼结膜，虽有成功的报道，但也有很高的排斥反应发生率，对于从尸眼上取材料，更应慎之又慎，对其死因一定要查个明白。有下列疾病者其结膜不能用：败血症、亚急性细菌性心内膜炎、真菌感染、梅毒、艾滋病、肝炎、脑炎、狂犬病、白血病、结核病、慢性消耗性疾病、恶性肿瘤、眼局部炎症或结膜已有疤痕者。对于死因不清的尸眼或怀疑与病毒有关者，不可用。

采集供体时间：杨润樵提出在死后 4 小时以内。总之宜早不宜迟。在死亡 12 小时以后，又在常温下停放的，最好不用。

取材时，力求做到无菌，取下后用生理盐水冲洗，再用每 100 mL 含庆大霉素 2 万单位的生理盐水液浸泡 15 分钟；如不立即进行，可放入 4℃冰箱内冷藏，但不宜超过 24 小时。

术后治疗：局部或全身应用免疫抑制剂（糖皮质激素、环孢霉素 A)，口服维生素，每日常规换药。

（3）羊膜移植术（见本章第二节)。对于广泛的睑球粘连，羊膜移植并非最佳选项，因为它仅是一种理想的支持上皮细胞生长的载体。因此，在其移植周围必须有足够的健康结膜，才能重建结膜表面。

（4）自体口唇黏膜移植。对于广泛的睑球粘连或全睑球粘连，口唇黏膜移植，虽然有其不足之处，但仍然是一种易于成功的手术方法。本节以自体口唇黏膜移植为例，加以叙述。本手术可以一次成功，但有时需分期进行。

第一期手术：结膜囊成形。

①消毒手术野。

②表面麻醉和局部浸润麻醉。

③分离睑球粘连，切除过度肥厚的疤痕，但不可损伤巩膜，特别是涡状静脉，防止破坏眼内血液循环。覆盖在角膜上的疤痕，不要轻易切除，尽量留下。因为在进行穿透性人工角膜植入时可以加固人工角膜。

④在缺损的边缘，穿过巩膜表层作预置缝线，缝线的数量依据结膜缺损面积而定。如果是睑球全粘连，就要在距角膜缘 12 ~ 15 mm 处，下直肌的两侧用小铲针，通过表浅巩膜各缝 2 根预置缝线；如果是上下睑球全粘连，加上上直肌两侧的 4 根就要放置 8 根预置缝线。

⑤取口唇黏膜：局部浸润麻醉，采取黏膜瓣的大小，要比结膜的创面稍大。最好用锐利的圆刃刀，刀的弧度越大越好。采取黏膜瓣时尽量少带脂肪颗粒。取下来之后，用眼科剪刀彻底清除黏膜下组织和所带的脂肪颗粒。然后将它放入庆大霉素生理盐水中，备用。口唇上的创口，不必缝合。用涂有1∶1 000肾上腺素的纱布充分止血之后，再放数层纱布，包裹口唇，外用胶布加以固定。

⑥将取得的口唇黏膜移向眼球，用已预置的表层巩膜缝线进行缝合，并结扎，使口唇黏膜紧贴于巩膜。将多余的黏膜剪掉，与健康组织作边对边缝合（图7－8）。另一块粘膜按尺寸大小放于眼睑后表面，在穹窿处缝合于表层巩膜，与眼球表面之口唇黏膜间断缝合。此外剪线时要留有较长线头，为的是愈后容易拆线。黏膜瓣的另一端，缝于眼睑的游离缘（图7－9）。

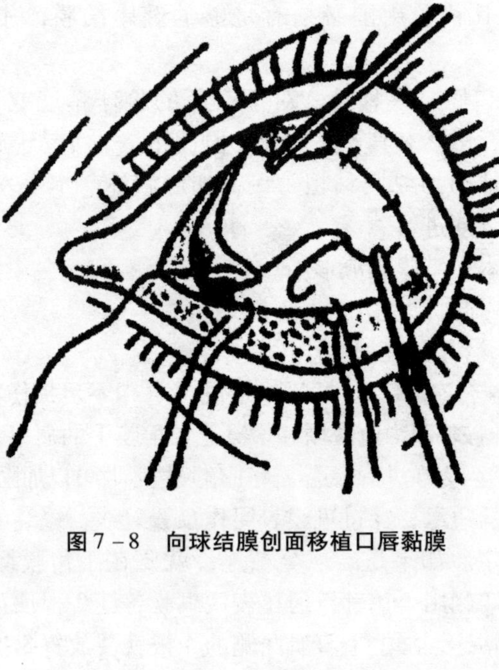

图7－8　向球结膜创面移植口唇黏膜

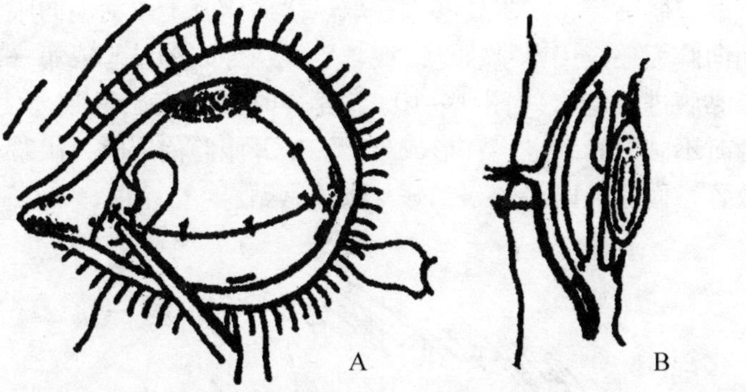

图7－9　向睑结膜创面移植口唇黏膜。A：正面观；B：剖面示意图

⑦如果患者并非全部粘连，可以应用疤痕化的球结膜，从眼球表面剥离、翻转，贴于眼睑后表面，固定于穹窿部；1周后拆去缝线，目的是防止过多疤痕形成。

⑧术毕，涂抗生素眼膏，包扎双眼。

⑨本手术的目的是要恢复足够的结膜囊、正确的眼睑位置和睑裂的完全闭合。一旦出现睑内翻，可在灰线处进行缘间切开，移植一条楔形口唇黏膜，缝合数针，一般可以达到矫正之目的。

⑩对于广泛的全睑球粘连，在术后8～12天，由于移植到睑后表面的黏膜收缩，开始出现疤痕性睑内翻和/或睑裂闭合不全。如果睑裂闭合不全，日益加重，眼球暴露，眼表失去保护，泪液蒸发加快，眼球暴露部分会变得干燥。对于这类患者，应在术后2～3周，也就是在最短时间实行第二期手术。

第二期手术：矫正睑内翻及睑裂闭合不全。

准备手术野，局部浸润麻醉。将眼睑劈为两层，前层是睑皮肤、眼轮匝肌和睑板，后层为结膜（包括移植的口唇黏膜）。分离要达到需要的广度和深度，使其完全游离松解，使后层向穹窿部深处移行，恢复眼睑的正常位置。在眼睑后表面出现结膜缺损区，用口唇黏膜移植修补，睑裂可以闭合。

取口唇黏膜，一定要够大。取下之后将其上皮面朝向眼球，其创面朝向睑板，应用可吸收缝线或羊肠线与原来的结膜或第一期移植的口唇黏膜进行缝合（图 7－10），缝合时捎带表层巩膜，使其固定，缝合时不宜过紧，也不宜形成皱褶。松开眼睑前层时，眼睑应处于正常位置，而且可以闭合。正好与眼球紧贴。

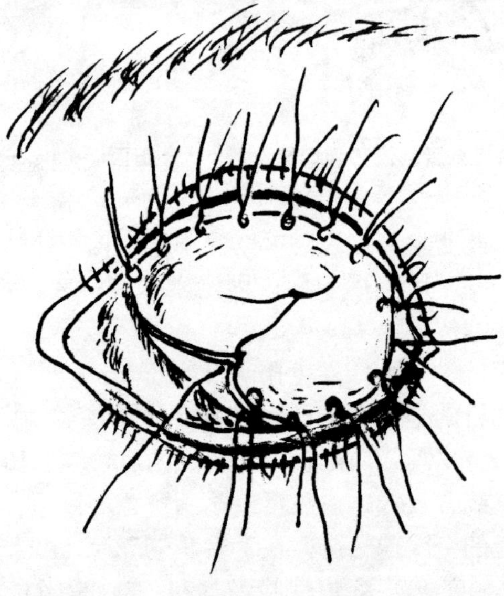

图 7－10　将眼睑劈为两层，前层包括眼睑皮肤、轮匝肌和睑板；后层为结膜或第一期手术移植的口唇黏膜。移植的口唇黏膜，上皮面朝向眼球，创面朝向睑板，与后层缝合

将已分离的上、下眼睑前层（眼睑皮肤、眼轮匝肌和睑板）拉在一起，用丝线缝合 8～10 针（图 7－11）。

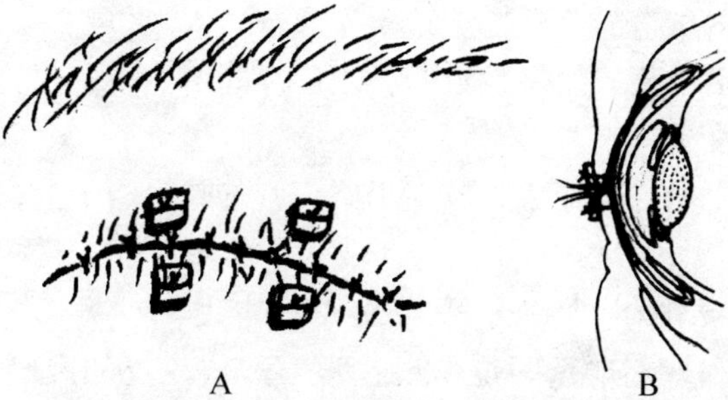

图 7－11　缝合眼睑前层。A：正面观；B：剖面示意图

双眼包扎，术后 7～10 天，上下睑缘愈合成一体，拆去睑缘缝线。第三期手术在 3～6 个月，疤痕形成之后进行，如果过早，有可能再次出现内翻和眼睑缩短。

第三期手术：剪开已疤痕愈合的上下睑。

在局部麻醉之后，经过未粘连部分，从睑裂内侧或外侧将探针插入肥厚的眼睑下方，沿着探针用眼科剪。剪开上、下睑，在睑缘涂抗生素眼膏，单眼包扎。

如果第一期手术做得很成功，没有发生睑内翻和睑裂闭合不全，当然第二期和第三期手术也就不必进行了。

（二）睑内翻和倒睫矫正术

眼烧伤引起的睑内翻属于疤痕性睑内翻，在一般眼科手术学中均有论述，例如五针一线法、部分睑板切除法（Hotz 改良法）、睑板移植法等，本章节只介绍缘间切开口唇黏膜移植术。

手术方法：消毒手术野，局部浸润麻醉。根据内翻部位，沿睑缘全或部分切开，深达 5～10 mm，如果两侧均有疤痕，可以在眼的内外侧作两个附加切口，并向侧方延伸剥离 5～6 mm。

从口唇或口颊的最厚处取一条楔状黏膜，长 2.5～3.0 cm，宽 4～5 mm，两端变窄。修整缘间切口，小心止血，将黏膜条放入切口，锥尖向深处。在内外两侧和植片与睑缘创口之间作间断缝合，压迫止血后稍等数分钟。局部涂抗生素眼膏，双眼包扎。如无感染或异常情况，术后3天，第一次换药。术后缘间可能较宽和较厚，以后它会逐渐缩小变薄。

如果睫毛乱生，对生长方向仍不正常的睫毛给予电解，可以收到很好的效果。

（三）疤痕性外翻—游离皮瓣移植术

在严重和特别严重眼烧伤后，常常造成广泛的眼睑皮肤疤痕收缩，导致外翻。疤痕性眼睑外翻，常用者有两种手术：一是蒂状皮瓣转位整复，在眼烧伤引起的疤痕性外翻，不太常用，故不予赘述；二是游离皮瓣移植整复。关于游离皮瓣移植在文献上有过不同的方法，下边介绍一种常用的术式。

（1）消毒手术野，局部浸润麻醉。

（2）距睑缘3～5 mm切开皮肤或疤痕，沿整个眼睑作潜行分离，不要带皮下组织，疤痕要尽量切除，不可遗留。在分离之后，眼睑应恢复正常位置，充分暴露皮肤缺损创面。

（3）取皮。植皮手术最怕感染，因此取皮时一定要按无菌操作，此外术前要剃光取皮附近的毛发。

最佳取皮部位是耳背，因为按其厚度和颜色均与睑皮肤相似。在移植后几个月，移植皮瓣与周围皮肤很难分开；如果耳背也有疤痕，不能取皮，或者需要面积大于耳部皮肤面积，皮瓣也可取自胸前。在取皮之前，用湿纱布或用湿棉片，贴在创面上，稍加压，即可得到一个与创面相当的血迹轮廓，依血迹范围，按比例扩大采取皮瓣。表层皮瓣要大3/4～1倍，中厚皮瓣要大1/3，全厚皮瓣略大即可。关于皮瓣的厚度，通常下睑宜用全厚皮瓣，以减少术后的收缩，但也要适当。因为大而厚的皮瓣，有一定重量，可以引起重力性外翻。上睑则宜用中厚皮瓣，避免术后皮瓣高出周围皮肤，有碍美观。厚度和大小确定后，将取皮的图样放于植皮区，依样用美兰或龙胆紫，也可用刀尖在表皮划痕的办法画出取皮范围。局部浸润麻醉。如果取皮面积较大，应将麻药稀释，防止麻药过量。用取皮刀或解剖刀按着已画好的轮廓大小和厚度取皮。我们的经验是，穿孔的皮瓣易于存活，即在其上剪开多个 1.5 ~ 2.0 mm 的孔洞，排列如“棋格”或“筛眼”（图 7 – 12）。取皮处之创面，沿创缘向外作潜行剥离后，间断缝合，加压包扎。以上只是说了一些原则，但在临床上情况多变，对于具体患者还要看具体情况和医生的经验而定。

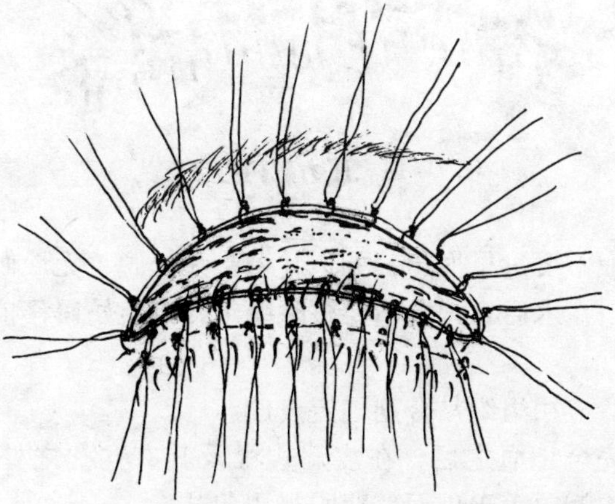

图 7 – 12　缝合带孔的游离皮瓣于睑皮肤缺损创面

（4）固定皮瓣有两种方法，即缝线固定和组织黏合剂固定皮瓣法，目前常用者仍是缝线固定法，下边加以介绍。

将取下之皮瓣覆盖在缺损表面，用丝线进行边对边的间断缝合。结扎后，线头不可留得太短，一般留下 8 ~ 10 cm 长，然后 2 ~ 3 根捻成一条，摆平，上铺一大块纱布，其上再放多块小纱布，用大块纱布包裹小块纱布，将已捻成线条像包包裹一样对应结扎，为此可以达到压迫移植皮瓣和吸收渗出液体之目的，即压力敷料打包结扎（图 7 – 13），在其上洒抗生素粉，双眼包扎。

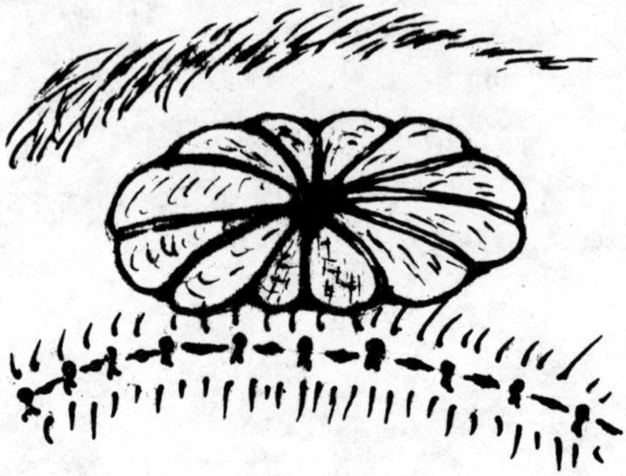

图 7－13　压力敷料打包结扎

术后一般不要过早换药，如包扎绷带无松脱、无渗血和异味，没有感染迹象，在术后 5 天内不要解除绷带，以免妨碍移植皮瓣的愈合生长。

第二法，应用组织黏合剂固定皮瓣。

在创面完全止血之后，在皮瓣边缘及其有穿孔之处涂组织黏合剂，然后将皮瓣覆盖于创面，双眼加压包扎。

二、为光学目的的板层角膜移植

眼化学烧伤后留下的角膜白斑，大部分都有新生血管，属穿透性角膜移植的高危患者，术后常常引发免疫排斥反应。以往的经验告诉我们，对于化学烧伤后有多数新生血管的角膜白斑进行穿透性角膜移植，不但得不到应有的效果，有时还有危险，因为这类角膜白斑角膜缘的干细胞大部分已被破坏，再生机能很差，创口愈合不良，前房迟迟不能恢复，甚至形成前粘连，引发继发性青光眼，使原有的视机能下降。而板层角膜移植，即或是很重的眼烧伤患者，有时也可恢复一些视力，即或不恢复，也不会产生严重的合并症，威胁原来的视功能。因此，对化学烧伤引起的血管翳性角膜白斑，采用为光学目的的板层角膜移植，益多而害少。为光学目的的部分板层角膜移植，这样的适应证在眼烧伤很少遇到。下边介绍三种常用术式：①亚全及全板层角膜移植；②深板层（全厚板层）角膜移植；③深板层角膜移植联合自体角膜缘干细胞移植。

（一）亚全及全板层角膜移植

对于烧伤后具有大量新生血管的角膜白斑，采用亚全或全板层角膜移植，是其恢复视力的手术方法之一。

1. 适应证

（1）烧伤后伴有多数新生血管的角膜白斑，估计深层尚有透明组织存在。

（2）光定位正确，或有百分之几的视力。

（3）眼压在正常范围。

（4）没有严重的干眼病。

2. 术前检查

（1）视力。

（2）外眼及眼附属器的情况。应注意患眼是否有睑内、外翻，眼睑闭合不全，倒睫，睑球粘连。如这些病变严重者，应充分矫正后，再行板层角膜移植。

（3）眼压检查。术前应准确地了解患眼的眼压，由于眼烧伤后，角膜表面多不规则及眼球壁硬度改变等因素，Schiotz 眼压计很难准确地测量眼压，可采用非接触眼压计测量，指测眼压也有一定的参考价值。

（4）泪液功能检查。应做 Schirmer's 试验，边缘泪河测定，以确定泪液的质和量是否正常。如有严重的干眼病，则不能做光学目的的角膜移植。

（5）详查角膜白斑的情况。有时单从表面看，角膜混浊很严重，新生血管也不少，但其深层尚残留有健康组织，特别是内弹力膜和内皮层。相反，认为角膜混浊并不严重，但深层有时反倒很严重，在这种情况下，建议用下列方法进行检查：

①利用红外线光进行检查。利用红外线光照射白斑区，如果可以比较清楚地看到虹膜结构，则可推测其深层有透明的角膜组织。

②超声生物显微镜检查。这可以得知角膜的厚度，有无厚薄不均，前房角有无改变。

（6）超声波检查。烧伤角膜白斑多为致密混浊，晶状体也常有不同程度的混浊，眼内情况看不到，应做超声波检查，了解玻璃体及视网膜情况，确定有无玻璃体混浊或视网膜剥离。

（7）视网膜电生理检查。做视网膜电流图和视觉诱发电位检查，了解视网膜及视神经的功能。

3. 手术方法

亚全板层角膜移植，植片的直径为 7 ~ 9 mm，全板层角膜移植，植片的直径为 10 ~ 11 mm，两者的手术步骤没有实质性区别。

（1）消毒手术野，表面麻醉及局部浸润麻醉，缝线开睑，作上下直肌固定。

（2）钻除角膜疤痕，最好选用可固定深度的环钻或 Hessburrg - Barron 真空环钻，作非穿透性钻切。但要小心烧伤后的角膜白斑，多厚薄不均，很容易在较薄的地方穿透。如果没有可固定深度的环钻，也可用一般环钻先作一个压痕，然后选定一个合适部位，小心地用角膜刀加深切口，达到一定深度之后，用镊子镊住已剥切的浅层混浊角膜，稍稍用力拉起，用圆刃刀像钟摆一样来回剥离。如果剥离之后，未见透明层，可以再次分层剥离，一直到达透明基质。

（3）取角膜植片。

①为了光学目的的板层角膜移植的植片，最好用新鲜尸眼，或者在湿房低温保存者，但不应超过 48 小时。因为保存时间较长的尸眼，移植后植片易产生水肿。

②亚全板层角膜移植的植片要比植床大 0. 5 mm 左右，全板层则需大 0. 5 ~ 1. 0 mm。

③植片的厚度。在取植片之前，要注意观察尸眼角膜有无水肿，若有，植片要比植床厚一些，待水肿消退之后，植片植床才能在一个

水平面上。

④制作植片的方法。从尸眼上取植片前，要用含抗生素的生理盐水充分冲洗眼球，然后置于含 5 000 单位/ml 庆大霉素生理盐水内，浸泡 5 ~ 10 分钟后取出，将纱布折叠成条状，缠裹供眼，暴露角膜，左手食、拇二指捏住两端，稍稍用力，使眼球保持一定的压力，取法有三种：

A. 先钻后剥法。选择可固定深度的环钻，其切口深度应与植床深度相匹配，然后用圆刃刀进行剥离。其实剥离的实质是“撕”而不是“割”。用显微镊镊住植片边缘，作 60°方向的拉扯，切口处要保持干燥，没有液体，此时可见分离处出现有丝状连接。用圆刃刀轻轻将其碰断，如此反复，直至全部剥离。对尚未钻断之处，可用角膜剪沿钻痕垂直切断，即可得一剖面较光滑的植片（图 7 – 14）。

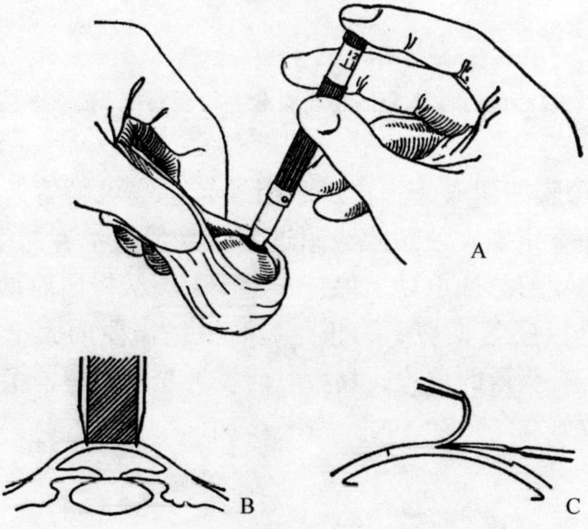

图 7 – 14　先钻后剥法

A、B：作非穿透性环钻；C：剥离移植片

B. 先剥后钻法。在角膜缘处用刀尖作一深度与植床相当的切口，以稍加改造的虹膜恢复器（长 11.0 mm，弯曲半径 8.0 mm，尖稍钝，边缘稍薄）插入切口所需深度，循角膜基质自然板层平面左右移动，轻轻前推，逐渐扩大，将角膜分成两层。然后依所需植片大小，选择环钻，一钻到底。去其深层，留下浅层，作为植片（图 7－15）。

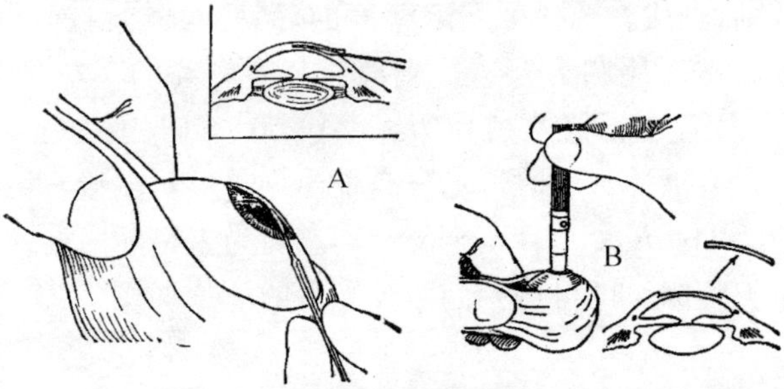

图 7－15　先剥后钻法

A：用改造的虹膜恢复器将角膜分为两层；B：钻取移植片

C. 电动角膜刀切取法。将尸眼用纱布包绕巩膜后，剪除眼球残余结膜及结膜下组织，使角膜缘附近变得光滑。术者左手固定眼球，右手拿电动角膜刀，通电后，保持一定压力，缓慢向前推进，直到把带巩膜环的全板层角膜切下为止。然后根据需要的大小，钻取植片（图 7－16）。所获得的植片，其后表面较为光滑平整，术后光学效果比手剥切者要好。

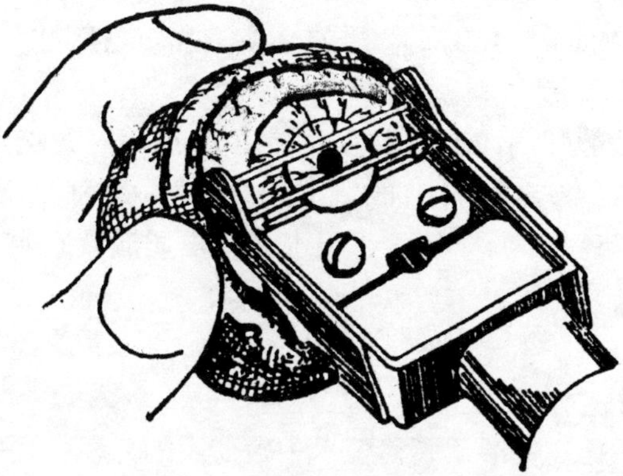

图 7－16　电动角膜刀切取移植片

⑤固定植片。在向植床放置植片之前，要彻底止血，清除植床上的任何遗留物，包括组织碎屑。植片宜用间断缝合，因为其他方法都不如缝合能够保证植片的各方拉力均匀，并能使其与下方植床密切贴合，为术后愈合创造较好条件。缝线可选用 10－0 尼龙线，或 8－0 可吸收缝线。进针时要经过全层植片和角膜缘的表层巩膜或者边缘疤痕组织。在亚全或全板层角膜移植时，要缝合 12～16 针，开始先缝 12 点和 6 点钟位，次为内侧和外侧（3 点钟位和 6 点钟位），然后在其间增加 2～3 针。在缝合最后一针时，暂不作结扎。从此处将冲洗针头送入植片与植床之间，进行一次彻底冲洗。然后在植片上稍加压挤出残留液体，最后结扎缝线。

⑥结膜下注射抗生素和糖皮质激素，涂 1% 阿托品眼膏和四环素眼膏，双眼包扎。

4. 术后治疗

（1）由于板层角膜移植，未进入前房，因此术后无须强调卧床休息。

（2）翌日换药，可在裂隙灯显微镜下观察植片情况，同时滴典必殊（妥布霉素+地塞米松）眼水和涂1%阿托品眼膏。

（3）术眼加压包扎1周，目的是使植片与植床贴紧，加快愈合，减少层间疤痕形成。

（4）术后静脉滴注地塞米松1周（10 mg/日）；然后改为口服地塞米松片剂（0.75 mg/日），同时口服小剂量环孢霉素A（50 mg/日），1.5个月。抗生素眼水和糖皮质激素眼水滴眼，持续2个月。逐渐减量停用。

5. 并发症

（1）术中并发症。

①术中穿孔。板层角膜移植术中较严重的并发症之一。为了避免这种并发症的发生，在剥离角膜白斑时，要特别小心，圆刃刀尽量与角膜面平行摆动前进，不可出现有倾斜度的切割。如果穿孔发生在手术开始，最好停止手术，将穿孔加以缝合，过数日后再进行手术；如果穿孔发生在剥离手术的尾声，为了避免穿孔扩大，可改换一个地方继续进行剥离，小心地完成手术。

②层间积血。烧伤后的角膜白斑，常常有浅层和深层新生血管，剖切植床后，有时仍残留新生血管，缝合时碰伤植床边缘的血管，导致出血，渗入层间。对于这类并发症的预防和处理：A. 彻底切除植床新生血管，如不能彻底切除，采用压迫或烧灼止血；B. 如已积血，可拆掉一根缝线，用冲洗针头进入层间，充分冲洗后再进行缝合，术毕，加压包扎。全身应用止血药物。

（2）术后并发症。

①术后感染。由于抗生素的广泛应用，此类并发症已很少见，一旦发生，后果严重。查其原因，大部分来自污染，其中包括供体材料，受主结膜囊内带菌，术中各个环节，术后植片发生溶解后导致继发性感染。一般发生在术后2~4天，在植片和植床处出现灰白色或黄白色化脓性病灶。病原菌毒力强者，可引发前房积脓。处理办法：一旦发现应立即拆除植片，做细菌和真菌培养及药物敏感试验。彻底清除被感染的组织，用广谱抗生素溶液冲洗植床及结膜囊，然后，再

在植床上洒一些对组织毒性较低的抗生素，如先锋霉素、万古霉素；然后盖上新的植片或作羊膜移植。

②上皮反复剥脱与溃疡形成。眼烧伤后角膜缘干细胞缺乏，泪液的质和量均非完全正常。眼睑畸形，尤其是睫毛乱生，引起上皮反复剥脱、基质融解、形成溃疡。处理方法：轻者可用药物治疗，如表皮生长因子、碱性成纤维细胞生长因子或单眼包扎、临时性眼睑缝合等。对于严重者可用羊膜移植术或再次板层角膜移植术。如再次板层角膜移植，最好同时应用自体的角膜缘干细胞移植。

③排斥反应。在术后 2～3 周时，术眼已无明显的刺激症状，此时在术眼出现明显的炎症反应：怕光、流泪，植片水肿混浊，视力下降，开始有新生血管长入。这说明发生了免疫排斥反应。客观检查可见上皮排斥、基质排斥，它们可以单独发生，也可相继出现。由于术后即应用了糖皮质激素和环孢霉素 A，排斥反应明显下降，但仍然是其严重的并发症。

眼烧伤后的板层角膜移植，远期有效率仅为 45%（Якименко），疗效最差的是氨水烧伤之后留下的角膜白斑。对于严重眼烧伤后的血管翳性角膜白斑进行板层角膜移植，不单单是为了光学目的，即或术后未增加视力，也可以达到改善基地，为以后的手术作准备。对于眼烧伤后全角膜有多数新生血管的角膜白斑，如果深层尚有透明组织，另一眼已萎缩的单眼患者，采用亚全或全板层角膜移植是一种危害性最小的术式。

（3）植片新生血管。

为了减少角膜移植后的新生血管，曾经用过很多方法，如 X 线、冷冻、激光、在角膜缘处植入自体的耳壳软骨、光动力学治疗，都未得到肯定的治疗效果。

随着药理和分子生物学的研究进展，有些新药出现，但目前仍处于动物实验和临床前期阶段，例如，抑制血管内皮增生药物——奥曲肽（octreotide）、血管生成抑制素（angiostatin）、基因治疗等。Gohto 等发现静脉新型光敏剂［ATX－S10（Na）］，2～4 小时后，药物在角膜新生血管中达到最高水平，此时进行光动力学治疗，效果较好。但可引起角膜变薄、出血、虹膜损伤等并发症。

因此，预防和消除眼烧伤后角膜的新生血管，仍然是一个在治疗上棘手的难题。

（二）深板层（全厚板层）角膜移植

深板层角膜移植是1974年由Anwar首次提出的，相继有不少学者在手术方法上有所改进。它是利用后弹力膜（Descemet's membrance，DM）易于与基质深层分离的特点，将混浊的基质全部切除，保留受主DM和内皮细胞层与供体全厚板层进行缝合，既可获得一个光滑的层面，又能减少排斥反应，达到较好的视力目的。

1. 适应证和术前检查

适应证和术前检查同亚全或全板层角膜移植。

2. 手术步骤

（1）消毒手术野，局部麻醉。

（2）制作植床。根据病灶大小，选用可固定深度环钻，作非穿透性钻切。关于剖切方法，大致有下列3种：

①直接逐层剖切。在手术显微镜下，逐层剖切直达DM。

②气体或液体分层法。开始仍要逐层剖切，当要到达DM时，利用其潜在的天然劈裂面，应用消毒空气，或平衡盐溶液（balanced salt solution，BSS）或黏弹性物质注入层间，然后再进行分离，更容易得到一个光滑的层面。

③准分子激光剖切。应用飞点准分子激光剖切，暴露DM。

（3）植片的制取。DM是角膜内皮细胞基底膜，该膜很容易与相邻的基质层分离。当从供眼上钻下相应大小的植片之后，用消毒的干海绵棒轻拨植片边缘，寻找DM边缘的微小脱离，用显微镊轻轻将DM撕除。一般植片应大于植床0.2～0.5 mm，视切除疤痕范围大小而定。

（4）固定植片。将植片置于相应的植床上，用10－0尼龙线作间断缝合。术毕，局部滴1%阿托品眼水和涂四环素可的松眼膏，局部结膜下注射抗生素和地塞米松，睑缘临时缝合3天，单眼包扎。

（5）术后处理。静脉滴注地塞米松10 mg/日，共7天，以后改成口服0.75 mg/日和CsA 50 mg/日，共4周。局部滴抗生素和糖皮质激素眼水，3次/日，共8周。以后逐渐减少次数。如病情稳定，3个月后停用。在应用糖皮质激素期间，要注意眼压。

3. 手术合并症

（1）DM穿孔。有报道术中穿孔率为14% ~30%。如果穿孔发生在开始，最好停止手术，缝合1~2针，过2~3天后再进行手术。如果穿孔发生在后期，为了防止创口扩大，应换地方进行分离。为了形成前房，可注入消毒空气或惰性气体，如SF_6，或空气与惰性气体混合物。

（2）术后双前房形成。其原因多见于DM穿孔，但也有无DM穿孔的病例随访时也发现有双前房出现的。处理办法：①轻者可保守治疗，加压包扎。②严重者积液过多，可拆除缝线1~2根，用虹膜恢复器将双前房中积液引出，重新缝合创口，加压绷带。③如果采取上述方法不能得到效果，且持续10天以上者，应重新更换植片，仔细检查植床有无缝隙存在。

（3）植床残留基质。烧伤后，角膜混浊不均。由于长期炎症，疤痕与DM粘连。在分层剥离时，为了减少穿孔，有时残留部分基质，甚至疤痕，但只要不在瞳孔中央，就对视力影响不大。

（4）供体板层角膜植片的上皮化。由于烧伤后角膜缘干细胞破坏较多，甚至完全被破坏，因此，术后供片上皮化是一个值得注意的问题。为此，植片最好采自新鲜眼球，术后进行临时眼睑缝合或间歇应用治疗性接触镜，局部应用表皮生长因子或碱性成纤维细胞生长因子滴眼。为了减少这一并发症，近年来在临床上采用自体角膜缘干细胞联合深板层角膜移植术。

（5）黏弹剂残留。Bhojwani等报道一例接受黏弹剂分离时，出现层间黏弹剂残留。

（6）其他。术后感染等其他并发症同亚全和全板层角膜移植。

（三）深板层角膜移植联合自体角膜缘干细胞移植

眼化学烧伤后的角膜白斑、角膜缘干细胞常常被破坏殆尽。在深板层角膜移植之后，植片上皮结膜化严重，成为导致手术失败原因之一。而联合自体角膜缘干细胞移植的深板层角膜移植，正是针对上述原因而出现的，是目前较为理想的术式。

1. 手术适应证

单眼化学烧伤，未损伤后弹力膜及内皮细胞层者。

2. 术前检查

（1）、（2）、（3）、（4）、（5）、（6）、（7）同亚全或全角膜板层角膜移植。（8）印迹细胞学检查：检查覆盖角膜表面的上皮是角膜上皮，还是结膜上皮，有无杯状细胞存在。

3. 手术步骤

（1）消毒手术野，局部麻醉。

（2）上下直肌缝线，固定眼球。

（3）按第七章第三节二（二）进行深板层角膜移植。

（4）在完成深板层角膜移植之后，再从健眼角膜缘采取角膜缘组织，但不能超过角膜缘的1/2，最好分成两块，上、下角膜各一块，每块大小约为4 mm×6 mm。如果另一眼并非完全健康，取材前要慎重。将取下之角膜缘结膜组织用10－0尼龙线缝合于术眼角膜缘，术毕，局部结膜下注射庆大霉素2万单位，地塞米松1.5 mg，涂1%阿托品眼膏及四环素可的松眼膏，作临时睑缘缝合。

4. 术后处理

患者静脉滴注地塞米松10 mg/日，共3天。以后改成口服，0.75 mg/日和环孢霉素A 50 mg/日，共10天。睑缘临时缝合3天拆除。局部滴抗生素眼水和糖皮质激素眼水，3次/日，1.5月后逐渐停用。

健眼术后滴泰利必妥（氧氟沙星）眼水，2次/日，上皮修复后停用。

5. 术后合并症

术后合并症，同深板层角膜移植术。

三、穿透性角膜移植

不论是按 Filatov 的分类，还是按 Polack 的分组，眼烧伤后有血管翳的角膜白斑均列为不适宜作穿透性角膜移植（penetrating keratoplasty，PKP）的范畴，预后不良。

化学性烧伤后的角膜白斑，大部分有新生血管，属 PKP 的高危患者。动物实验证实，血管化的角膜白斑有淋巴管存在，移植抗原很容易通过此途径使受体致敏。另外，受体的免疫活性细胞也很容易通过血管和淋巴管进入植片。Khodadoust 曾将角膜血管化的程度定为三级，即无血管化、中度血管化和重度血管化。他发现排斥反应的发生率随着血管化程度加重而增加。在严重血管化组，65%的植片开始发生排斥，尽管实施了治疗措施，最终还是大部分发生排斥。Gibbs 等也发现了同样结果。

因此，对化学烧伤后的角膜白斑，除非无血管或者仅有数根浅层新生血管的局限性角膜白斑外，一般预后较差，术后易发生排斥，植片上皮愈合不良，甚至发生植片溃疡等严重并发症，而使移植失败。

为此，对于化学伤后的角膜白斑，在 PKP 术前，要进行仔细的术前检查、术前准备和供体选择。

（一）术前检查

除第六章所列眼烧伤及其并发症的检查之外，应特别注意：

（1）眼压。可用 Goldman、非接触眼压计或 Tonopen 笔式眼压计进行测量。如果白斑很厚，表面又不平滑，眼压计测得之结果应和指压检测法对比参考。

（2）外眼及附属器。有无眼睑内翻、眼睑外翻、眼睑闭合不全、倒 睫、睑球粘连或睑缘炎。

（3）泪液功能。应做 Schirmer 试验和泪膜破裂时间，以确定泪液的质量是否正常。严重干眼者，不适宜作穿透性角膜移植。

（4）角膜及角膜缘上皮层的状态和新生血管的情况。

（二）术前准备

（1）化学性烧伤后的穿透性角膜移植，预后不良，应向患者详细交代病情和可能的预后，让患者对手术有更多的了解，达到医患合作，共同争取手术成功。

（2）化学伤后，尤其是碱烧伤后的角膜白斑新生血管多，必要时应作改良基地的板层角膜移植或用锶^{90}照射，以减少角膜白斑的新生血管。

（3）严重眼化学伤后，角膜缘干细胞常常被破坏殆尽，在 PKP 术前宜先作角膜缘干细胞移植，自体的效果最好，近亲者次之，异体角膜缘干细胞移植，排斥反应较重，远期效果不佳。

（4）如果患者做过改良基地的板层角膜移植或重建角膜缘的手术，PKP 手术宜在上述手术后 6～12 个月进行。

（5）在 PKP 手术前，对原有的合并症要进行彻底治疗，例如眼睑内翻、倒睫、睑球粘连、睑闭合不全、继发性青光眼。有经验的医生，也可在 PKP 手术同时完成小梁切除术。

（6）烧伤后合并干眼的患者不宜做 PKP 手术。对于轻症患者，可以封闭泪点，或应用人工泪液，但预后较差。

（三）供体材料的选择

（1）植片内皮细胞数量和活性是 PKP 术成功的关键，因此，要选择具有高密度、高活性内皮细胞的角膜作供体。

（2）供体的年龄、死因、死亡时间、眼球摘除时间以及供体的相关疾病也应在进行选择之列。

（3）供眼要有完整的角膜上皮层，厚度正常，完全透明。

（4）供眼最好在死后 8～12 小时取材。取材后 2～4 小时内作内皮鉴定，然后置入保存液，短期保存，时间越短越好。

（四）手术步骤

（1）常规消毒及铺巾。

（2）成人局部麻醉，小儿全麻。

（3）开睑。开睑器开睑或缝线开睑。如外眦部有粘连或睑裂小，可作外眦剪开。

（4）缝巩膜环。对无晶体眼、玻璃体液化和儿童患者，在钻开角膜之前要放 Flieringa 巩膜环。

（5）取植片。先用5 000单位/ml 庆大霉素液冲洗供眼，用无菌纱布包裹眼球，露出角膜，稍加压，钻取植片。如所用植片直径 >8 mm，可用冲切法（先剪下带2 mm巩膜环的角膜，内皮朝上，置于角膜枕上，用锐利的环钻从内皮面进行冲切）。取下的植片，内皮面朝上，放在玻璃器内，上滴平衡盐液或黏弹剂。

（6）选择合适环钻，制作移植床。

（7）化学烧伤后常有虹膜前后粘连，如发现有虹膜周边前粘连，分离之；如有后粘连，可考虑行周边虹膜切除。

（8）向植床钻孔滴入黏弹性物质，将植片内皮朝下植入植床。

（9）缝合。用10－0带铲针单丝尼龙线间断缝合，深度达角膜厚度的4/5（近后弹力膜）。

（10）在缝合最后两个对称的缝针之前，从一个缝针的部位注入平衡盐水；另一侧由助手稍压植床边缘，冲出前房的黏弹剂，再注入平衡盐水，形成前房。

（11）检查伤口有无漏水，虹膜有无粘连。

（12）术毕，一般给予散瞳，但植片直径 >8 mm时，在前房未形成之前，不宜散瞳。结膜下注射抗生素和糖皮质激素，双眼轻压绷带。手术当晚，视情况给予镇静剂。

（五）术后治疗

（1）术后24小时换药，每天1次，7天后改为单眼包扎，6个月后开始拆线。

（2）换药时局部应用抗生素，糖皮质激素眼水滴眼，视情况给予散瞳剂。

（3）术后3天内，静脉滴注抗生素和糖皮质激素，以后改为口服，有条件的患者，可以同时口服环孢霉素 A 胶囊 50 mg，每日一次，如出现副作用，应立即停药。我们应用地塞米松 0.75 mg/日，环孢霉素 A 50 mg/日，口服，可以较好地预防术后的免疫排斥反应，也可减少药物的副作用。

（六）术中并发症

（1）损伤植片的上皮和内皮。在手术过程中，注意不要损伤上皮细胞层和内皮细胞层，因为眼烧伤患者，其角膜表面及角膜缘的上皮层，大部分已被破坏，再生能力较差，如果植片长期没有上皮层的保护，就有可能溃烂。内皮细胞的数量和活力是移植成败的关键，对于烧伤患者更为重要。

（2）植片污染。植片取下之后，要妥善放置，防止植片被污染。

（3）植孔偏离中心。严重化学伤后的角膜白斑，有时看不到瞳孔，此时应反复校正，确认钻孔在中央之后方可继续钻透，防止钻孔偏离中心。

（4）植孔不整。其原因有环钻未与角膜垂直；制作植床时，镊子牵拉眼球过甚，剪刀未与切面垂直。最好事前预防，一旦出现，如未钻透，可改换较大环钻。如创缘出现斜坡，应小心用角膜剪加以修整。

（5）植孔缘出血。烧伤后的角膜白斑，常有新生血管，制作植床时，很容易出血。为了防止出血进入前房，可在手术时先不钻透，只作深板层钻切，观察其有无出血，轻者待其自凝，出血停止后，再行钻透；重者可在角膜缘烧烙或切断血管，但不可在植孔缘烧烙。

（6）损伤虹膜及晶状体。原因有环钻过深，角膜白斑厚薄不均；器械进入前房时，误伤虹膜或晶状体，因此环钻时，不宜过深；术前进行 UBM 检查，对白斑厚度有所了解，做到心中有数；器械进入前房之前，宜注入适量黏弹剂。小范围虹膜损伤可不作处理。大范围者应将游离之虹膜切除，以免术后粘连或形成双瞳孔。晶状体前囊损伤，皮质溢出者，可同时做晶状体囊外摘除术。

（7）前房重建困难。术毕应尽早形成前房，如其迟迟不能恢复，应详查原因（植孔漏水、虹膜嵌顿、脉络膜脱离、瞳孔阻滞），根据原因进行处理。

（8）植片扁平。缝合完毕之后，如植片出现扁平，其原因大致如下：缝线不在植片和植床同一深度；缝线结扎过紧；植片不够大。因此缝合时，缝线穿过植片与植孔缘要在同一深度，结扎缝线时，不宜过紧；对于大的植孔（>6.5 mm），其植片应较植孔大0.1 mm。

（七）术后并发症

（1）感染。术后感染是一个很严重的并发症，应早期发现，立即局部和全身使用广谱抗生素，同时做细菌和霉菌镜检和培养，并做药敏试验；散大瞳孔；必要时拆除感染处的缝线；若植片大部分混浊，前房积脓，保守治疗无效时，应及时置换植片，冲洗前房。霉菌感染的病例，预后差且易复发，因此当炎症控制之后，仍需应用一段时间抗霉菌药物。

（2）前房积血。小量积血，宜采取半卧位；口服维生素C、三七片或复方丹参片行瘀止血，安妥碘促进吸收，必要时可冲洗前房。眼压高时，应给予降压药，防止角膜血染。

（3）移植创口裂开或植片移位。此多因缝合不牢、缝线松脱、拆线过早或拆线时失误、偶尔外伤所引起，应及时进行重新缝合。近年由于采用了显微手术，此类并发症已明显减少。

（4）植孔漏水。此多因缝线张力不均，结扎松紧不当，创缘对合不齐，错位缝合，虹膜、晶状体皮质或异物嵌顿在植孔创口，植孔过大、过小等所引起，可加压包扎，配戴软性接触镜，如不奏效，则需重新缝合。

（5）虹膜前粘连或脱出。其原因为缝线太浅，创缘后唇裂开与虹膜粘连；缝合或结扎缝线时将虹膜夹（或缝）进创口；伤口愈合不良渗漏房水。虹膜前粘连可引发继发性青光眼，增加排斥反应的发生率，应尽早处理。但过早分离可影响伤口及内皮，过晚则粘连牢固不易分离，故以术后2~3周内为宜。

（6）植片上皮化不良。眼烧伤后，常有不同程度的眼睑内翻、倒睫，结膜疤痕，角膜缘干细胞受损，泪液不足或泪液质量异常，不能及时化生修复移植片上皮，引起上皮缺损，久之可导致严重后果，应给予重视。如有眼睑内翻倒睫则应手术矫正。保守治疗可用透明质酸钠，上皮生长因子或贝复舒（碱性成纤维细胞生长因子）眼液滴眼，无效时可作眼睑缝合术或羊膜覆盖术，促使上皮修复。

（7）植片溃疡或坏死。原因有角膜材料不佳，移植排斥反应，愈合不良，植床没有正常角膜上皮和角膜缘干细胞。治疗宜加强营养，局部治疗同植片上皮化不良。植片大面积溃疡或坏死时，应立即更换植片。

（8）色素膜炎。色素膜炎是眼化学伤后穿透角膜移植手术最常见的并发症，术后应经常仔细观察，一旦发生，应及时散瞳和使用糖皮质激素。

（9）移植免疫排斥反应。角膜移植术后，若植片一直保持透明，而于数周、数月甚至数年后突然发生无原因的睫状充血、虹膜睫状体炎及植片混浊水肿，就应考虑为免疫排斥反应。临床上常见者为上皮排斥型和内皮排斥型。免疫排斥反应的治疗贵在及时、局部或/和全身使用激素，新一代免疫抑制剂，如 0.03% FK506 滴眼，与糖皮质激素联合应用效果较好。

（10）植片新生血管。眼烧伤后的穿透性角膜移植术后容易出现新生血管，但若植片健康，则此血管未必一定长入植片，有时在植孔边缘形成一个血管环，而不向内生长；但若植片水肿或有其他病变，则血管势必长入，此时宜精心处理，消除一切刺激因素和引起新生血管的诱因，例如，不合适的角膜接触镜、角膜水肿和上皮缺损。新生血管和排斥反应是孪生兄妹，如有排斥反应，要给予积极治疗。

（11）继发性青光眼。早期眼压增高，因伤口尚未愈合，表现为创缘裂开、植片膨隆、缝线松脱，甚至植孔漏水。术后中、晚期因伤口已经愈合，即出现高眼压症状（继发性青光眼）。

根据不同原因进行相应处理，如为术后暂时性眼压升高，可用药物治疗；如有炎症，降压的同时进行消炎；如为虹膜前粘连所引起，应做虹膜分离术；结膜正常者也可做小梁切除术或其他滤过手术；病情特别严重者，可选用前房引流管植入手术（减压阀或调节器）；如是长期使用糖皮质激素所引起的激素性青光眼，应立即停药。

（12）术后白内障。多由于术中器械碰伤晶状体前囊或前房内操作过多、术中没有发觉轻微损伤、术后长期应用糖皮质激素所引起，如严重影响视力时，可手术摘除。

（13）屈光异常。这主要与手术有关，但目前尚不能完全解决这一问题。早期可选择性拆除角膜的间断缝线，以矫正散光。完全康复后，轻而规则的屈光异常可借普通眼镜矫正；重而不规则的需配戴角膜接触镜；严重者可考虑做屈光矫正术（低度散光可行松解切开术，严重者可行楔状切除）。

（14）移植失败。多种原因（主要是移植免疫排斥反应）可导致植片变混，使移植失败。再次移植需在上次手术后一年以上，再次手术的排斥反应和并发症均比初次手术要多，失败率更高。

四、穿透性人工角膜植入术

（一）发展简史

人工角膜是治疗角膜白斑的最早设想，至今已有两百余年的历史。它大致可分为以下 4 个阶段。

1. 探索期（1771—1905）

1771 年法国眼科医生 Pellier de Quensey 第一次有了这种设想。Weber 于 1787 年首次将一片水晶玻璃植入患者角膜，开创了人工角膜植入术的历史。虽然第一片人工角膜在患者眼上仅存留了 6 个月，但这却使人们认识到混浊的角膜可被透明的物体置换而使患者重见光明。于是，人们对人工角膜进行了大量的研究，1859 年 Heusse 用玻璃片植入患者角膜；1891 年 Dimmer 改用赛璐珞片；1903 年 Verhoeff 用石英片植入患者角膜。但由于早期各方面的条件尚不成熟，人工角膜在患眼存留的时间并不长，终因感染或脱落而告失败。在一百多年的探索期里，未获得突破性进展。

2. 停滞期（1905—1937）

1905 年，德国眼科学家 Edward Zirm 获得了人对人同种角膜移植术的成功。1928 年，Filatov 应用人尸体角膜进行同种穿透性角膜移植获得成功。这使同种异体角膜移植术进入了广泛的临床应用期，从而改变了眼科界研究治疗角膜盲的热点，由人工角膜转向了同种异体角膜移植。因此，在这一时期，有关人工角膜移植的报道甚少。

3. 复苏期（1937—1960）

第二次世界大战期间，发现飞行员角膜内的有机玻璃异物，虽长期存留，但也没有什么反应，这种现象启示人们采用有机玻璃来制作人工角膜。Dorzee（1948）、Barraquer、Moner（1949）和 Gyorffy（1951）相继报告了不同类型的有机玻璃的人工角膜。

Stone 及其同事（1947—1953）在这方面做了很多工作，他用过各种塑料，设计了几种植入体，在动物身上做了广泛的研究和观察，取得了不少重要进展，使人们又恢复了对人工角膜研究的热情。

4. 发展期（1960—　）

Cardona（1962，1969）、Devoe（1963）、Berraquer（1967）和 Castroviejo（1970）等人在进行了实验室的研究之后，不久即应用于临床。近几十年来，各国眼科医生陆续报告了各自设计的人工角膜，其中包括 Polack（1971）、Dohlman（1974）、Федоров（1976）、Пучковская（1976）、Girard（1981）、Краснов（1984）。1974 年 Dohlman 等人应用异丁基－1－2 氰丙烯酸酯（isobutyl－1－2－cyanoacylate）作黏合剂，使创口很快封闭，前房很快形成，减少了术后的并发症。1986 年 Якименко 在近 200 例动物实验的基础上，在临床进行了广泛的应用，施术 500 多例，取得了正、负两方面的经验，出版了《光学人工角膜》（*Оптическая кератопротезирование*）专著，为人工角膜进入临床作出了很大贡献。2001 年在其《眼烧伤》一书中，对人工角膜做了深入的论述。我国 1975 年上海铁路中心医院也报告了 28 例患者，镜柱采用的材料是 BK－7 光学玻璃。以后相继有邱孝芝、徐锦堂、孙康、梁丹、黄一飞等做过这方面的报道。

（二）人工角膜材料的进展

由于异质材料与生物组织之间的相容性问题一直是影响人工角膜手术成败的关键因素，因此人工角膜发展的历史，也就是其材料不断更新的过程。

1. 光学镜柱材料

镜柱的主要功能是保持透明的光学特性并具有一定屈光作用，对植床角膜组织无化学毒性，并具有良好生物相容性等是选择材料的重要指标。

（1）聚甲基丙烯酸甲酯（polymethylmethacrylate，PMMA）。PMMA是一种透明的含碳高分子惰性有机聚合物，极性较弱，属惰性有机化合物，俗称有机玻璃；无毒性，在眼内的理化性质稳定，可铸压成形、切削抛光，且抗拉力较强，不易变形，具有良好的生物相容性。自从第二次世界大战期间，Stone 和 Herber 等人发现某些受外伤的飞行员能长期耐受存留在眼组织中的有机玻璃碎片而不发生任何反应，从而启发人们用 PMMA 制作人工角膜。实验研究和临床应用证明了角膜组织对其有较好的耐受性。Landers 等采用 PMMA 制作的临时性人工角膜已广泛用于临床。

（2）硅胶（silicone）。硅胶具有长期稳定性，是目前应用较多的人体医用材料。1990 年 Kain 用硅胶制作人工角膜镜柱，可被纤维组织稳固地固定于碳纤维支架。笔者等（1985）曾应用表面亲水化硅树脂和纯硅树脂制成的人工角膜，在兔眼角膜上进行了实验性对比，结果证明表面亲水化处理的硅树脂人工角膜，不论从实验观察，还是从组织病理学检查来看，均比未经亲水化处理的硅树脂人工角膜好些。

（3）水凝胶（hydrogel）。Trinkaus 和 Randall 等在其体外和活体实验结果的基础上提出，作为穿透性人工角膜中央透明部分的理想材料是聚乙烯醇共聚水凝胶，电子显微镜等研究显示这种材料有助于角膜上皮在体外的生长。结果还显示，不但这些接种细胞能从凝胶片中央向宿主角膜迁徙，而且宿主角膜上皮细胞也能移行到水凝胶片表面。Tsuk 等研制了防紫外线的聚乙烯醇共聚水凝胶人工角膜。

（4）丙烯酸酯（acrylics）。Strampelli 和 Marchi 等使用丙烯酸酯镜柱和牙齿作支架制成的人工角膜（osteo - onto - keratoprosthesis，OOK）获得了成功，镜柱的前面为凸面，后面则为凹面，而直径为 2.5 mm 的镜柱可有效保证良好的视力，若直径为 <1.5 mm，则只能有中央视力。

（5）无机玻璃。无机玻璃人工角膜是治疗角膜盲的较早尝试，由于它与角膜直接接触时，耐受性不良，逐渐被其他材料所取代。Cuperus 等则将其作为镜柱，以铂为支架。实验证明能被兔角膜良好耐受，结果未见感染和脱落。他们推荐试用于临床，并认为这种人工角膜因造价低廉，可适用于角膜盲患病率较高的第三世界。

2. 支架材料

人工角膜支架在提高现代人工角膜的成功率方面起着极为重要的作用。在结构上它为桥梁作用。在功能上，一方面，它必须具有良好的生物相容性而与角膜组织相融合，同时又不被生物降解而长期保留；另一方面，它必须具有相应的强度，使光学镜柱得以固定并紧密结合而不发生房水渗漏。然而，由于人工角膜材料的生物相容性问题尚未解决，大多数人工角膜的并发症发生在组织与植入物的交界面，理想的人工角膜应当消除这种界面。

（1）多孔聚四氟乙烯（expanded polytetrafluroethylene，ePTFE）。多孔聚四氟乙烯是一种具有高度生物相容性的惰性透明材料，纤维血管组织可长入其中。Legeais 等研究了 ePTFE 的生物相容性，结果能被正常兔角膜很好耐受，并发现用结膜瓣覆盖 ePTFE 是使纤维血管长入而防止排异脱落的基础。Kim 等研究也表明，用 ePTFE 作支架是能长时间保持人工角膜的条件之一。

Ham 等首次在人应用 ePTFE 为支架的人工角膜，是为 1 例因左眼角膜穿孔而急需角膜移植女患者进行结构性人工角膜植入。

（2）氟碳化合物（fluorocarbon）。Legeais 等认为，微孔材料能使镜柱在位并可预防组织溶解及漏水。他们使用微孔直径为 80 μm 氟碳化合物作支架的人工角膜植入 10 例患者，术后随访 6 ~ 17 个月，平均视力为20/60，4 例于术后不同时间镜柱脱落。在对 24 例患者进行的前瞻性临床研究中，他们发现宿主角膜成纤维细胞穿透氟碳化合物周边微孔并增殖，成为角膜与合成物之间的支撑物。随访 4～28 个月，17 例（70.8%）患者视力得以提高，最终矫正视力为 20/30～20/40。5 例解剖学失败均发生于术后 6 个月。

（3）碳纤维（carbon fiber）。Kain 用培养方法和活体研究了活组织与碳纤维支架材料的相互作用。结果表明，植入物可被纤维组织稳固地固定于碳纤维，获得异质材料与组织之间的水密结果。Kaminska 等用碳纤维为基础作支架的人工角膜治疗严重眼烧伤后角膜白斑 12 例，取得了良好的效果。

（4）四氟乙烯均聚物（proplast）。proplast 是一种四氟乙烯氟碳化合物与碳纤维的多孔复合物，孔径为 80～140 μm，具有极好的生物相容性，其多孔性为固定植入物的成纤维细胞提供了现成的途径。Legeais 等比较了 3 种碳氟聚合物，即 impra、gore-tex 和 proplast 植入兔角膜基质的结果。尽管它们理化结构相似，但在植入后 4～8 个月，组织学及超微结构改变却有了很大不同。impra 具有满意的界面，让成纤维细胞新合成的胶原进入其孔内，可见细胞分化和胶原合成。

Barber 认为 proplast 具有作为人工角膜支架所需的稳定性，能减少与人工角膜有关的并发症的发生，并减轻其严重性。植入后紧贴角膜而不易松动，保持在 1 年以上。White 等报道用 proplast 作为PMMA人工角膜镜柱的支架，植入兔角膜 3 年，未发生脱落。

（5）聚氨基甲酸乙酯（polyurethane）。Bruin 等用低分子量多元醇和二异氰酸酯经多步反应制备共价键的聚氨基甲酸乙酯网状物质，在其形成的过程中将聚丙烯酰胺链植于表面可增加生物相容性。植入兔角膜后能较好地耐受，1 年内术眼未见反应。

（6）水凝胶（hydrogel）。Mester 发现多羟乙基甲基丙烯酸树脂（PHEMA）水凝胶人工角膜在兔有良好的耐受性。Crawford 等的临床和组织学观察表明，角膜缘和基质组织对这种海绵的耐受良好，成纤维细胞和毛细血管长入了全层海绵的空隙，长入的细胞在观察期内保持活性，作为人工角膜支架材料，可与宿主组织长期紧密结合。

（7）涤纶（dacron）。Pintucci 等设计了一种具有生物相容性的涤纶作人工角膜的支架，植入 63 例患者，视力均有好转。联合应用口腔黏膜可提高其组织相容性。1975 年，我国上海铁路中心医院亦采用间苯二甲酸共聚涤纶作为人工角膜支架，具有较好的固定作用。

（8）羟基磷灰石（hydroxyapatite，HA）。羟基磷灰石具有较高的生物相容性和生物融合性，无生物降解作用和移行作用，由于其多孔性而成为理想的可长入性生物材料。1997 年，Leon 等将其作为人工角膜支架，植入兔眼角巩膜内板层与同种表层角巩膜之间，结果可见良好的血管化，无感染及排异现象。孙康、徐锦堂等曾用羟基磷灰石粉加固人工角膜植床。动物实验证实羟基磷灰石粉具有刺激植床角膜结缔组织毛细血管增生的作用，应用它充填支架与组织间的空隙，可加强人工角膜的固定作用（彩图 7－15），减少人工角膜植入后房水渗漏等并发症。

（三）植入体的形态

在人工角膜发展过程中，作者们曾设计过不同类型的植入体，形态繁多，大致分为以下 4 类：

1.“工”字形人工角膜

1948 年 Dorzee 首先设计了人工角膜这一类型。1960 年 Barraquer 加以改良，表面板的直径减少到 4 mm，内板为 5 mm，镜柱直径为 1. 5 mm，厚为 0. 8 mm（图 7－17）。

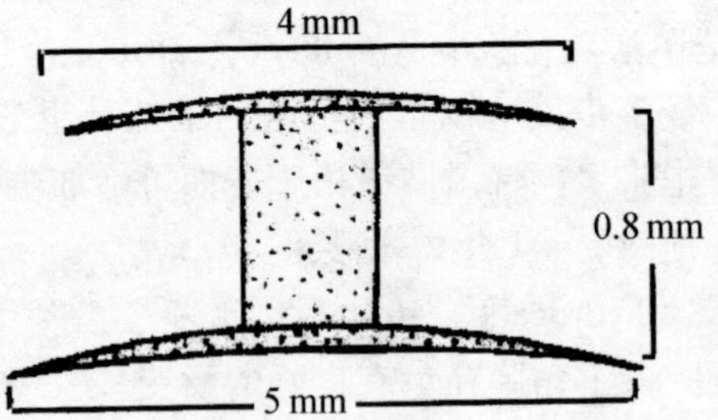

图 7－17　“工”字形人工角膜

2. 带支架的人工角膜

这一型以 Cardona（1962）的设计为代表，用特制塑料做成，折射系数为 1.489，重量为 6.69 mg，镜柱直径前表面为 1.5 mm，后表面为 1.6 mm，全长 0.95 mm。中间有一节支架（翼缘），直径为 3.5 mm，厚为 0.15 mm（图 7-18A）。1969 年 Castroviejo 将镜柱直径改为 2 mm，翼缘（直架部分）直径为 4 mm，上有孔洞（图 7-18B）或呈网状（图 7-18C）。Пучковская（1976）将翼缘做成轮状（图 7-18D）。同年 Федоров 将翼缘改成耳环状（图 7-18E）。以上仅举数型，关于人工角膜的翼缘，改动颇多，难以尽列。综观其目的，都是想使人工角膜固定得更好，以减少术后并发症。

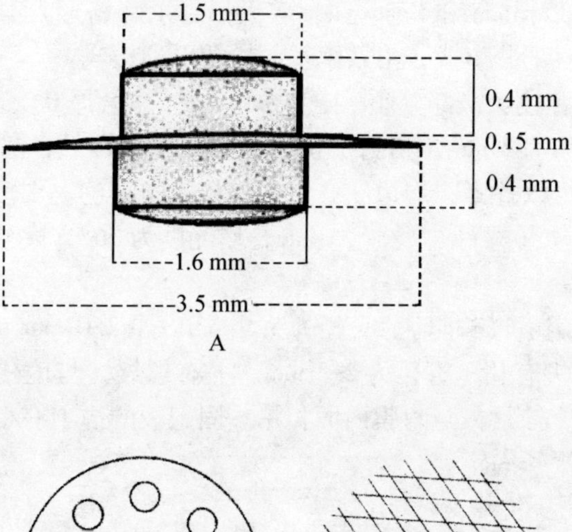

A

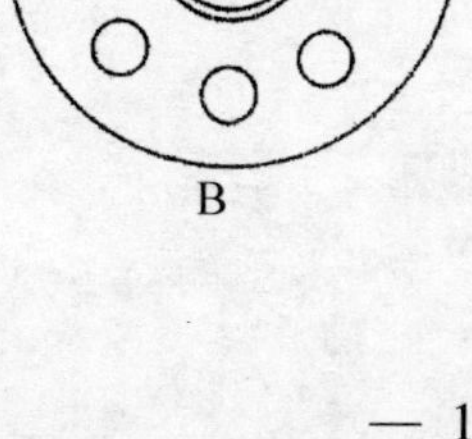

B

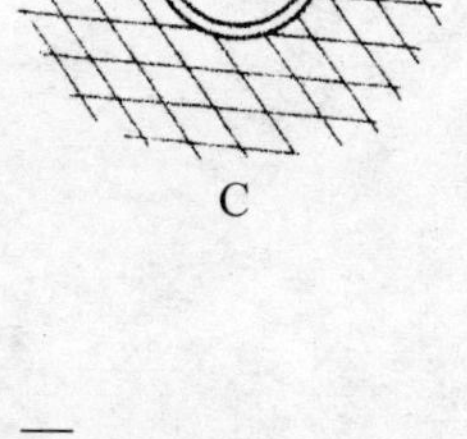

C

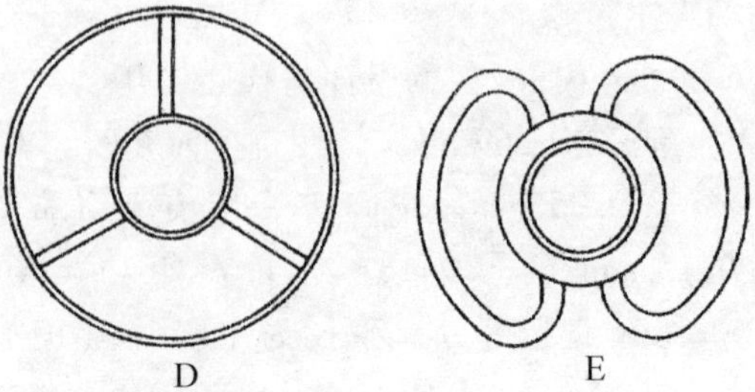

图 7－18　带支架（翼缘）的人工角膜
A：结构图；B：带孔洞支架；C：网状支架；D：轮状支架；E：耳环状支架

3. 带螺纹的（螺钉螺母式/蘑菇形）人工角膜

1969 年 Cardona 和 Castroviejo 等人提出了蘑菇形人工角膜，这型人工角膜由三部分组成，由聚甲基丙烯酸甲酯做成。

（1）美容接触镜部分。直径为 8.5 mm，中心厚 0.3 mm。中央有一洞，直径为 2.5 mm，相当于镜柱直径，内有螺纹，与镜柱上的螺纹相吻合，可以拧紧，周边涂有与虹膜相似的颜色（图 7－19）。

（2）镜柱（螺钉）。长 5.5 mm，屈光度为 56°，直径为 2.5 mm，外附螺纹。

（3）固定板（螺母）。直径为 5.5 mm，厚 2.0 mm，弯曲半径为 6.5 mm，中央有孔，直径为 2.5 mm，上有螺纹，与镜柱的螺纹相吻合，可以适度拧紧，与角膜内面相贴。固定板的边上有小缺口，在拧紧时，便于镊子固定。

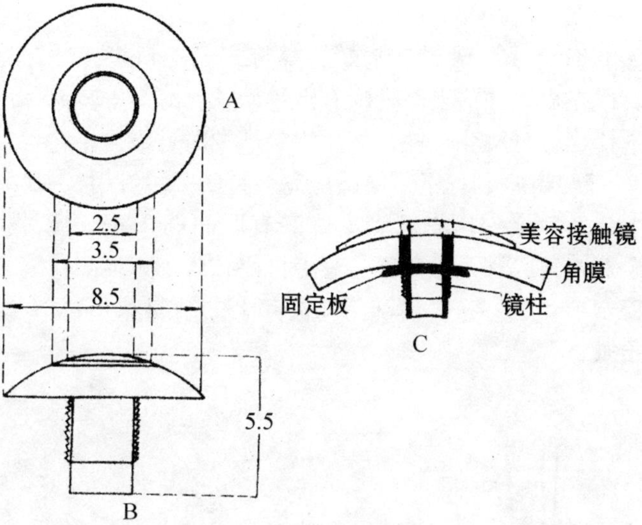

图 7－19　带螺纹的人工角膜
A：美容接触镜部分；B：镜柱；C：固定板

1984 年，Краснов 对此稍加改良，在固定板和角膜之间加了一层自体耳软骨片，其目的是减少和缓冲固定板对角膜组织的挤压。如图 7－20 所示：

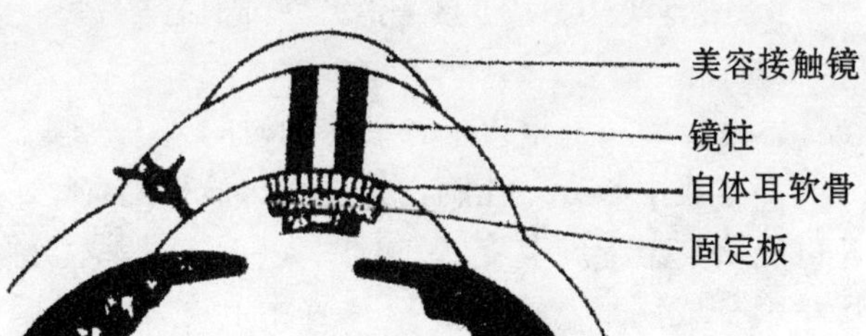

图 7－20　加有一层自体耳软骨的带螺纹人工角膜

4. 其他型

（1）1981 年 Girard 设计的螺钉螺母式人工角膜，没有美容接触镜部分，但在靠近柱前表面处附有涤纶网状翼缘。安装时，用一个特制的小木棒，轻轻按住镜柱，然后用镊子顺时针方向轻轻拨动涤纶翼缘（图 7－21），直到拧紧，使前房完全封闭。翼缘用 9－0 尼龙线缝在角膜上，然后牵拉事先已剥离好的直肌间的 Tenon's 囊膜，缝合，使其完全遮盖角膜和人工角膜，其上再用结膜加以掩盖，缝合。当人工角膜完全愈合之后，在局麻下除去其上的结膜和 Tenon's 囊膜，露出人工角膜。

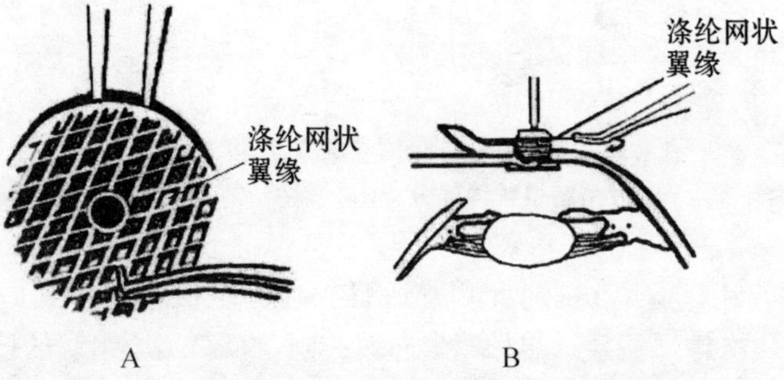

图 7－21　螺钉螺母式人工角膜

A：涤纶网状翼缘；B：用镊子拨动翼缘，直至拧紧

（2）Федоров（1976）报告了一种带轴衬的人工角膜，即支架和镜柱可以分离，支架中心有一孔洞，其直径与镜柱的直径一样，内有螺纹，镜柱可以从支架上旋上旋下（彩图 7－16）。手术分两次进行，第一次是将角膜分成两层，先把支架（其中心圆洞暂时用一扁平轴衬堵上）置入层间，2～3 月后，创口完全愈合，支架固定，再做第二次手术。第二次手术是选择一个直径与镜柱一样的环钻，在轴衬之上钻孔，去掉袖衬，再钻透深层角膜，将镜柱拧在支架上，手术即告完成。这一手术的优点：一是可减少术后的渗漏；二是可单独拧下镜柱，除掉镜柱后面的沉着物和机化物。

（3）Якименко 和 Голувенко（1978）设计了一种人工角膜，它的光柱由 PMMA 制成。它的直径，在支架的前部分为 3.5 mm，在其后部分为 2.6 mm，这样可以保证钻孔密闭，愈合牢固，防止房水外溢。

支架由钛、钽合金做成，呈三个不正圆形的环，其弯曲度与角膜相似，可以避免支架对角膜组织的压迫。两层角膜通过中空的环互相愈合，更增强了支架的牢固程度（彩图 7－17）。

光柱的长度根据患眼晶状体的有无而不同，如果患眼有晶状体，人工角膜进入前房的深度不能多于 1.5～2.0 mm，不要碰到晶体，无晶体眼可以长一点，一般为 3～5 mm。人工角膜后端可以和玻璃体接触，未见并发症。

（4）新型软性一体型人工角膜。Chirila 等（1993）研制出一种新型软性一体型人工角膜：直径 9 mm，厚 0.5 mm，前表面曲率半径 8 mm，后曲率半径 8.5 mm，其光学中心和周边支架均为水凝胶聚合物，但含水量不同。中央光学中心直径 7 mm，含水量较高，质较光滑，无孔，透明度高，屈光率与人角膜近似，质软，成网状空间，可直接缝合于植床角膜。中心部与周边部在交联剂作用下连为一体。Hicks 等报道了 Chirila 人工角膜的动物实验组织学检查结果：术后一个月周边微孔内有角膜成纤维细胞生长及胶原合成。

（5）硅凝胶新型人工角膜。Von Fischern 等（1999）使用硅凝胶设计的一种 Aachen 新型人工角膜。硅凝胶材料解决了以往用 PMMA 作为人工角膜光学光柱不能测量眼压以及视野受限的问题。这种硅凝胶人工角膜经过表面修饰，能够提高细胞的黏附能力，从而增加其与组织间的稳定性。其支架部分包括一个巩膜环和用于与巩膜固定的 8 个分支，可加强与周边组织的连接，降低人工角膜的脱出率，并可进行眼压测量。

（四）术前检查

不论使用什么样的人工角膜，在手术前都要进行系统的检查。

（1）详细询问病史，特别要注意自身免疫性疾病。

（2）全身检查，包括血常规、尿常规、出凝血时间、空腹血糖、胸部 X 光和各种免疫指标的检查。

（3）眼局部检查。

①视力。这类患者一般都是只留有光感，一定要测光定位是否准确。这种检查方法，虽不十分精确，但因其简单易行，在临床上仍普遍应用。

近年来，激光视力表的应用，可以较准确地判断视网膜和视神经的机能状态，是视力测量上的一大进步。

激光视力表是利用红色的 He－Ne 激光（632. 8 nm），利用其凝集的干涉条纹和激光能透过混浊通光体的性能来预测视网膜的功能状态。

激光视力表有两种，一种在应用时临时固定在裂隙灯显微镜上，另一种则不用裂隙灯显微镜。

②色觉。应用红、绿镜片测定患者的色觉分辨能力。

③前眼部检查。首先检查眼球的附属器官和外眼，当有病理性改变时，要加以治疗。例如，眼睑疤痕性畸形、眼睑缺损、眼睑闭合不全、睑球粘连、睑内翻或外翻、倒睫、泪道阻塞、慢性泪囊炎等。

④裂隙灯显微镜检查。应用裂隙灯显微镜检查眼前部可以得到许多关于角膜混浊状态的信息，例如，密度、大小、有无新生血管、有无角膜葡萄肿和局限性膨隆。

⑤视网膜电流图及诱发电位。需要行人工角膜植入的患者，其视力都已很差，一般仅有光感和光定位正确。因此在检查时只能应用闪光刺激，应用 F－ERG（闪光—视网膜电图）和 F－VEP（闪光—视诱发电位）来检查视网膜和视神经的机能状态。但是对于角膜白斑的患者，F－ERG 和 F－VEP 有一定的局限性。在分析时尚需全面衡量，甚至要和其他检查进行综合评定。

⑥B 超。回声图以光点表示，即每一回声在显示屏上形成一个光点，光点的亮度和彩色表示回声强度，回声愈强，光度越高。探头在眼前移动，形成许多光点，把光点连接起来便成为一幅二维图像。

起始波称始波，为一宽光带，为眼睑和角膜，其后为一带状暗区是前房的部分，再向后有一碟状光斑，是晶状体—玻璃体界面的回声，其后有一较大暗区为玻璃体的无回声区，最后一横卧的“W”形光团，其光团的前面弧形光面是玻璃体—视网膜回声界面。眼球壁与球后脂肪均为强回声。W 形的后面有一个三角形的无回声区为视神经所在位置。

B 超主要用于：眼轴长度的测量；眼内异物、眼内占位性病变、玻璃体混浊、视网膜脱离的诊断；眶内疾病的诊断，其中包括占位性病变、炎症、眼外肌萎缩和肥厚以及眶内血肿和气肿。

⑦超声生物显微镜（Ultrasound Biomicroscopy，UBM）是利用超声波技术产生类似低倍显微镜的检查，用来研究眼前节断面图像的一种仪器。以 50 ~ 100 MHz 的超高频超声探头，穿透深度达 4 ~ 5 mm，产生 20 ~ 60 μm 的分辨率，其分辨超出目前 A 超和 B 超图像仪器的 10 倍，可以观测活体眼前节的形态结构。

对于因角膜混浊而无法看清眼前节情况需作人工角膜植入的患者，其疾病的诊断、预后的估计以及手术方案的选择往往使医生感到为难，而 UBM 能在术前清晰地了解角膜虹膜情况以及它们之间的关系，能了解晶状体的情况，从而在一定程度上减少手术的盲目性。

对于人工角膜植入后的患者，UBM 可以用来探查人工角膜的位置和植床界面的情况，对于随诊观察和预后判断很有帮助。

（五）适应证和禁忌证

1. 适应证

眼烧伤引起的全角膜白斑，有明显的新生血管，不适宜角膜移植或多次角膜移植失败的患者。但必须有以下条件：

（1）光觉存在，光定位正确，辨色力存在。

（2）视网膜电流图和视诱发电位在正常范围之内。

（3）眼压正常。

（4）全身无感染性疾病。

2. 相对和绝对禁忌证

（1）相对禁忌证：①光定位不准确；②色觉不准确；③视野明显狭窄；④弱视。

（2）绝对禁忌证：①无光感；②眼球萎缩；③F－ERG 和 F－VEP 检查证实视网膜和视神经有严重的器质性病变。

（六）穿透性人工角膜植入术基本手术步骤

本节内容主要根据 1986 年 Пучковская 和 Якименко 所著的《光学人工角膜》，稍加我们的体会写成。人工角膜的形状在不断改进，手术方法也在不断修正，因此，我们介绍的内容只是一种基本方法，以二期植入法为例。

1. 第一期手术

（1）麻醉：成年人多用局麻，小儿要全麻。

（2）从角膜缘 8 到 4 点钟位切开结膜，然后向上方及穹窿侧充分剥离、松解结膜下组织。

（3）在上直肌放置固定线。

（4）在上方沿角膜缘作 270°非穿透切口，深度为角膜全厚的 1/2，用 Filatov 铲形钝刃刀（彩图 7－18）分离角膜板层，同时作预置缝线。

（5）在眼球上放置 Flieringa 环（彩图 7－19），预防环钻时有玻璃体脱出，特别是对有玻璃体液化的患者更为必要。

（6）取耳甲软骨：消毒局部皮肤，切开，剥离，用 9 mm 直径的环钻钻取软骨、修整边缘和清除表层结缔组织，选与前端光柱直径大小相当的环钻从中央钻透，套在人工角膜支架前的光柱上（彩图 7－20），置于庆大霉素生理盐水内，备用。

（7）向下翻转表层角膜，充分暴露手术野，找准角膜中心，应用与光柱直径相应大小的环钻或稍小于光柱直径 0.05 mm，钻透深层混浊角膜（彩图 7－21）。

(8) 用半环形镊夹住已套有耳甲软骨的人工角膜，将其送入钻孔，稍加转动，使其对合严密（彩图7－22）。

盖上已剥离的混浊角膜瓣，结扎预置缝线（彩图7－23）。如果缝合不够严密和牢固，再补数针。

(9) 除去Flieringa环。

(10) 将上方松解的结膜向下拉盖于角膜缘，在4～8点处缝2根固定缝线，此缝线一定要穿过表层巩膜。

(11) 如果结膜瓣过紧，可在上方穹窿部结膜处作弧形松弛切开。

(12) 结膜下注射庆大霉素2万单位，地塞米松0.2 mg。

(13) 如果钻开角膜后，发现晶状体混浊，可以同时进行白内障摘除术。对于此类白内障宜从角膜缘切口摘除，因为若从钻孔处摘除，很难把皮质清除干净。

(14) 术后治疗。

①术后全身应用抗生素和糖皮质激素，静脉点滴一周，后改为口服，持续时间一周。

②口服多种维生素。

③局部滴广谱抗生素眼药水、糖皮质激素眼水和涂1%阿托品眼膏。

④2周后加用贝复舒（bFGF）眼药水滴眼。

⑤为了保持结膜囊的清洁，广谱抗生素眼药水使用时间要长一点。为了防止产生抗药性，可交替应用不同抗生素眼药水。根据病情使用bFGF或糖皮质激素，当有漏水倾向时宜重用贝复舒（bFGF）眼水；当有后膜出现的迹象时宜重用糖皮质激素。

⑥这类患者大部分有不同程度的干眼症，宜选用适合患者本人的人工泪液。

2. 第二期手术

在第一期手术后6个月进行，此时覆盖在人工角膜上的混浊角膜变薄，也变得透明一些，通过它可以模糊地看到人工角膜镜柱。用直径3.5 mm环钻钻除覆盖在人工角膜前表面的混浊角膜，暴露人工角膜前光学镜柱表面。创缘稍加烧灼，一可止血，二可减少人工角膜前膜的形成。术后局部滴抗生素和糖皮质激素眼水，单眼包扎1～2天。

（七）植床的加固

1. 表层加固

（1）自体口唇黏膜加固。

①麻醉：除小儿和精神过度紧张者用全麻外，采用局部麻醉。

②除去表层病理性上皮和厚薄不均的疤痕，但不可去过多，以免影响厚度，在角膜缘将结膜向周围轻微剥离。

③取自体口唇黏膜。

④移植口唇黏膜，其直径大小为13～14 mm，全部遮盖角膜，缝合于表层巩膜，其创缘尽可能地用结膜加以覆盖。

（2）全厚板层角膜移植。

①常规麻醉和消毒。

②从角膜缘外1～2 mm切除包括角膜上皮在内的疤痕组织，不要切除太多，只要做成创面，创面要尽量平整；如有新生血管，要彻底止血，形成一个比较光滑的表面，没有血性渗出的植床。

③取全厚板层角膜供片（仅去角膜内皮），直径11 mm。

④板层移植，间断缝合（10－0尼龙线），埋藏线结。

⑤术毕，结膜下注射抗生素和地塞米松。

⑥术后6个月至1年，行人工角膜植入术。

2. 角膜层间加固

这一手术可作为人工角膜植入前的一种准备手术，也可与人工角膜植入同时进行。

（1）同种异体板层角膜层间植入术，有以下两种方法：

①第一种方法：与人工角膜同时植入。

A. 常规麻醉。

B. 将受主疤痕角膜分成两层。

C. 将已准备好的9.0 mm直径的去上皮及内皮的供体角膜板层在

中央钻孔，所用环钻与人工角膜的光柱一致或稍小0.05 mm至0.1 mm。

D. 从受体角膜后层中央用同一环钻钻开，进入前房。

E. 将中央已有钻孔的供片套入光柱，置于支架上，再将人工角膜的后镜柱部分植入受体角膜后层已钻好的孔内。

F. 覆盖表层疤痕角膜，缝合。

②第二种方法：分期植入。

分两期进行：第一期手术为准备手术，即将去上皮和内皮的供体全板层角膜片（9.0 mm）植入受主疤痕角膜层间，待完全愈合后（6～12 月）再行二期手术，即人工角膜植入术。

（2）异体巩膜加固术。一般在后极部取材，直径在 9～10 mm，去其巩膜表层及色素，再植入受主疤痕角膜层间。根据各家报道，巩膜并非理想组织，目前已很少应用。

（3）异体硬脑膜加固术。硬脑膜比巩膜要好，但有些患者反应较重。同种异体硬脑膜植入后，有时可被吸收，因此目前临床也很少应用。

（4）自体耳甲软骨加固术。自体耳甲软骨加固术是目前最常用的加固组织，动物实验和临床应用均证明，它与角膜组织有很好的愈合性（彩图 7－24）。在临床上应用耳软骨植入角膜层间进行加固，可以牢固地固定人工角膜。但它也有其不足之处：①耳甲软骨较硬。如果制作的弯曲度相差太多，可以对角膜组织造成压迫，引起局部组织溶解。②角膜白斑过薄者，慎用。如用，需首先做表层加固术。为了避免上述缺点，在取材之前，要好好检查所取耳甲的弯曲度，是否近似于角膜弯曲度。取下之后，要仔细切削，尽可能使其接近角膜的弯曲度。

除了上述组织之外，还有人用过下列组织进行加固，例如，自家胫骨的骨膜、颞颥部的肌筋膜等。

3. 药物加固

人工角膜植入术后植床角膜组织溶解萎缩和退行性改变，是引起房水渗漏及人工角膜脱落的主要原因。目前认为，组织溶解与人工角膜材料能使植床角膜组织的胶原酶活性增强，因此，术后应用胶原酶抑制剂，可以减少植床角膜组织溶解；应用细胞生长因子，可以促进结缔组织增殖，加固植床。

(1) 甲羟孕酮。Fitton 等提出人工角膜植入后局部应用甲羟孕酮具有明显的胶原酶抑制作用，能有效防止植床角膜组织溶解，减少房水渗漏及人工角膜脱落等并发症的发生。

(2) 细胞生长因子。EGF 和 bFGF 能促进损伤角膜上皮及基质的修复过程。除与上皮细胞增生有关外，还能促进新生血管的形成。Sheardownb等发现局部应用 EGF 能明显促进损伤兔角膜的愈合。bFGF对角膜基质的增生有明显的促进作用。

我们的实验结果显示，应用 bFGF 的实验组可见 PCNA（proliferating cell nuclear antigen，增殖细胞核抗原）阳性表达。从免疫组化角度证明，bFGF 具有促进人工角膜植入术后植床角膜组织细胞的增殖过程。

(八) 并发症

在人工角膜应用的初期，术后并发症很多，甚至有人怀疑人工角膜这一手术能否应用于临床。Caradona 和 Devoe（1997）应用Caradona型人工角膜植入156例，观察时间10年，发现人工角膜前膜、人工角膜后膜和在其周围出现坏死各 30 例，人工角膜脱出 38 例(24%)。近年来，尽管人工角膜材料的不断改进、手术方法的不断完善以及预防措施的不断增加，术后并发症不断下降，但仍不可避免。

1. 术中并发症

(1) 角膜穿破。当应用带支架（翼缘）的人工角膜植入时，都需分离角膜。由于此类角膜白斑常常厚度不均，有时又有不同程度的虹膜前粘连，因此在分离板层时，一不小心就有穿透角膜的危险。一旦穿破，应该停止在此处分离，如果裂口不大，无须缝合；如果裂口较大，缝合之后，改在另一侧继续分离，待中央钻孔后，酌情拆去缝线。如果出现缺损，就不宜继续手术。

（2）晶状体损伤。可能在下列三种情况时发生：应用环钻，钻透受眼角膜白斑时；分离虹膜后粘连时；清理晶状体前囊的机化膜时。一旦损伤晶状体，应做囊外摘除，并且尽量把晶状体皮质清洗干净。

（3）玻璃体脱出。在无晶体眼或同时作白内障摘除病例中易发生，因此手术时要缝 Flieringa 氏环，以减少玻璃体脱出的机会。一旦玻璃体脱出，立即将涌出钻孔的玻璃体仔细地进行切除。当玻璃体不再外溢时，将人工角膜镜柱植入中央钻孔，覆盖前层角膜，结扎预置缝线。前房内注入消毒空气。

2. 术后并发症

（1）第一期手术后覆盖在人工角膜上的疤痕角膜，其上皮修复不良，角膜溃疡形成或无菌性坏死，此类并发症可以发生在术后任何时候。处理办法：①增加角膜营养药物的应用。②局部应用上皮生长因子（EGF）和成纤维细胞生长因子（bFGF）。笔者曾遇到一例（第一期术后 2.5 月），该患者用电话告诉我们，他的手术眼近几日视力提高了很多。我们对他的“喜讯”却提高了警惕。请他急来门诊复诊。检查结果发现覆盖在人工角膜表层的疤痕角膜瓣出现了溶解，光柱外露（彩图 7 - 25）。附近组织荧光素染色也出现了阳性。留观 3 周，重用贝复舒（bFGF）。结果大部分重新愈合，而且比周边更加肥厚，中间留有一个针鼻儿大小的小孔（彩图 7 - 26）。③板层角膜移植。

（2）前房出血。一般应用止血剂治疗即可停止，应用碘制剂或酶制剂可促进前房出血的吸收；中药三七或丹参制剂，有活血化瘀之功，从另一侧面加速了血液的吸收。

（3）人工角膜前膜。这也是人工角膜常见的并发症，可以使视力下降，但对眼球没有威胁。

此类并发症的原因，多是因为在术前对混浊角膜厚度估计不足，人工角膜植入后，其光学镜柱的前部分与混浊角膜的上皮层在一个平面上或稍低，因此，上皮层和结缔组织很容易覆盖人工角膜光学镜柱表面。

为了预防前膜的形成，术前要准确估计角膜的厚度和表层加固组织的厚度。在人工角膜植入后，光学镜柱的前部分要高出上皮层0.1～0.2 mm，过于突出，病人易产生异物感。治疗方法：前膜可以用环钻钻除，周围稍加电凝。

（4）继发性青光眼。这是一个严重的并发症，应密切加以注意。人工角膜植入术后，不能用眼压计测量眼压，只能依靠：①指压法；②反复检查视野；③注意眼底视神经乳头的改变。一旦发生，应给予Diamox 口服，Timolol 眼水点眼。手术最好采用睫状体冷冻术。

（5）色素膜炎。当前房水出现 Tyndall 氏现象，人工角膜后出现沉着物，这都说明虹膜有刺激性炎症，是局部和全身应用糖皮质激素的指征。

（6）人工角膜后膜。人工角膜后膜可以在早期形成，也可在后期形成。

①早期的人工角膜后膜。早期的人工角膜后膜是组织对人工角膜的反应，有一层薄薄的半透明膜。预防措施：早期应用糖皮质激素，如果是无晶状体眼，光柱最好进入玻璃体，可以减少后膜形成。

②后期发生的人工角膜后膜。此膜易发生于手术后几周，原因是：A. 术后诱发原来疾病复发，尤其是虹膜睫状体炎。B. 术后前房出血。C. 晶状体皮质残存。这类人工角膜后膜，常常影响视力，有时相当严重。

为了减少这种并发症的发生：A. 术前要使原发疾病稳定，例如，化学腐蚀伤后的白斑，人工角膜植入术不能早于一年。B. Stone 等提出，在术前将2%枸橼酸钠注入前房可减少人工角膜后膜的形成。肝素也有此作用。C. 如果在植入的同时要做白内障摘除，最好采用囊内摘除术。如果囊破，必须把皮质清除干净，不可残留皮质于前房。D. 剥离或切除钻孔附近的虹膜，出血时要彻底止血。E. 如有玻璃体脱出，要进行前部玻璃体切割，钻孔不能残留。F. 术后局部或全身应用抗生素和糖皮质激素。

对于严重影响视力的人工角膜后膜，宜做后膜切开或切除术，也可用 YAG 激光进行后膜切开。

如果所用的为可拆卸型人工角膜，可以从人工角膜支架上旋出光学镜柱。除去后膜之后，再旋入支架，可以得到很好的视力。

（7）结膜和 Tenon's 囊膜回缩。应选用 Girard 型人工角膜，尤其是在干眼患者。例如 Stevens-Johnson 综合征，严重化学烧伤后，术后结膜和 Tenon's 囊膜易从人工角膜镜柱周围回缩，翼缘被暴露等。治疗是水平切开结膜，暴露退缩的 Tenon's 囊膜，在两直肌之间重新剥离，作游离瓣，然后向中心拉拢，移盖人工角膜支架部分，并加以缝合。

（8）玻璃体退缩和网膜脱离。因为人工角膜的植入常常包括白内障摘除、眼前节重建和玻璃体切割，所以玻璃体退缩和视网膜脱离也可见到，对此并发症应早期诊断、早期手术。

（9）光柱周围组织坏死，渗漏和眼内感染。到目前为止，人工角膜仍然是高分子化合物，不能像自身组织那样愈合，因此就存在着渗漏的可能和眼内炎症的威胁。如能仔细观察，可以早期发现。对于轻微的渗漏，要及时应用抗生素、上皮生长因子和碱性成纤维细胞生长因子眼水滴眼。同时包扎双眼，嘱其安静。希望上皮和结缔组织增生，堵塞孔隙。如不能奏效，应进行手术修补。

渗漏发生之后，未能及时治疗，可以产生眼内感染，造成严重后果。如果应用的是 Girard 型人工角膜，能够及时应用 Tenon's 囊及结膜掩盖让上皮充填空隙，同时应用强有力的抗生素，有时可有个别病例能够保存眼球，或者恢复一定的视力。为了预防此症，人工角膜移植术后的患者，应每日用抗生素眼水点眼，定期进行复查。

人工角膜光学镜柱周围出现组织坏死的原因大致如下：①手术时的创伤。②对组织来讲，人工角膜是个异物，同时又有一定的重量，无疑会影响周围组织的物质代谢和水合作用。Cardona 等发现，早期在光学镜柱周围产生组织坏死的患者，75% 在其下方。另外，支架的弯曲度与角膜的弯曲度不相符合处也是容易引起组织坏死的一个原因。③当周围组织不能很好地保护人工角膜时，泪液中的溶酶体酶、胶原酶以及其他水解酶就会乘虚而入，促进周围组织的无菌性坏死。因此，一旦发现光柱周围角膜变薄，说明已有无菌性坏死的存在，应及时进行处理。

(10）角膜上皮长入前房。如果上皮沿着镜柱长入眼内，预后就不良。不过由于人工角膜类型的不断改进，这种并发症已经很少了。

(11）人工角膜脱出。有两种情况能引起移植物的脱出：一是先有人工角膜后膜而无渗漏，Girard（1981）认为，对于这种情况，不必急于处理，令其生长，慢慢将人工角膜排出，待创口愈合，炎症消退后，择期再做第二次手术。二是开始即伴有渗漏和周边组织的坏死，对此情况就必须急诊手术，取出人工角膜，去掉所有坏死组织，用一个角膜片或巩膜片修补缺损，并在局部和全身应用抗生素，待创口愈合，炎症消退后，再做人工角膜植入。

对于这个问题，Краснов（1975）作了较深入的阐述，他认为防止和减少人工角膜脱出是这个手术成功的关键。应用结膜瓣加固，不能防止其脱出。应用尸体角膜或巩膜“重建”受主的角膜，这一方法比用结膜瓣有了进步，但还存在着缺点。所谓“重建”应该包括两个方面的含义：一是解剖学方面的，二是生物学方面的。应用尸体角膜或巩膜仅在解剖学方面得到了“重建”，而在生物学方面仍然存在着不相适应性，只有应用自体组织，才能达到“重建”的双重意义。Краснов 曾报告一例很有趣的病例，病人为严重化学腐蚀伤后的白斑，角膜移植未能成功，人工角膜也很快被排出，左眼视网膜和视神经已有不可逆性病变，故做了眼球摘除，从摘出的眼球上取下 1 片自体巩膜来重建右眼前眼部，然后进行了人工角膜植入，术后 3 年没有脱出，视力仍保持 1.0，但是这种机会很少，难以推广。Ушаов（1972）曾用自体胫骨的前骨膜来“重建”前眼部，由于骨膜硬度较差，支撑人工角膜并不理想。Воино-Ясенецкий（1960—1965）的动物实验证实，角膜对耳软骨有很好的耐受性，而且它作为人工角膜的支架也足够结实。Краснов（1975）在人工角膜植入前，应用自体耳软骨进行眼前节的“重建”，共施术12例，观察时间2年，无一例脱出。

并发症的发生率，各家统计不一，下边介绍几位作者的统计数据作为参考（见表7-3）。

表7-3 人工角膜植入术后并发症发生的情况

作者(年代) 观察时间，病例 / 发生率(%) / 并发症	Ведило (1976) 1~9年，275眼	Girard (1981) 1~1.5年，124眼	Краснов (1984) 3~3.5年，20眼	Якименко		
				1972—1974 70眼	1975—1977 157眼	1978—1996 448眼
角膜变薄或镜柱附近溃疡	19.4					
人工角膜后膜	5	18	20	45.7	14.6	13.6
渗漏	2.7	2				
网膜脱离	5.4	20			2.5	2.4
继发性青光眼	2.7（其中有2眼失明）	10	15（经保守治疗，眼压下降至正常）			
眼内炎	2.7	4		1.4	5.7	1.5
上皮长过镜柱表面	7.7			20	19.7	24.9
人工角膜脱出	2.7	10		17.1	9.5	3.5
角膜非化脓性坏死				28.6	20.4	8.3
眼球亚萎缩				7.1	5.7	2.4

（九）治疗效果

1976 年，Пучкоквская 报告了 100 例人工角膜植入的患者。术前有 96 眼视力为光感，4 人光定位不确。白斑原因有：37 眼为严重的化学腐蚀伤，2 眼为热烫伤，29 眼为炎症，27 眼为眼外伤，5 眼是手术后角膜变性。人工角膜植入术后有 81% 获得了形觉视力，其中 52% 增至 0.5～1.0 视力，其余 19% 由于术前就有弱视，视神经萎缩或眼底病变而未能恢复视力。他对其中 98% 患者观察了 0.5～4.5 年。

1981 年，Girard 报告了 124 眼，其中大部分病人是由于前眼部疾患和化学腐蚀伤而留下的角膜白斑，其次是热灼伤，Stevens-Johnson 综合征和眼类天疱疮后遗症。术后观察时间为 1～1.5 年，有 32% 视力上升到 0.1～1.2。但追踪观察 15 年之后，视力在 0.1～1.2 者从 32% 下降到 20%。

1984 年，Краснов 报告应用螺钉螺母式人工角膜同时在固定板前垫一片耳软骨的方法，所得效果有了进一步的提高。他共施术 20 例，随访时间：3 例——2～3.5 年；10 例——1～2 年；6 例——0.5～1 年；1 例——3～6 月。视力恢复情况如下：10 例视力上升达 0.5～1.0；7 例上升达 0.02～0.5；仅有 3 例视力仍为眼前手动，这些患者术前已有视神经及视网膜病变。

Якименко（1986）在他的专著中，报告了 502 例（505 眼）人工角膜、所患眼病有：各种严重的眼烧伤 288 例（57.5%）；严重的眼外伤 75 例（15%）；严重的角膜炎、溃疡和前葡萄膜炎 74 例（14.5%）；角膜上皮及内皮营养不良、基质混浊或严重的大泡性角膜病变 65 例（13%）。术前视力：光定位不确者 219 眼，光定位确者 225 眼，0.05～0.2 者 58 眼，0.03～0.05 者 3 眼。术后视力：光定位不确者 31 眼，光定位确者 36 眼，0.005～0.02 者 65 眼，0.03～0.05 者 30 眼，0.06～0.1 者 65 眼，0.12～0.5 者 165 眼，0.6～1.0 者 113 眼。

我院进行 4 例人工角膜植入术，均为双眼盲，其中硫酸烧伤性角膜白斑 3 例，碱烧伤性白斑 1 例。术前视力：光定位不确者 2 例，光定位确者 2 例。术后视力：1 眼光定位不确（术后检查有视神经萎缩），1 眼 0.08，1 眼 0.25（矫正视力 0.3），1 眼 0.6（矫正视力 0.8）（彩图 7－27）；其中 1 例在术后 7 个月时，出现人工角膜前膜，经手术钻除后，视力又恢复原状。随访时间 2.5 年。

（十）随访

人工角膜植入虽然得到了很大进展，但仍然不是一个非常成熟和完全过关的手术，术后还有一些并发症。术后应该仔细地进行护理和观察。术后前半年，即在第一期手术出院后应该每月检查一次，检查时要在裂隙灯显微镜下，注意覆盖在表层的疤痕角膜组织的厚度，有无变薄或自溶现象。在第二期术后，即钻除覆盖在人工角膜表层的疤痕角膜瓣之后，还应每月复诊一次，如有视力突然下降或眼局部疼痛或不适，应随时就医检查治疗。光柱前后是否透明，有无前膜或后膜发生，人工角膜的位置有否移动和倾斜，钻孔边缘与光学镜柱边缘愈后是否紧密，边缘有无新生血管、渗漏。用指压法检查眼压，必要时还应做眼底检查和 B 超。

为了保持结膜囊的清洁，建议每天滴 1 或 2 次抗生素眼水。对于眼睑闭合不全、结膜干燥者还要加滴人工泪液，晚上涂抗生素眼膏。如发现钻孔边缘与光学镜柱边缘有萎缩迹象，应采用上皮生长因子或碱性成纤维细胞生长因子眼水滴眼。结膜炎或睑板腺炎要及时给予治疗。定期进行结膜囊涂片或培养。根据细菌情况进行用药，长期用药要注意耐药性。

许多进行人工角膜植入的患者，术前常常患有其他眼病，术后要继续给予治疗，防止病情复发或进一步恶化。

（徐锦堂　С. А. Якименко　侯光辉　孙康　吴静　邓宏伟）

第八章　眼热灼伤

火焰直接作用于眼组织所引起的损伤为灼伤，由于热源传导引起的损伤为烫伤，火焰灼伤与热源传导对组织所造成的损伤反应相仿，统称为热灼伤。

第一节　常见致热灼伤的物质

一、灼伤

柴火、汽油、煤油、煤气或天然气使用不当，建筑物失火等。

二、热烫伤

沸水、沸油、炽热的煤渣或烟灰、熔解的金属，例如铁水（熔点：1530℃）、铜水（熔点：1083℃）、铅水（熔点：330℃）、锌水（熔点：419℃）、锡水（熔点：280℃）、银水（熔点：690℃）以及高温下熔解的玻璃等。

第二节　眼热灼伤的发病率

眼热灼伤在我国北方多见，南方较少。据李雪和徐锦堂（2002）的统计，在哈尔滨医科大学附属一院，眼热灼伤约占眼各种烧伤住院病人的49.1%，在广州暨南大学附属一院的统计数字约为25%。

第三节　影响眼热灼伤的因素

一、热物体的温度

带热物体的温度愈高，所携带的热量愈大，与组织接触时传导到组织的能量愈多，其损害愈重。动物实验证实，家兔角膜接触45℃以上的热物体即可造成角膜烫伤；60℃可使角膜水肿；65℃的热物体可使角膜基质水肿和混浊；80℃的热物体所引起的角膜灼伤的组织病理切片中可见角膜细胞发生改变。

二、接触时间长短

同一温度的物体，其损伤程度与组织接触时间长短成正比。角膜对热的承受能力与温度和时间的乘积密切相关。实验证明，45℃的水可损伤角膜表层；65℃时损伤可达基质；80℃时可使内皮发生变化；47℃ ×1 ~2 分钟角膜上皮出现混浊；80℃ ×3 分钟使角膜受损的同时，前房内温度上升达71℃，此时虹膜血管扩张，前房渗出，晶状体蛋白发生变性和混浊。

三、热物体的大小影响损伤的程度

体积小，所带热量少，与组织接触后迅速冷却，受伤面积小且浅；反之可引起较多的组织损害。

四、眼部组织对热灼伤的反应

（1）眼睑皮肤较薄，耐热力差于其他体表。同样的温度和接触时间，受伤程度常较他处为重。

（2）眼部热灼伤后，因受刺激，眼泪和分泌物增多，眨眼次数增多，使眼睑创面难以固定，两者均影响创口愈合。

（3）眼睑热灼伤后，常形成过多疤痕，一旦影响眼睑闭合，如不及时治疗，造成眼睑闭合不全，使眼睑失去保护眼球之功能。

（4）眼睑结膜和球结膜同时受伤，可发生睑球粘连，影响眼球和眼睑的运动。

（5）热或火焰突然袭来，热的感觉会引起眼睑反射性闭合，因此热源多伤及睑皮，少伤及眼球，但如热物体在眼闭合前已进入结膜囊，然后闭合，使热物体保留在结膜囊内，热量就难以扩散，可能会造成较重的损伤。

第四节　眼热灼伤的病理

眼热灼伤的病理改变主要取决于热灼伤的严重程度，轻度角膜表层热灼伤，表层混浊，境界清楚，上皮脱落后基底完全透明，一般在2～3天内即告痊愈，不留疤痕。基质层热灼伤，角膜混浊，边界不清，大量多形核白细胞（polymorphonuclear，PMN）浸润，水肿，严重者基质层胶原纤维收缩、凝固、坏死，这类热灼伤，痊愈缓慢。广泛的重度热灼伤，由于结膜坏死，角膜营养缺乏，角膜溃疡加重，甚至穿孔。

热灼伤后，眼表组织出现急性炎症反应。PMN浸润占主导地位，在伤后24小时，在热灼伤附近可见到PMN浸润。被活化的PMN释放大量炎症介质，包括血管活性胺、花生四烯酸、溶酶体酶、血小板活化因子等各种细胞因子。这些物质作用于炎症反应的多个环节，触发PMN的呼吸爆破过程，使氧的消耗量增加，戊糖旁路激活，产生氧自由基及其代谢产物，而这些产物又能与周围物质反应产生趋化因子，导致更多的PMN聚集，加重炎症反应。大量胶原酶作用于角膜基质的胶原组织，造成组织溶解、变薄、溃疡形成，甚至穿孔。

第五节　角膜热灼伤的免疫学研究

角膜热灼伤后引起了一系列的病理改变。除了热直接损伤外，近年发现免疫反应也有可能参与其中。Пучиковская 认为，烧伤后变性蛋白作为一种新抗原，刺激机体产生抗体，引发自身免疫反应。我们应用直径为 8 mm、厚度为 1 mm 的铁片，将它做成与角膜弯曲度相似，在酒精灯上加热 30 秒，置于兔角膜中央 30 秒，造成兔角膜热灼伤。4 周后应用 SDS - PAGE 电泳检测热灼伤后角膜蛋白抗原性的改变，与正常角膜蛋白相比，在 14.2 kD 左右出现一条新的蛋白带。经过 Western-blot 实验，它不与该组实验动物的抗血清发生特异反应，说明不具有抗原性。

在正常角膜上皮层，基质层和内皮层不同程度存在着各种黏附因子。它是介导细胞和细胞间、细胞和基质间相互接触和结合的一类分子，参与一系列生理和病理过程。细胞间黏附分子 - 1 (intercellular adhesion molecule - 1, ICAM - 1)、血管细胞黏附分子 - 1 (vascular cell adhesion molecule - 1, VCAM - 1) 和 CD44 在热灼伤的急性期表达增强；至恢复期基本上无阳性表达或是极弱阳性，说明组织内黏附分子的消长与 PMN 浸润呈正相关。

TGF - β 具有多种生物活性，其中之一就是参与免疫反应，它抑制 T、B 细胞增殖，抑制Ⅱ类抗原表达，抑制粒细胞黏附，改变巨噬细胞功能。李雪、徐锦堂对大鼠热灼伤后房水中 TGF - β_2 的含量进行了动态观察。结果发现，伤后 4 小时 TGF - β_2 的水平有一过性升高，1 天后降至最低，3 天后开始增长，直到 1 周时检测仍高于正常，第 2 周缓慢下降，2 周时 TGF - β_2 水平处于低水平状态，甚至低于正常（图 8 - 1）。从此结果可以推测，伤后 4 小时 TGF - β_2 的短暂升高是机体的应激反应，虹膜、睫状体受某些炎症介质刺激，反应性地增加，或 TGF - β_2 前体复合物被激活所致。3 天后睫状体破坏加重，

TGF－β_2 合成暂时受挫，TGF－β_2 开始下降。至此之后，在组织蛋白酶－D 和纤维蛋白溶解酶的作用下，潜伏状态的 TGF－β_2 被激活，反馈性刺激虹膜及睫状体上皮细胞合成和分泌 TGF－β_2，从而抑制 IL－1（interleukin－1）、IL－6 等分泌，抑制 TNF（tumor necrosis factor）表达，减少炎症反应，这种功能对于角膜前房的免疫赦免状态非常重要，证明机体在发挥着自我保护作用。

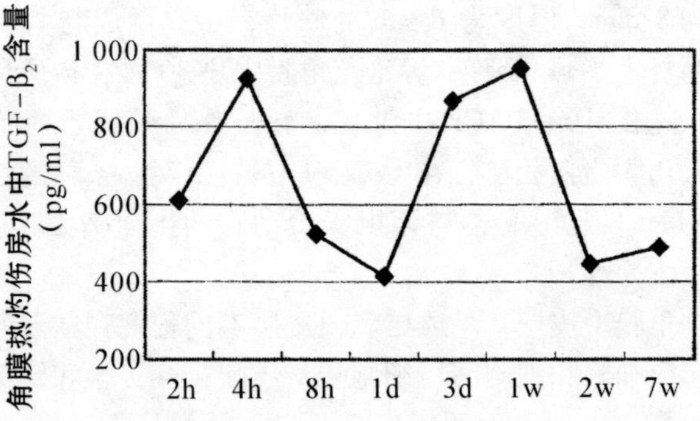

图 8－1　Wistar 大鼠角膜热灼伤后不同时间房水中 TGF－β_2 含量变化

第六节　临床表现

一、I 度（轻度）

【症状】怕光、流泪、异物感、疼痛和眼睑痉挛等，视力下降。

【体征】伤处睑皮肤充血。如为火焰灼伤可能同时有眉毛及睫毛烧焦，经治疗数日可愈。结膜充血或混合充血，部分或全部角膜表层混浊，少光泽，边界较清，有时有煤灰或微细煤屑附着于眼表，荧光素染色（+）。有时被灼伤的上皮层脱落，角膜变得透明。这种灼伤，如无感染，上皮很快修复，数日后痊愈，一般无后遗症。

二、II 度（中度）

【症状】疼痛、怕光、流泪、视力下降。

【体征】除皮肤充血外，伤后皮肤出现水泡，水泡可自行破裂，露出底部的鲜红真皮，这种创口，如无感染，2 周左右痊愈。结膜及睫状体充血，如伤及结膜，损伤处是灰白色，附近结膜水肿。如伤及角膜，创面混浊，灰白色，边界较清，位置不定，因瞬目关系，损伤多位于角膜下半部，瞳孔可有轻度缩小，但角膜后尚无沉着物。伤后数日，表层坏死组织脱落，此时角膜混浊减轻。如已伤及基质，数日后由于疤痕组织的修复，局部混浊可变重。这种热灼伤伤口，愈合较慢。如热灼伤部位靠近角膜缘，新生血管较多，疤痕也较厚。

三、III 度（重度）

III 度见于大量金属液体进入眼内或严重火焰烧伤。

【症状】畏光、流泪、疼痛、眼睑痉挛和视力下降，角膜烧伤区知觉迟钝。

【体征】除严重的角膜、结膜热灼伤外，常合并有眼睑皮肤不同程度的热灼伤，有时深达眼轮匝肌或睑板，睑组织表面烧焦变色，此时创面有较多渗出，极易感染，感染的创面也难以愈合，病程迁延。结膜及睫状体充血，结膜热灼伤处坏死，呈灰白色，附近结膜水肿，坏死组织脱落后裸露巩膜。角膜出现混浊、水肿和不同程度的坏死，边界较不清晰。角膜缘缺血 >1/2，角膜后沉着物（+），前房水轻度混浊。由于损伤了角膜缘干细胞和血液供应，所形成的溃疡较难愈合，愈后留下浓厚的疤痕。

四、IV 度（特别严重）

【症状】由于眼表面神经末梢受损，自觉症状比客观症状轻。

【体征】除与重度热灼伤相同外，其损伤波及整个眼睑，睑球结膜同时受损，容易发生睑球粘连，眼睑畸形，睑内、外翻，眼睑闭合不全，眼球失去保护，并发症更加严重。角膜全混，难以看到虹膜、瞳孔以及前房的情况，角膜缘缺血范围 >1/2。因为角膜缘的血管网受损，造成循环障碍，血液供应不足，同时也损伤了赖以再生的角膜缘干细胞；另外Ⅳ度热灼伤，由于坏死组织较多，创面容易被感染，加速了穿孔的机会，愈后常形成粘连性角膜白斑。如果大部分虹膜发生前粘连，常见的并发症为继发性青光眼；在热灼伤时，如果角膜缘损伤明显，引起严重的葡萄膜炎，眼压在一过性增高之后，睫状体出现萎缩，房水分泌明显减少，最后导致低眼压，甚至眼球萎缩。

第七节　治　疗

一、保守疗法

保守疗法原则上是防止感染，注意眼压，促进修复、再生和减少新生血管。

（一）眼睑

睑皮肤浅层热灼伤，主要防止创面感染，促进伤口愈合，常用暴露疗法，便于清除渗出，局部涂有效的抗生素眼膏和 bFGF 凝胶。局部也可涂湿润烧伤膏。

（二）眼球表面

1. 抗生素

局部滴眼或全身应用，防止继发感染。

2. 散瞳

如果不很严重，无明显虹膜睫状体炎，最好先使用快速短效散瞳剂，如 0.5% 或 1% 托吡卡胺，20～30 分钟内达到最大散瞳效果，随后作用逐渐降低，6 小时恢复到用药前水平。一散一缩，使虹膜得到运动，从而减少虹膜粘连的机会。对严重病例，用上述方法无效时，仍需使用 1% 阿托品眼膏散瞳，必要时还要使用强力散瞳剂。

3. 降眼压药

在热灼伤初期，患者可以发生暂时性眼压上升，应用 0.5% 噻吗心安眼水或其他 β - 受体阻断剂滴眼。严重者如果是成年人则加用乙酰唑胺 250 mg，一日 2 次，口服。必要时采用 20% 甘露醇 250 ml 静脉滴注。

4. 肝素（heparin）

肝素是直接抗凝剂，在热灼伤后，结膜尤其是角膜缘附近出现苍白水肿、血管断流、血栓形成时，早期即可应用肝素 357 单位，加生理盐水稀释至 0.3 ml，再加 20% 利多卡因 0.2 ml，结膜下注射，有溶解角膜缘及结膜血栓、疏通和恢复血液循环作用。一般 5 ~ 6 次为一疗程，隔日或每日一次。过多注射有诱发新生血管和出血的危险。因此，当贫血区出现新生血管时，应停止使用。该药可以和血管扩张剂妥拉苏啉（tolazoline）12.5 mg 交替结膜下注射。

5. 胶原酶抑制剂（inhibitors of collagenase）

热灼伤后，胶原酶活性很快增加，伤后 7 ~ 14 天胶原酶分解胶原的能力明显增强，因此，胶原酶抑制剂早用比晚用要好。

（1）依地酸二钠（disodium ethylenediamine tetra - acetate，EDTA - 2Na）。依地酸二钠能与各种重金属和稀有元素的离子结合成稳定的可溶性络合物而解除毒性，并可借助络合钙和/或锌抑制胶原酶活性。但它只能不可逆性螯合钙，作用比较短暂，需频繁滴药。因此，它并不是临床理想的胶原酶抑制剂。常用滴眼浓度为 0.37%，每日 4 ~ 6 次，亦可作眼浴。

（2）乙酰半胱氨酸（acetyl - cysteine）。它除能螯合钙离子外，尚有还原酶分子中二硫键的功能，直接抑制胶原酶的活性。其溶液比较稳定，配成之后，放在冰箱内保存，可维持疗效 4 ~ 7 天。临床上常用 2% 溶液，每 2 小时点眼一次。

6. 维生素C

热灼伤时，人们对应用维生素C有不同的意见。Phan用直径4.5 mm的烧灼器，以150℃烧灼兔角膜2秒后，分别于结膜下及腹腔注射维生素C，发现均未能降低角膜溃疡及穿孔的发生，房水中维生素C的含量仅在结膜下注射时升高。曾锦、陈剑采用手持式电热器，其探头直径4 mm，灼伤温度调在180℃，在离角膜缘2 mm的兔角膜上烧灼2秒，深达1/2角膜厚度，分别于1、7、14、21天测前房水维生素C水平。结果显示，热灼伤组织和正常对照组无明显差异（$P>0.05$），应用维生素C治疗组角膜穿孔比对照组时间还早。

二、手术治疗

（一）眼睑

深度热灼伤后的处理：可在伤后当日或数日内，将伤口内坏死组织切除，使其露出健康组织，行全厚皮瓣移植，同时行粘连性睑缘缝合术，使上、下睑保留吻合2～3月。经此处理之后，使热灼伤伤口变成一个手术性创伤，可以减轻患者的疼痛，也可减少热灼伤创口的炎症反应，同时可以加快愈合，减少疤痕。即使这种手术失败，皮瓣脱落，其预后一般都会比伤后2～3周或愈后植皮的效果要好。

（二）热灼伤后结膜坏死组织的处理

切除坏死组织，如缺损不大，可将周围的结膜作潜行剥离，拉拢两侧结膜，用10－0尼龙线作间断缝合。如缺损较大，可取健侧眼球结膜做游离结膜移植，以修复球结膜缺损面。近年来应用羊膜代替结膜进行移植，修复切除的裸露创面也取得了较好的效果。

目前应用的羊膜有下列三种：①新鲜羊膜组织，取后置于改良的Eagle培养液（DMEM培养液）中，密封，放至4℃冰箱内临时保存。②深低温长期保存。Kim和Tseng用改良的Eagle培养液（DMEM培养液）与同等体积的甘油作保存液，在－80℃深低温内长期保存。③甘油脱水保存。将取得的羊膜上皮朝上，贴附于硝酸纤维素滤纸或眼科手术粘贴的专用纸上，剪成 2 mm×2 mm 大小，用 400 μg/ml 的庆大霉素冲洗后浸入纯甘油中脱水 24 小时，再转入另一纯甘油瓶中，置入 4℃冰箱中，可保存一个月。

当热灼伤后的急性期结膜坏死或溶解，应认真清除角膜和结膜的坏死组织，完全彻底止血；剪切一块适当大小的羊膜组织覆盖角膜或结膜缺损之创面，用 10－0 尼龙线作边对边缝合或将健康结膜覆盖至羊膜表面；缝合完毕后，使羊膜与创面紧密相贴。

后期睑球粘连之整形见第七章的第三节。

在临床上曾遇 1 例右眼热烧伤患者，病史 2 年。下睑有广泛的睑球粘连，下结膜囊近于消失，眼球运动向上受限（彩图 8－1），经羊膜移植治疗后，眼球运动得以恢复，下睑结膜囊恢复了足够的深度和宽度，移植区表面光滑（彩图 8－2）。

（三）角膜

1. 眼睑缝合术

对于角膜迟迟不能上皮化者，可行临时眼睑缝合术。

（1）临时性眼睑缝合术。在上、下睑缘间作两对临时缝线，间距 5 mm。因易松脱，此法已少用。

（2）永久性睑缝合术（粘连性）。在上、下睑缘间作两对相对应的切口，间距 5 mm，缝线拆除后，在睑缘之间形成一个肉柱，3 个月后剪开。这对于热灼伤引起的上皮化迟缓多能获得良好上皮化。

2. 羊膜移植

1995 年 Kim 和 Tseng 报道应用经过处理的羊膜在临床上重建眼表以来，相继有了许多报道。综合各家提出的优点，大致如下：①加速上皮化；②维持上皮表型；③减轻炎症反应；④减少血管化；⑤减少疤痕形成。这些功能对各种角膜热灼伤及不同时期的睑球粘连都有很好的作用。

对于严重角膜热灼伤，在认真清除角膜坏死组织、完全彻底止血后，在角膜缘外潜行剥离有血供的球结膜全周（全层），再一次止血后，选择一块相当大小的新鲜羊膜植片，覆盖于角膜创面，用10－0

尼龙线或 8－0 可吸收缝线与健康球结膜作边对边间断缝合，每针缝线必须穿透表层巩膜。在缝合时，健康球结膜要覆盖至羊膜上边，千万不可将羊膜的边缘压在健康球结膜之上。在缝合完毕之后，要求羊膜组织与创面紧密贴合，千万不可有皱褶或处于松动状态。

3. 全厚板层角膜移植

热灼伤急性期，主要的病理改变为组织坏死和急性炎症反应。羊膜移植虽有促进损伤角膜修复之功，但由于羊膜较薄，对于角膜深层坏死或即将穿孔的病例，为了保住眼球，有时仍需进行全厚板层角膜移植。采用新鲜角膜供体，不可损伤供体的角膜缘，以保证干细胞的来源，大小宜根据病变而定。由于热灼伤后病理损伤机制复杂，除了致伤物质对组织的破坏外，还有组织的毒性产物、营养代谢失常以及免疫反应的参与。因此，术后应积极进行辅助治疗，特别是环孢霉素 A、FK－506 的应用和酌情使用糖皮质激素，防止植片排斥反应的发生。

4. 其他治疗及并发症的治疗

其他治疗及并发症的治疗，见第七章。

（徐锦堂　李雪　侯光辉　陈剑　曾锦　赵芳）

第九章　眼烧伤的中医理论与治疗原则

早在东汉末年眼烧伤在《华佗神医秘传》中就有记载，治碱水入目神方：反复以清水洗涤眼部，轻者可自愈，若再用新鲜牛乳点之尤效。现代中医学的“酸碱入目”均属于眼烧伤范畴。

第一节　碱烧伤

眼部碱性化学伤相当于现代中医的“碱物入目”，其受伤程度与预后，取决于碱性物质的状态、浓度、温度、压力、量的多少、受伤的时间长短以及当时烧伤是否做了紧急处理等因素。如果碱性物质浓度高，入眼量多，受伤时间长，处理不及时，可致严重后果，甚至眼球会完全毁坏，造成失明，故碱烧伤是所有化学性眼外伤中最严重的一种损害。

一、病因病机

碱烧伤的主要致伤物有生石灰、熟石灰、氨水、氢氧化钾、氢氧化钠等，因碱性物质既可溶于水，又可溶于脂肪有害的碱性物质很快穿透组织与组织的脂肪起皂化作用，并使组织溶解，发生组织液化与坏死，使渗入组织的碱性物质不断向深部发展、渗透和扩散，进一步损伤眼内组织，并可产生严重并发症，如角膜反复溃疡、色素膜炎、白内障、继发性青光眼、角膜瘢痕化或血管化等。

二、急救处理

受伤后立即在现场用清水反复冲洗结膜囊，并多次作眼浴，在条件允许的情况可用中和治疗，可用0.9%生理盐水或中和液体，例如对碱烧伤用0.3%硼酸溶液反复冲洗结膜囊，若是石灰烧伤则用0.37%依地酸钠液冲洗。

三、辨证论治

（一）热邪灼目，风邪外犯

【临床表现】眼部疼痛，畏光流泪，视物不清，眼睑红肿，球结膜水肿，混合充血，角膜水肿混浊，角膜上皮前弹力层或基质层受损，前房有炎性细胞，房水混浊，虹膜纹理欠清或呈泥土色，瞳孔缩小，对光反射迟钝或消失。全身症状：头痛、发热、舌红、苔黄、脉数。其多见于碱烧伤早期。

【治法】清热解毒，祛风止痛。

【方药】黄连解毒汤，龙胆泻肝汤加减：黄连、黄芩、黄柏、栀子、丹皮、防风、前仁各10 g，柴胡、龙胆草、赤芍、白芷各15 g，金银花30 g，谷精草20 g，每日一剂，水煎服。

（二）热毒炽盛，气血瘀滞

【临床表现】眼睑红肿加剧，疼痛、畏光、流泪明显，眼睑严重痉挛，球结膜混合充血，角膜出现溃烂，并附有少许脓性分泌物，房水混浊或有积脓。全身症状：头痛、发热、口干、苔黄、大便干燥或便秘、脉数。多在碱烧伤中期（约伤后一周左右）。

【治法】凉血解毒，泻火化瘀。

【方药】金银花复明汤加减：金银花、鱼腥草、蒲公英各30 g，黄连、千里光、虎杖、白芷、天花粉、大黄、桃仁各10 g，生地、玄参、丹皮、泽泻、虫退、谷精草各15 g，甘草6 g，每日一剂，水煎服。

（三）伤阴成翳，气血两虚

【临床表现】眼睑红肿基本消除，眼睑能睁开，结膜无水肿，轻度充血，角膜水肿不明显，小面积损伤面未修复，留下角膜翳或角膜白斑，房水清，虹膜纹理清。全身症状：口渴、大便干、舌淡少苔、脉细数。多在伤后初愈期。

【治法】养阴清热，退翳明目。

【方药】消翳汤加减：木贼、归尾、生地、蔓荆子、柴胡、玄参、石决明、麦冬各 10 g，枳壳、川芎、荆芥、防风、甘草各 6 g，谷精珠 15 g，黄芪、淮山各 20 g，每日一剂，水煎服。

四、外治法

早、中期可酌情选用鱼腥草眼水、熊胆眼水、猪胆眼水、蜂蜜眼水、新鲜人乳等。中后期、晚期可酌情选用八宝眼膏、退云散、马应龙眼膏、白敬宇眼膏、光明眼膏、七宝眼膏、琼液眼膏。

五、中西医结合疗法

(1) 三七注射液 1 ml（含三七生药 0.5 g），每日一次，球结膜下注射，连用 3 周，适用于严重的碱烧伤早中、期。

(2) 丹参注射液 8～10ml，每日 1 次（针剂 3 g 生药/2 ml）配 10% 葡萄糖水 500 ml（糖尿病患者改用 0.9% 生理盐水），每日一次，静脉点滴，连用 1～2 周，适用于严重的碱烧伤。

六、名医经验

（一）朱秀梅（2005）曾用血栓通注射液首次 0.4 ml，以后每次 0.8 ml 球结膜下注射，10 次为一疗程，配合中药治疗，早期治疗以清热解毒、活血凉血、祛风止痛为主。方药一：金银花、黄芩、泽泻、栀子、玄参、丹皮、防风随证加减。恢复期治疗宜活血化瘀、退翳明目。方药二：玄参、麦冬、丹参、红花、石决明、生地、木贼、密蒙花、当归、羌活、防风、荆芥、蔓荆子、柴胡、川芎、甘草随证加减，水煎服，10 天为一疗程，一般 2～3 个疗程。

（二）周桂梅等（2001）曾用 5% 葡萄糖注射液 500 ml 加复方丹

参注射液16 ml（每2 ml相当生药2 g），静脉点滴，每日1次，15天为一疗程，间隔1周后重复第二个疗程，共1～3疗程。患者就诊后按传统常规方法处理，并给予一定剂量激素和足量维生素C。

（三）张仁俊等（2004）曾应用碘退翳散治疗酸、碱遗留的角膜薄翳。方药一：夜明砂、蒺藜、当归、防风、菊花、苍术、蔓荆子、蛇蜕、蝉蜕、木贼、荆芥、密蒙花、薄荷、生地黄、谷精草（适用于角膜创面修复遗留薄翳早期）。方药二：党参、黄芪、白术、柴胡、丹参、生地、当归、枸杞、夜明砂、谷精珠、蒺藜、荆芥、密蒙花（适用于薄翳中后期）。在服用方一、方二的过程中要酌情进行随证加减。碘化钠球结膜下注射，浓度从2%～5%，用量第1至第3次为0.5 ml，第4至第5次为0.6 ml，第6至第7次为0.7 ml，第8次为0.8 ml，第9次为0.9 ml，第10次为1.0 ml。每日1次，10次为一疗程，休息7天后可再进行第二个疗程。

七、方剂精选

（一）黄连解毒汤加味（李传课）

黄连、黄芩、黄柏、栀子、生地、赤芍、丹皮各10 g，金银花30 g，甘草3 g，每日一剂，水煎服，适用于酸碱烧伤早期。

（二）黄连解毒汤加味（陆南山）

黄连、黄芩、栀子、连翘各9 g，黄柏、桑白皮、茯苓、瓜蒌仁各12 g，川厚扑花6 g，每日一剂，水煎服，适用于化学性眼烧伤。

（三）消翳汤加减方（李传课）

生地20 g，当归尾、木贼、蔓荆子、防风、蝉蜕各10 g，密蒙花、荆芥各6 g，甘草5 g，每日一剂，水煎服，适用于化学性眼烧伤后期留有角膜翳者。

（四）解毒四物汤（张皆春）

生地18 g，金银花15 g，归尾、蒲公英、酒黄芩各15 g，赤芍、丹皮、玄参各10 g，每日一剂，水煎服，适用于眼化学性烧伤急性期。

（五）解毒四物汤（陈明举）

生地 18 g，金银花 15 g，当归尾、蒲公英各 12 g，赤芍、丹皮、玄参各 9 g，荆芥、防风各 6 g，川芎 3 g，每日一剂，水煎服，适用于眼化学性烧伤早期。

（六）解毒凉血汤（任征）

金银花 20 g，黄芩、甘菊、茯苓、丹参、木贼草、丹皮各 15 g，栀子 12 g，蝉蜕 9 g，黄连 6 g，适用于化学性眼烧伤急性期。

八、现代研究

解毒活血汤联合维生素 C，适用于重度角膜碱烧伤的急性期。用生理盐水反复冲洗结膜囊，维生素 C 50 ~ 100 mg 结膜下注射，每日 1 次，连用一周，配合解毒活血汤：连翘、柴胡、生地、葛根、当归、赤芍各 10 g，桃仁、红花、枳壳、甘草各 6 g，每日一剂，水煎服，连用一周，虹膜反应重者加金银花、黄芩、山栀，眼压高者加夏枯草。

机制：碱烧伤后房水中维生素 C 的锐减，碱烧伤早期球后注射维生素 C 能迅速纠正房水中维生素 C 的含量的下降，促进胶原合成，加速组织修复，防止角膜溃疡和穿孔的发生。“热”和“瘀”与现代医学的感染和角膜供血障碍在某种意义上是一致的。因此，清热解毒和活血化瘀是碱烧伤急性期的治疗原则，应注意两点：①同时应用扩瞳剂，抗生素预防感染，糖皮质激素促进炎症消退。②服用中药时应根据病情随证加减。

据实验报告，血栓通具有类肝素作用，通过扩张血管，改善微循环，抑制血小板功能及促进纤溶过程，对角膜碱烧伤后造成局部微循环障碍，角膜缘及睫状体内微血管血栓形成的治疗有明显疗效，并能控制新生血管的发生，促进组织修复，从而可减少并发症和后遗症的发生。复方丹参具有抑制角膜碱烧伤后新生血管形成，促进损伤愈合的双重作用。

张仁俊曾用素高捷疗眼膏或贝复舒（碱成纤维细胞生长因子）眼液，维生素 C 100 mg 球周注射配合中药解毒四物汤加减：生地 20 g，金银花 30 g，归尾、蒲公英各 15 g，丹皮、赤芍、玄参各 10 g，黄连、防风、甘草各 6 g，每日一剂，水煎服。局部配合复方托吡卡胺、托百士眼水、素高捷疗眼膏或贝复舒眼液 1 日 4 次点眼，通过 6 例眼烧伤观察，收到了较好的疗效。

（张仁俊）

第二节　酸烧伤

眼部酸烧伤相似于现代中医的“酸物入目”，其损伤的程度和预后取决于化学浓度、渗透性及眼部接触时间。一般认为酸性物质与组织接触后，可使组织蛋白变性凝固，有效地阻止了酸性物质与组织接触渗透，造成的损害相对较轻；但若浓度高，接触时间长，同样会造成组织的严重损害。

一、病因病机

酸烧伤主要是由硫酸、硝酸、盐酸以及某些有机酸等误入眼内所致，酸只溶于水，不溶于脂肪，接触组织后与蛋白结合，很快凝固形成一层膜，此膜可阻挡剩余酸性物质继续向深部渗透和扩散。

二、急救处理

受伤后必须争分夺秒，现场火速用清水反复冲洗结膜囊，在条件允许的情况下可酌情选用生理盐水、平衡液、0.3% 碳酸氢钠在表面麻醉后翻开眼睑暴露穹窿部，用中和液将上下睑结膜、结膜囊内残留物彻底冲洗干净，反复冲洗至少 30 分钟以上，随后酌情用 2% 碳酸氢钠、磺胺嘧啶、三七注射液等球结膜下注射。前房穿刺、球结膜切开按病情需要常规处理。

三、辨证施治

（一）邪侵目，风邪偏盛

【临床表现】眼部疼痛、怕光流泪，视物不清，眼睑红肿，球结膜水肿，混合充血，角膜水肿混浊，角膜伴有明显损害，房水混浊。全身症状：头痛、舌红、苔薄黄、脉数。多在酸烧伤早期。

【治法】平肝清热，退翳明目。

【方药】石决明散加减：石决明、水牛角、玉竹各 20 g，黄连、秦皮、升麻、生地、丹皮、茺蔚子、菊花各 10 g，细辛 2 g、甘草 3 g。

（二）热邪炽盛，气血瘀滞

【临床表现】眼睑红肿加剧，疼痛、怕光、流泪较甚，眼睑拒睁，球结膜混合充血，角膜出现溃烂，并附有少许脓性分泌物，房水混浊或有积脓。全身症状：头痛、口干、苔黄、大便干燥或便秘、脉数。其相当于酸烧伤中期（约伤后一周左右）。

【治法】清热解毒，凉血散瘀。

【方药】黄连解毒汤加减（李传课）：黄连、黄芩、黄柏、山栀子、生地、赤芍、前仁、丹皮各 10 g，谷精草、大黄各 20 g，金银花、鱼腥草各 30 g，甘草 3 g，每日一剂，水煎服。

（三）阴虚成翳，气阴两虚

【临床表现】眼睑红肿基本消除，眼睑能睁开，结膜无水肿，但有轻度充血，角膜水肿不明显，角膜损伤大部分修复、遗留角膜混浊面及角膜斑翳，房水透明，虹膜纹理清。全身症状：口渴、便干、舌淡、少苔、脉细数。其相当于伤后初愈期。

【治法】滋阴退翳，扶正祛邪。

【方药】消翳汤（李传课）：生地 20 g，黄芪、太子参各 15 g，当归尾、木贼、密蒙花、蔓荆子、蝉蜕、石决明、谷精珠、防风、荆芥、虫退各10 g，甘草6 g。

【外治法】中西医结合疗法、名医经验、方剂精选、现代研究与碱烧伤基本相似，不再赘述。

（张武林）

第三节　热灼伤

热烧伤相当于祖国医学的“眼部灼伤”范畴，常伴有身体其他部位烧伤。

一、病因病机

在工业生产过程或日常生活中不慎被钢水、铁水、沸油、开水、蒸汽及易燃气体突然喷出的火焰等所伤害，引起眼睑、结膜、角膜等热灼伤。

二、临床表现

轻者仅感眼部灼痛，畏光流泪，视物不清，眼睑皮肤红肿起水泡，结膜充血或角膜水肿混浊；重者视力急剧下降，疼痛难忍，眼睑红肿，无法睁开，热泪如泉，眼睑皮肤灼焦变黑，球结膜、角膜被灼伤成瓷白色混浊，边界清楚，可引起角膜水肿，房水混浊，房水闪光（＋＋），虹膜刺激征明显。

三、急救处理

首先要用生理盐水冲洗受伤部位，清除致伤物体，防止邪毒入侵，可减少疼痛，防止后遗症发生。

四、辨证施治

（一）火热灼目

【临床表现】视物不清，眼部灼痛，怕光流泪，眼睑皮肤红肿，结膜混合充血水肿，角膜水肿混浊，重者角膜上皮脱落或侵入到基质层，并可见房水混浊，房水闪光（＋＋），虹膜刺激征明显。全身症状：舌质红、苔黄、脉数。相当于热灼伤早期。

【治法】泻火解毒，凉血活血。

【方药】银花解毒汤加减（庞赞襄）：金银花、蒲公英各 20 g，龙胆草 15 g，木贼、青葙子、黄芩、桑白皮各 10 g，大黄、甘草各 6 g，白茅根 30 g，每日一剂，水煎服。

（二）伤久阴虚

【临床表现】眼部灼伤日久（一周左右），视物不清，自觉眼干涩，隐隐作痛，球结膜轻度充血，角膜创面基本愈合或残留有不同程度的混浊。全身症状：舌红、少苔、脉细或细数。

【治法】养阴清热，退翳明目。

【方药】养阴清肺汤加减：生地、麦冬、丹皮各 12 g，玄参15 g，白芍、木贼、白蒺藜、虫退各 10 g，薄荷 6 g，若角膜伴有新生血管，为气滞血瘀，可改用归芍红花散加减：当归、赤芍、红花、生地各 15 g，栀子、黄芩、连翘、白芷、防风各 10 g，大黄、甘草各 6 g，每日一剂，水煎服。

五、外治法

（1）局部用新鲜鸡蛋清（外壳消毒后抽出鸡蛋清装入消毒的眼药水瓶中并置于冰箱里冷藏，只能用一天），每 1 小时点眼 1 次，止痛效果较好，但不宜久用；同时也可选用蜂蜜眼水。

（2）局部可用鱼腥草眼水或熊胆眼水、猪胆眼水等。

(3) 对于眼睑热灼伤，可用万花油、獾油外涂患处，若伤及角膜、球结膜，为了防止睑球粘连，可用抗生素眼膏涂于结膜囊内。

六、中西医结合疗法

中西医结合疗法，酌情配合抗生素、激素、扩瞳剂对预防感染及虹膜粘连是有积极意义的。

七、中西医结合诊疗案例

李怀善报道：

【例1】男，28岁，双眼被熔化了的铅水烧伤2小时后入院。自觉双眼刺痛流泪，视物不见。检查：视力右眼手动/眼前，左眼光感。双眼睑肿胀，表面溃破渗液。结膜囊内有大量灰渣，球结膜高度水肿，混合充血（+++）。角膜上皮全部剥脱，基质层水肿混浊，右眼角膜下方可见2 mm×3 mm灰白色坏死区，达基质深层。左眼角膜内侧可见约3 mm×4 mm灰白色片状坏死区，深度同右眼。内眼无法窥清。舌质红、苔薄黄，脉洪数。诊断：双眼眼睑、结膜、角膜热灼伤。治疗：即用0.9%氯化钠液冲洗，彻底清除眼内异物；1%阿托品滴眼液滴双眼散瞳，以庆大霉素2万单位及地塞米松2 mg球结膜下注射，隔日1次；0.25%氯霉素滴眼液滴双眼，1日6次；0.5%红霉素眼药膏涂双眼，1日3次。中医治疗以活血凉血、清热解毒为主。方药：生地15 g，当归10 g，川芎6 g，丹皮10 g，水牛角30 g，黄芩10 g，蒲公英30 g，石决明30 g，玄参10 g，麦冬10 g，生甘草6 g，水煎服，1日2次，每日1剂。眼睑涂烧伤膏，4~6小时1次。经上述治疗3日，患者自觉症状明显好转。检查：视力右眼4.3，左眼4.0。双眼球结膜水肿明显减轻。角膜上皮除深部溃疡区外均已恢复，基质层水肿好转，溃疡面明显缩小，角膜后沉着物（+），房水闪光（++）。瞳孔药物性散大，直径约6 mm，继用上方治疗；并以大黄15 g，栀子15 g，蒲公英30 g，黄柏15 g，菊花15 g，薄荷

10 g，水煎外洗并热敷双眼，每日 2 次，每次 30 分钟，又连续用药 3 日后，视力右眼 4.7，左眼 4.5。眼睑皮肤创面已愈合。球结膜无水肿。睫状充血（＋＋），角膜无水肿，角膜溃疡面变浅，已无坏死组织，荧光素染色（＋），角膜后沉着物（－），房闪（－），瞳孔药物性散大约 5 mm，停用庆大霉素及地塞米松球结膜下注射及 1% 阿托品眼膏点眼，其他外用眼药水及眼药膏同前。内服中药以前方去丹参、丹皮、黄芩加蝉蜕 6 g，白蒺藜 10 g，木贼草 10 g，草决明 10 g，水煎服，1 日 2 次，每日 1 剂，外用中药同前。再连续用药 1 周，患者自觉无不适。检查：视力右眼 5.1，左眼 5.0，双眼球结膜不充血，角膜中央区透明，溃疡面已愈合，遗留灰白色薄翳，表面光滑，边界清楚，荧光素染色（－），前房正常，其余无明显异常。

【例 2】男，40 岁，病史及住院时间同例 1。检查：视力右眼指数/50 cm，左眼光感。双眼睑皮肤烧伤，红肿有渗出。球结膜高度水肿，混合充血（＋＋＋）。角膜上皮普遍剥脱，基质层水肿混浊，左眼角膜中央可见 4 mm×3 mm 坏死区，深达基质层。裂隙灯检查：右眼前房正常，眼底无法窥见，左眼前房无法窥清。舌质红、苔薄白、脉数。诊断和治疗用药均同例 1。治疗 3 日后，视力右眼 4.9，左眼 4.0。右眼球结膜水肿充血减轻。右眼角膜上皮已恢复，左眼角膜中央仍见溃疡区，周围角膜上皮已恢复。双眼前房未见明显异常。继用 0.25% 氯霉素滴眼液点双眼，1 日 6 次；0.5% 红霉素眼膏涂双眼，1 日 2 次，其他西药均停用。继服中药，并加用外洗药物同前方，继续治疗 4 天。右眼自觉症状消失，左眼仍有涩痛感。检查：视力右眼 5.0，左眼 4.3。双眼睑烧伤创面已愈合。右眼球结膜无水肿充血，角膜透明。左眼球结膜轻度充血，荧光素染色角膜中央区仍有着色。中药原方去丹参、丹皮、黄芩加蝉蜕 6 g，白蒺藜 10 g，木贼草 10 g，草决明 10 g，水煎服，外用中药同前，再连续用药 5 天，患者自觉无不适。视力右眼 5.2，左眼 4.8，右眼无异常，左眼球结膜无充血，角膜中央溃疡面已愈合，遗留灰白色薄翳，荧光素染色（－），余未见明显异常。

黄汝泰报道：

患者，男，25岁，30分钟前被柴油灶火焰灼伤双眼，急诊留观，剧痛难忍，难睁，视物不见。查双眼视力：光感。双眼睫毛、眉毛被烧，呈焦黑色，上睑及前额皮肤焮红。双结膜混合充血（+++），双角膜表面水肿。荧光素染色阳性。诊断：双眼火焰灼伤。立即用生理盐水1 000 ml冲洗双眼，双眼1%阿托品液滴眼散瞳，球结膜下注射2%普鲁卡因0.2 ml，庆大霉素1万单位和地塞米松1 mg，用硬眼罩包扎双眼。静滴10%葡萄糖注射液加青霉素钠480万单位和地塞米松10 mg，肌注庆大霉素8万单位每日2次，口服去痛片、多种维生素。下午4时诉双眼剧痛，肌注鲁米那0.05～0.1 g后安睡2小时，翌日查房，诉眼痛减轻，查双眼睑及周围皮肤高度肿胀，双眼难睁开。视力未查，双结膜充血（++）。荧光素染色右眼未见着色，左角膜中央瞳孔区着色，裂隙灯见双角膜上皮及基质浅层水肿，房水闪光（+），少许浮游细胞。静滴及球结膜注射同上，口服阿斯匹林。中医辨证为火毒伤眼、内热壅盛，治以泻火解毒、凉血明目。加服中药，金银花15 g，蒲公英15 g，连翘10 g，鱼腥草15 g，生地15 g，赤芍10 g，丹皮10 g，夏枯草15 g，枸杞子15 g，菊花10 g，木贼草10 g，每日1剂，连服4剂，3天后查双眼已无疼痛。视力双眼：0.3。双眼各方向转动未见受阻。双结膜充血（+）。双角膜荧光素染色阴性。双瞳孔药物性散大约6 mm，眼底见黄斑区轻度水肿，中心凹反光弱。治疗5天后双眼干燥感。视力：右眼0.9，左眼0.6。双结膜不充血，角膜未见云翳，房水闪光（-）。眼睑皮肤脱痂，睫毛、眉毛生长约2 mm。痊愈出院。

（张武林　赵芳）

第十章　眼烧伤的护理

眼烧伤多为突发事件，在一瞬间产生的意外，常使患者难以接受眼前的事实。在受伤后患者会有许多问题浮现在脑海，如工作问题、家庭问题、经济问题等；性格也会出现不同的改变，如焦急、烦躁、淡漠、消沉、失眠、不思食欲等。不同的生活环境、不同的知识水平、不同的年龄，对疾病的态度和对治疗的认识，都会有所不同。因此，眼烧伤不但治疗棘手，护理显得更重要和突出。

第一节　眼化学烧伤的护理

一、护理评估

（一）健康史

（1）详细询问外伤的时间，引起外伤的物质名称、浓度、量及眼部接触时间，是否经过处理，以往视力、眼病史、全身病史。

（2）对不明致伤物质性质者，可用 pH 试纸对结膜囊分泌物进行测定，以确定是酸性还是碱性物质引起。

（二）症状和体征

（1）眼部可有不同程度的畏光、流泪、眼睑痉挛、眼痛及视力下降。

（2）多数伴有眼睑皮肤的化学伤，轻者表现为眼睑皮肤潮红、水肿、严重者眼睑皮肤深部糜烂。结膜充血、水肿，重者苍白甚至坏死，角膜上皮脱落，基质层水肿、溃疡甚至穿孔，可伴有虹膜睫状体炎、继发性青光眼及并发性白内障。晚期可致眼睑畸形，眼睑内翻，外翻，睑球粘连及结膜干燥症。

（三）心理因素

由于眼化学伤为意外创伤，患者又有剧烈眼痛，同时伴有视力下降，患者常常出现焦虑和紧张情绪。

二、护理诊断

（1）眼痛。与化学物质损伤角膜和结膜组织有关。

（2）自理缺陷。与双眼视力下降有关。

（3）潜在并发症。角膜溃疡、继发性青光眼、虹膜睫状体炎、并发性白内障及眼睑畸形等，与化学物质进入结膜囊损伤组织有关。

（4）焦虑。与担心疾病预后有关。

（5）有关烧伤知识缺乏。缺乏眼化学伤的防治知识。

三、护理计划

（一）预期目标

（1）疼痛减轻。

（2）情绪稳定。

（3）生活自理。

（4）减少眼部并发症的发生。

（5）组织完整性恢复。

（6）对眼化学伤的防治知识有所了解。

（二）护理措施

1. 眼部护理

（1）眼化学伤发生后，应立即进行现场急救，用大量清水反复冲洗眼部，初步处理后马上送专科医院进行进一步处理。到医院后，用大量生理盐水（至少1 000 ml）进行结膜囊冲洗，冲洗时要翻转上下眼睑，并令患者做眼球上下、左右转动，充分暴露上下穹窿部，彻底冲洗，至少冲洗30分钟，同时尽快清除存留在结膜囊内的固体化学物质。如果眼睑肿胀严重不能睁眼或患儿哭闹不能合作，冲洗前可用0.5%丁卡因或奥布卡因滴眼进行表面麻醉，然后用眼睑拉钩拉开眼睑进行冲洗，冲洗时动作要轻柔，压力不可过大，不能直接冲洗角膜，以免引起刺激。

（2）由于眼部疼痛，视力下降，生活自理能力减低，应热情接待病人，耐心安慰患者。日常用品摆放在固定位置，床周围不留障碍物，教会患者使用信号灯，协助做好生活护理，执行各种操作时动作要轻柔，以减少对病人的不良刺激，使病人能安心治病。

（3）每日用红霉素眼膏涂眼3～4次，在涂药前先用涂眼膏玻璃棒分离上下穹窿部结膜，以防止睑球粘连；点滴阿托品眼水，每日1～2次，以保持瞳孔散大，防止虹膜后粘连，也可有效预防继发性青光眼，滴阿托品后应用无菌棉球压迫泪囊区1～2分钟，避免药液经鼻泪管进入鼻腔被鼻黏膜吸收后引起中毒反应。

2. 心理护理

（1）心理反应的护理。病人因烧伤后出现疼痛、畏光、流泪、睁眼困难、视力障碍等，几乎所有病人都担心失明，特别是双眼烧伤者，因而产生极大的精神压力，病人可发生各种各样形式的心理反应，有的表现为意外的寡言与冷漠，没有表情，很少与人交谈；有的会显得焦虑不安和心神不宁，精神不振，失眠，不思饮食，严重的会变得性情恶劣，怨天尤人，容易激惹，无故发怒；有的出现自暴自弃、自责甚至自伤，对周围事物都不感兴趣，对前途失去希望。

针对病人的心理反应，护理人员要同情、关心、体贴病人，建立融洽的人际关系，通过耐心细致的病情观察、细致的护理，同时发动家人及社会支持系统，从各个方面协助、支持患者，消除或减轻患者的思想顾虑，使他们积极主动配合治疗和护理。

（2）对病人进行心理健康教育，既然外伤已成无法改变的事实，教会患者勇敢地面对现实，以“顺应自然”的态度生活着；对于焦虑的患者可转移注意力，慢慢劝导他（她）接受现实，做自己力所能及之事，适应新的环境，更好地发挥自己的力量，保持情绪的稳定，有利于疾病的康复。

(3) 对病人进行支持性心理治疗，包括倾听、理解、解释、鼓励、暗示，对病人进行指导和建议，创造温馨的病房环境，激发病人自尊、自强和自信的精神，帮助病人树立战胜疾病的信心，缓解病人的心理障碍，求得病人在治疗上的充分合作，积极促进患者的生活自理能力及心理和社会交往能力。

3. 健康教育

(1) 嘱患者在工作中严格按照操作规程，做好安全防护，穿防护衣、戴防护面罩或眼罩，对设备和机器及时进行安全检修。发生化学意外烧伤后，应立即脱去衣服、鞋、袜，用大量冷清水反复冲洗，患者可将自己的头部沉入水盆中，反复启闭双眼，将结膜囊内的化学物质彻底冲洗干净。有的工厂，在水管上装有开口向上的水龙头，当有化学物质进入结膜囊时，要立即打开水龙头，将水向上喷向受伤眼，借助受伤眼的开合，将进入结膜囊内的物质，尽快彻底冲掉，把烧伤减低到最低程度。

(2) 向患者介绍病房环境、各种设施的使用方法，嘱妥善保管好自己的财物，介绍主治医师及主管护士，使患者尽快适应病房环境，安心住院。

(3) 鼓励患者多进食高蛋白、高维生素 A、粗纤维易消化的食物，忌辛辣、刺激性食物，并保持大便通畅；保证充足的休息和睡眠，如难以入睡，可以按医嘱服用镇静、催眠药物以帮助入睡，适当做些活动，以减轻身体不适，增强机体抵抗力。

(4) 向患者介绍疾病的相关知识，如受伤情况、临床表现、治疗原则、护理要点及配合相关检查的重要性等，并嘱患者勿用手揉眼睛或压迫眼球，以免加重眼部病情，教会患者滴眼药水的方法及其注意事项。

第二节　眼热灼伤的护理

一、护理评估

（一）健康史

（1）向患者或家人了解受伤的经过及作用时间，是否经过初步处理。

（2）询问患者的工作性质及以往视力、眼病史、全身病史。

（二）症状和体征

（1）眼部可有不同程度的畏光、流泪、眼睑痉挛、眼痛及视力下降。

（2）患者多数伴有眼睑及睑部皮肤的热灼伤，轻者表现为皮肤潮红、水肿，严重者眼睑及睑部皮肤深部糜烂，甚至感染。结膜充血、水肿，重者苍白甚至坏死，角膜上皮脱落、溃疡甚至穿孔，晚期发生睑球粘连和各种眼睑畸形。

（三）心理因素

由于眼热灼伤为意外创伤，患者又有剧烈疼痛，同时伴有视力下降，可能造成毁容，患者常常出现焦虑和紧张情绪。

二、护理诊断

（1）疼痛。与眼部及皮肤组织受损有关。

（2）自理缺陷。与双眼视力下降有关。

（3）潜在并发症。感染、角膜穿孔、睑球粘连、眼睑闭锁，与组织受热损伤有关。

（4）组织完整性受损。眼睑及角膜组织损伤，与热源损伤组织有关。

（5）焦虑。与担心疾病预后有关。

（6）知识缺乏。缺乏眼热灼伤的防治知识。

三、护理计划

（一）预期目标

（1）疼痛减轻。

（2）情绪稳定。

（3）生活自理。

（4）减少眼部并发症的发生。

（5）组织完整性恢复。

（6）对眼热灼伤的防治知识有所了解。

（二）护理措施

1. 眼部护理

迅速用大量生理盐水冲洗降温，并将眼内异物清除干净，认真翻开上下眼睑，彻底冲洗结膜囊，冲洗时间要长，持续 20 ~ 30 分钟，冲洗压力不能太大，操作时动作要轻巧，避免压迫眼球，以免引起受伤组织进一步的损害；冲洗后局部用 0.3% 庆大霉素盐水纱布湿敷，结膜囊涂大量抗生素眼膏，以防止睑球粘连、角膜穿孔、感染，促进创面愈合及上皮的生长。

2. 预防并发症

（1）全身及局部应用抗生素，预防感染，促进炎症的吸收，眼热灼伤产生的坏死组织是细菌良好的培养基。创面可被外源性细菌和内源性细菌感染，除细菌外还可有真菌和病毒，注意做好无菌操作，同时注意全身情况，加强营养，增强身体抵抗力。

（2）防止角膜穿孔，做治疗和护理时注意动作要轻巧，避免压迫眼球，冲洗时压力勿太大，按医嘱给予贝复舒滴眼液滴眼，以修复角膜上皮并用无菌纱布遮盖，加强营养，进食高蛋白、高维生素食物，勿进食刺激性食物，以促进角膜上皮的修复。

（3）防止睑球粘连、睑内翻、睑外翻。眼热灼伤后角膜、结膜都有损伤，很容易导致睑球粘连，严重者可使眼球运动发生障碍和影响视功能。因此，早期嘱病人做眼球运动，拉开上下眼睑，眼球做左、右、上、下转动，每日3～4次，每次10～15分钟，直到伤口愈合为止。

3. 口腔及面部护理

眼热灼伤多伴有面部灼伤，因此面部及口腔护理非常重要。用生理盐水100 ml加庆大霉素16万单位的液体清洁创面，再用0.02%呋喃西林湿敷换药，或用烧伤油涂于灼伤面（深Ⅱ、Ⅲ度烧伤忌用烧伤膏），每天2～3次，并保持创面的清洁。每天用0.02%呋喃西林液清洗口腔2次，以保持口腔清洁，抑制细菌生长。

4. 心理护理

眼热灼伤属于意外事件，面对突如其来的眼睛受伤，加上剧烈的疼痛、视力下降，同时由于患者大部分人为青壮年，是家庭的经济支柱，受伤后表现为较强的恐惧、焦虑，甚至抑郁的心理反应，他们担心眼睛的预后，是否会导致失明、毁容，担心医疗费用。

（1）针对患者的心理反应，护理人员应采取一系列的护理措施，做好生活护理，为患者提供便利的生活设施。

（2）与患者建立良好的护患关系，倾听患者的诉说，由此了解患者的心理状态，采取支持性心理治疗，消除患者的心理顾虑，使患者逐渐转变角色、接受现实。

（3）告知患者及家属疾病的发展过程、治疗方法、并发症及预后，以及积极配合治疗的重要性，从而取得患者及家属在治疗上的配合，并向患者介绍治疗成功的病例，使其消除不良情绪，保持良好的心态，提高战胜疾病的信心。

5. 健康教育

（1）嘱患者在工作中严格按照操作规程，做好安全防护，穿防护衣，戴防护面罩或眼罩，发生意外后，立即用大量清水持续冲洗头面部，以降低皮肤温度。

（2）向患者介绍病区的环境、各种设施的使用方法及各项规章制度，介绍主治医师及主管护士，注意做好贵重物品的保管，以尽快适应环境。

（3）向患者介绍各种治疗和护理的目的及重要性，以取得患者的配合，嘱患者注意个人卫生，勿用手揉搓眼睛，勿压迫眼球。

（4）鼓励患者多进食高蛋白、高维生素 A、粗纤维易消化的食物，忌辛辣、刺激性食物，并保持大便通畅；保证充足的休息和睡眠，如难以入睡，可以按医嘱服用镇静、催眠药物以帮助入睡，适当做些活动，以减轻身体不适，增强机体抵抗力。

第三节　羊膜移植治疗眼化学烧伤的护理

一、一般护理

术后双眼用绷带加压包扎 24～48 小时，以减少眼球运动，避免羊膜移植片下出血，确保植片与植床贴附，有利于移植片的生长和切口的愈合，嘱患者卧床休息，取平卧位或健侧卧位，一周内禁止洗头；护士应做好患者的生活护理，给予清淡、易消化饮食，忌烟酒及辛辣食物，以防血管扩张，眼部充血；保持大便通畅，以防用力过度引起植片下出血；病房环境要安静、舒适、安全，光线应柔和，避免强光刺激。

二、眼部护理

（1）注意观察术眼敷料有无渗液、渗血及疼痛情况；如持续性疼痛、渗液、分泌物多，提示有感染或植片脱落移位，应及时报告，以查明原因。

（2）每天观察植片成活、结膜血管及角、结膜创面愈合情况，注意植片有无脱落、移位、溶解或感染；由于羊膜软滑和眼的分泌物极相似，有的患者会误认为是分泌物，用力擦拭易导致羊膜脱落，因此术后要反复向患者强调，对眼内的不适感或模糊感，不要轻易用手揉眼。

（3）对眼部有干燥症或睑裂闭合不全的患者应使用人工泪液滴眼。

（4）滴眼前注意消毒双手，注意滴眼的手法，分泌物多者，先用生理盐水或抗生素眼水湿润睑缘，再用湿棉签将分泌物清除干净，然后再滴眼。注意不要将羊膜当成分泌物擦掉，滴眼时不能压迫眼球，药瓶口不能接触角膜及植片。

（5）注意观察羊膜移植片的透明度、颜色、光泽。一旦发生羊膜植片溶解，应加强抗感染，应用胶原酶抑制剂及保护、营养上皮的药物；因线结和创面摩擦引起异物感和流泪者，可涂眼膏以减轻症状，并嘱患者勿揉搓眼部，以免羊膜移植片移位、脱落或出血。

三、出院指导

教会患者滴眼药水、涂眼药膏的方法，滴眼时不可压迫眼球，保护好术眼，勿揉搓或挤压眼部，避免用力瞬目，洗脸时不要用力洗眼部。3 个月内避免做剧烈运动和重体力活动。保持眼部清洁，外出时戴防护眼镜，避免强光刺激，少看电视，阅读时间不宜过长，防止眼睛疲劳而引起充血，保持生活有规律，保证充足的睡眠；告知患者出院后要定期复查，一般每周复查 1 次，拆线后可每 3 个月复查 1 次，如果出现眼部异物感、分泌物多、眼红、眼痛、视力下降等特殊情况，就要随时就诊。

第四节　穿透性人工角膜植入术的护理

一、术前护理

（一）心理护理

由于本组患者均为双眼角膜盲患者，而且都有多次手术失败的经历，对本次手术寄以很大希望，但又担心手术再次失败。针对这种矛盾心理，护理人员要仔细向患者介绍手术者的技术情况、手术预期效果以及手术前后的准备工作，并介绍手术可能出现的并发症，使患者能比较科学地、客观地对待手术，还要加强生活护理，使患者处处为患者着想，消除患者的紧张、恐惧心理。通过心理护理，使患者消除顾虑，并以积极的心态配合手术。

（二）术前准备

眼部如有炎症应先治疗。如 1 例患者在术前检查发现有慢性泪囊炎，在术前 10 天行泪囊摘除术，用抗生素眼水滴眼，术前结膜囊分泌物细菌培养 3 次均为阴性。由于这类患者均有不同程度的睑球粘连，细菌容易在隐窝处繁殖，术前宜用 1∶8 000 新洁尔灭及生理盐水彻底冲洗结膜囊，连续 3 天，然后再做术前结膜囊分泌物细菌培养，结果阴性者，才进行手术。术前 1 天给予剪睫毛及冲洗泪道，常规眼部清洁消毒、包眼。外耳皮肤常规清洁消毒，无菌纱布包扎。

二、术后护理

（一）生活护理

为了保证手术效果，必须限制眼球活动，术后给予双眼加压包扎，因而使得患者生活不能自理。为了使患者安心治病，护理人员要经常巡视病房，询问病情，了解患者所需，并向患者介绍成功的病例，增强患者治病的信心，解除他们长时间卧床的痛苦和寂寞。

（二）术眼护理

为了预防感染，术眼每天换药，滴抗生素眼药水及涂抗生素眼药膏，双眼加压包扎；注意观察术眼敷料情况，如果分泌物较多，应给予及时更换；观察是否有眼痛、头痛等不适，如有眼压升高应及时给予降眼压药物，并告主治医师。

（三）并发症观察及预防

为了预防并发症及排异反应，术后全身应用抗生素及糖皮质激素，同时注意观察药物的副作用，发现问题及时告诉主治医师。如果术眼有明显的结膜充血，没有或很少有分泌物，同时有组织向人工角膜表面生长，此时要加滴典必殊眼水，抑制刺激性炎症和人工角膜前膜或后膜形成；如果术眼结膜苍白，新生血管不长，人工角膜有暴露或突出感，此时要加滴碱性成纤维细胞生长因子，防止人工角膜周围组织萎缩和渗漏，及时与主治医师商议。

三、出院指导

对于穿透性人工角膜植入术患者，出院指导应该着重强调以下几点：

（1）有些患者出院后术眼还需加压包扎，所以患者出院前一定要教会家属滴眼水和涂眼膏，并且要教会患者和家属一些用药知识，例如，眼药水的使用方法、目的以及用药时间。

（2）如术眼有不适，不能用手去揉眼。

（3）注意定期复诊，术后第一年每月复查一次，以后则每两个月检查一次，如果突然眼部疼痛不适，则应随时到医院检查治疗。

（4）进食要选择易消化食物，多吃青菜水果，保持大便通畅。如有便秘，可服缓泻药。

（5）如果患者没有其他眼病，手术成功的话，可以恢复一定的视力。然而由于人工角膜没有调节力，视野较窄，又是独眼，虽恢复了一定的视力，但其质量不高，活动范围应该逐渐扩大，动作不能太快，以防止意外发生。

（张静辉）

第十一章　眼烧伤的研究新进展

第一节　基础研究

一、黏附分子在眼烧伤病理改变中的作用

眼烧伤是临床上常见的致盲性眼外伤，其损伤机制一直受到人们的重视。烧伤后产生的角膜变性蛋白成为自身不能识别的新抗原，与抗体结合形成免疫复合物，沉积于角膜组织及毛细血管基底膜。黏附分子（adhesion molecule，AM）在角膜烧伤后的病理过程中发挥了重要作用。它参与了多种炎症细胞的趋化、浸润和激活，是自身免疫反应中的重要分子。对黏附分子的研究可以为角膜碱烧伤的治疗提供更广阔的空间，下面分别介绍与角膜烧伤有密切关系的几种黏附分子，包括选择素家族、粘蛋白样家族、整合素家族、免疫球蛋白超家族、钙离子依赖的细胞黏附素家族等。

（一）免疫球蛋白超家族

细胞间黏附分子 -1（intracellular adhesion molecule -1，ICAM -1）主要表达在内皮细胞、上皮细胞和淋巴细胞表面。淋巴细胞功能相关抗原 -1（lymphocyte function associated antigen -1，LFA -1）与 ICAM -1 结合可介导白细胞在角膜中移行，此过程在角膜炎症及免疫反应中有重要作用。正常角膜中，ICAM -1 不表达或少量表达于角膜缘血管内皮细胞，炎症或免疫反应可上调 ICAM -1 的表达。干扰素 -γ（interferon -γ，IFN -γ）可强烈诱导 ICAM -1。白细胞

介素 - 1 受体 A（ interleukin - 1 receptor a，IL - 1Ra）可以抑制 ICAM - 1 的水平，因此，可以通过影响 ICAM - 1 表达的细胞因子来减轻烧伤后角膜的炎症及免疫反应。

血管细胞黏附分子 - 1（ vascular cell adhesion molecule - 1，VCAM - 1 ）在正常角膜上皮、基质、内皮中均未见其表达。当角膜慢性炎症时，VCAM - 1 在血管内皮细胞中的表达增多，可能是导致慢性炎症中淋巴细胞持续性浸润的原因。在体外培养的人角膜内皮细胞发现在炎症反应时表达增多，可能是与淋巴细胞与人角膜内皮细胞的反应性上调有关。

（二）选择素家族

按照来源细胞不同可将选择素分为 L - 、E - 、P - 选择素，是介导内皮细胞、白细胞和血小板间相互作用的一类黏附分子。在正常角膜中未发现 E - 选择素，但在炎症反应中 E - 选择素表达增加，认为与淋巴细胞对人角膜内皮细胞反应有关。Vorkauf 等研究发现，角膜炎症反应时，E - 选择素在血管内皮细胞及角膜内皮细胞上均表达增加，证实炎症反应可上调 E - 选择素的表达，同时 E - 选择素的表达可促进细胞间、细胞—细胞外基质的相互作用。

（三）整合素

整合素是 α、β 两个亚单位组成的异二聚体。在正常角膜中，β_1 整合素定位于角膜上皮基底细胞，β_4 整合素定位于基底膜的上皮面及基底细胞间，α_4 整合素位于基底膜的上皮面，α_5 整合素在角膜上皮及角膜内皮均有表达，但内皮中会更多，α_6 整合素仅在正常角膜的角巩缘部有高浓度的表达。整合素具有促进细胞迁移、伤口愈合、吞噬作用和靶细胞杀伤作用，在细胞间、细胞—细胞外基质黏附及上皮细胞分层时的有丝分裂中有重要作用。

（四）钙黏附分子

钙黏附分子为单链跨膜糖蛋白，包括 E_2、N_2 和 P_2 钙黏附分子等亚类，主要参与介导同型组织细胞间的黏附，在调节胚胎形态及维持组织结构完整性与极性方面具有重要作用。E_2 钙黏附分子在正常角膜的各层中均有表达，且在角膜炎症或创伤后基底膜重建中介导细胞—细胞间的相互作用，以促进伤口愈合。研究发现，血管内皮钙黏附分子（VE-钙黏附分子）只表达于内皮细胞，在血管的形成、分化中有重要作用，其抑制剂 BV_{13} 多抗可以抑制角膜的新生血管形成。

（五）CD44

CD44 分子是一类具有高度异质性的单链膜表面糖蛋白，分布广泛，其配体为透明质酸（hyaluronic acid，HA）、FN 等，可介导多种黏附作用，参与炎症反应、淋巴细胞分化和活化。CD44 及其配体 HA 在正常角膜各层（除内皮细胞层）及角膜缘结膜均有表达。在角膜创伤后 CD44 在移行的角膜上皮表达增高，上皮创伤修复后 CD44 降至正常水平，可能与参与细胞间及细胞—细胞外基质相互作用，介导上皮移行，与角膜损伤后上皮化有关。

（六）纤维粘连蛋白

纤维粘连蛋白（fibronectin，FN）是存在于血浆和细胞外基质的高分子糖蛋白，是介导细胞与细胞外基质相互作用的黏附分子，在细胞迁移、分化，细胞骨架形成，胚胎发育和伤口愈合中发挥重要作用。Katerina 等研究发现在碱烧伤角膜中 FN 表达下降，一方面由于蛋白水解酶的降解作用增强；另一方面，由于细胞破坏导致 FN 合成减少，FN 的表达下降是角膜碱烧伤后反复性上皮脱落的重要原因。

二、眼烧伤的病理改变机制

眼表碱烧伤后，眼前节的组织病理学研究结果显示：烧伤后虹膜、睫状体有大量炎性细胞浸润及相应的炎性损伤。炎性病理变化涉及多方面的病理机制。目前认为前列腺素参与眼创伤病理过程。前列腺素可引起毛细血管通透性增强以及对炎性细胞的趋化作用，引起眼前部的急性炎症；前列腺素升高也是烧伤后早期眼压升高的主要原因之一。

炎症反应是免疫排斥反应的触发因素。炎症反应过程中，血管扩张，新生血管可带去免疫活性细胞、巨噬细胞、多形核细胞，继而以Th细胞为主的细胞浸润，它们所释放的细胞因子为排斥反应提供了基础信号。在吴静、徐锦堂所进行的动物实验中，抗炎治疗组和对照组的培养同基因上皮移植术后植片的存活对比结果显示：抗炎治疗组的植片存活率明显高于未抗炎治疗组，提示减轻和控制炎症反应，可减轻和抑制免疫反应，但排除炎症反应所诱发的免疫排斥反应机制后，也还存在一定的移植失败率。因此，除了炎症反应因素以外，还有更复杂的导致移植失败的内在机制。

陈剑、徐锦堂（1994）对眼化学烧伤病理机制探讨中认为，化学烧伤后，早期眼前节局部代谢紊乱，异常代谢的降解物进入前房，导致前房水内的中分子物质（middle molecular substances，MMs）堆积。另外，化学物质直接引起的以及化学烧伤后炎性水肿引起的房角闭锁和小梁损伤，致使房水中MMs排除障碍。MMs通过对许多代谢酶类抑制作用（MMs可使乳酸脱氢酶、丙酮酸激酶、腺苷酸环化酶、Na^+-K^+-ATP酶活性下降，干扰周围组织正常活性成分），更加重了眼前节组织代谢障碍，最终导致组织损伤和功能障碍。

角膜化学伤后，角膜变性蛋白作为自体抗原，一周后在体内出现抗变性角膜蛋白抗原的抗体，3周后达到高峰，2个月后逐渐下降。因此在此期间，进行任何形式的角膜上皮移植术，都容易引起免疫排斥反应。当然，当植床出现新生血管时，免疫排斥反应就更容易发生。李志杰等实验发现，眼化学烧伤后房水内的蛋白浓度显著增加，房水成分也发生了剧烈的改变，房水正常的免疫抑制功能在很大程度上也被削弱。房水的免疫抑制活性主要来源于虹膜睫状体上皮细胞和基质细胞所分泌的细胞因子，包括转化生长因子-β、血管活性肠肽和α-黑细胞刺激素等。虹膜睫状体细胞在眼化学烧伤后的损伤和破坏，导致了这些免疫抑制活性物质的下降。另外，作者们在眼化学烧伤动物眼前房未诱导出对抗原特异性迟发性超敏反应的抑制效应，即前房相关性免疫偏离（anterior chamber associated immune deviation，

ACAID）机制被削弱，其原因可能有两个方面：化学烧伤后所造成的眼前节炎症反应，会使外源性淋巴细胞和抗原呈递细胞进入该组织。这些细胞可分泌许多免疫和炎症反应介质，如肿瘤坏死因子（Tumor necrosis factor，TNF）、白细胞介素（Interleukins，Ils）和干扰素 - γ（IFN - γ）等。这些细胞因子具有显著的免疫调节功能，可以消除 ACAID 的诱导；另外，诱导 ACAID 需要虹膜睫状体内抗原呈递细胞对抗原的内吞和处理，最终经过修饰后以偏差形式诱导免疫反应。而这些偏差形式所依赖的前房内免疫抑制性细胞因子因眼前节遭受损伤而出现合成和释放的明显减少，所以这也是 ACAID 机制消失的原因。综上所述，眼化学烧伤后，眼内的病理产生机制是非常复杂的。

第二节　眼烧伤的急症处理和药物治疗

一、不同冲洗液的选择及其影响

通过在眼碱烧伤动物模型的研究，比较等渗的生理盐水和低渗的自来水进行眼球冲洗时对眼内 pH 值和眼球组织改变的影响。结果发现，由于自来水的低渗透压性质，导致角膜出现明显水肿，而水肿的角膜可以阻止碱性物质的弥散和具有一定的稀释作用，所以可以降低房水内 pH 值升高的程度，减少碱烧伤对眼内组织的损害。因此，Kompa 等（2005）提出在碱烧伤的紧急处理中，使用自来水的效果要好于等渗的生理盐水。但是，如果在结膜囊内残留有碱性物质，也可随之侵入深层组织，引起第 2 次损伤，这是值得注意的。

在一些眼烧伤病例中，我们发现有角膜钙化的出现，而角膜钙化通常被认为是眼慢性疾病的一部分，如葡萄膜炎、严重青光眼、角膜炎等。研究认为，角膜钙化与造成烧伤的腐蚀性物质含钙或者在进行早期眼球冲洗用到含有钙离子的磷酸盐缓冲液有关。Schrage 等对一百七十余例的回顾性研究表明，角膜钙化与引起烧伤的物质含钙有关，与早期含钙的磷酸盐溶液冲洗没有关系，但是与长期使用含磷酸盐的滴眼液有关系。

二、配戴硬性角膜接触镜对于严重角膜碱烧伤紧急处理的意义

严重角膜碱烧伤可以引起大量的角膜缘干细胞损失，从而导致持续性上皮缺损、炎症浸润和基质溶解等。硬性角膜接触镜可以作为“人造上皮”发挥保护角膜的作用。Spelsberg 等（2005）在临床观察了一例严重双侧角膜碱烧伤的患者，右眼角膜上皮和结膜上皮完全丧失，全周角膜缘缺血。左眼损伤相对较轻，有 2/3 角膜缘缺血。他们对双眼进行了羊膜移植，但是在术后第 4 天右眼手术失败，进而该眼戴上硬性角膜接触镜，时间为 12 个月。在摘掉接触镜后，点自体血清，角膜迅速上皮化，并且上皮功能保持稳定，在戴硬性角膜接触镜期间视力达到 0.4。而损伤相对较轻的左眼，羊膜移植并未能维持病情的稳定，在伤后 4 周时发生角膜穿孔，不得不进行角膜移植术，术后戴接触镜，而最终视力也只达到 0.03。这一病例提示我们，硬性角膜接触镜对于角膜碱烧伤来说是一种有效的治疗手段，它不仅可以阻止角膜浸润和溶解，而且可以抑制结膜上皮向角膜的迁移和增殖，在恢复角膜缘功能后促使角膜上皮增殖而实现角膜上皮化，在某些情况下可以避免角膜移植术而建立稳定的眼表和保留有用的视力。

三、促进角膜愈合

（1）胸腺素 - beta 4（thymosin - beta 4）可通过调节角膜基质金属蛋白酶和多形核白细胞浸润而促进碱烧伤后角膜的愈合。Sosne 等（2005）研究发现，在碱烧伤后，thymosin - beta 4 局部治疗可以减少角膜 MMP - 2、MMP - 9 和 MT6 - MMP 的表达，TIMP - 1 和TIMP - 2 的表达没有明显变化；另外，角膜内 KC（CXCL1）和巨噬细胞炎症蛋白（MIP） - 2 表达和多形核巨细胞浸润也有所降低。因此，

thymosin - beta 4通过抑制角膜内炎症反应和 MMP/TIMP 系统平衡，从而促进角膜伤口愈合和提高伤后角膜的透明度，有希望在临床用于治疗伴有严重炎症的角膜外伤。

（2）smad 7 的表达加速碱烧伤后角膜的愈合。转化生长因子 - beta（transforming growth factor beta，TGF - β）是角膜烧伤后反应的一个重要细胞因子，调节 TGF - β 信号通路可能会改变碱烧伤后的病理生理过程及预后。smad 7 在 TGF - β 信号传导中发挥抑制性作用，而 smad 3 是这一信号通路中的重要介导分子。Saika S 等（2005）通过腺病毒表达载体引入抑制性的 smad 7，发现外源性的 smad 7 在烧伤角膜组织中的表达可以抑制 smad 信号通路的激活和经 RelA/p65 的 NF - kappa B 的信号传导。在 smad 7 的作用下，烧伤的角膜很快由结膜上皮细胞覆盖并转化为角膜上皮样细胞，而且在伤后 20 天左右，角膜基质溃疡、混浊和新生血管都显著减少。smad 7 的引入抑制了单核巨噬细胞的浸润，抑制了单核巨噬细胞趋化蛋白 - 1、TGF - β_1、TGF - β_2、VEGF、MMP - 9、TIMP - 2 的表达，阻止了肌成纤维母细胞的形成。在敲除 smad 3 基因的动物模型，尽管烧伤角膜的愈合有所加快，但是对上皮和基质的作用明显不如 smad 7。这说明 smad 7 在除了阻断 smad 3/ TGF - β 信号通路之外，还可能通过其他的机制作用于烧伤的角膜组织。

（3）NF - kappa B 抑制剂 SN50 可局部应用于角膜碱烧伤的治疗。在对碱烧伤的角膜给予 SN50 治疗后，进行细胞因子 mRNA 表达的检测。与对照组相比，SN50 的局部应用可以抑制局部细胞内 NF - kappa B 的激活，降低角膜愈合过程中上皮缺损和溃疡的发生。另外，肌纤维母细胞形成、巨噬细胞浸润、基质金属蛋白酶活性和基底膜的破坏及细胞因子的表达都被抑制。体外细胞实验证明 SN50 可以依赖于 TNF - alpha/JNK 信号途径对细胞增殖发挥促进作用。因此，SN50 的局部应用对于大鼠角膜碱烧伤具有治疗作用（Saika，2005）。

（4）Makarov 等研究了口服抗氧化药物 immugen（一种包含α - 生育酚、天冬氨酸、甲硫氨酸、大豆磷脂等混合物）对重度角膜碱烧伤动物模型的作用。结果表明，immugen 显著提高了局部抗氧化系统的指标，增加了过氧化物歧化酶和过氧化氢酶的活性。在动物实验早期虽然表现为深层角膜溃疡发生率有所增加，但是该药物的长期效果表现为显著增加受损角膜最终保留透明区域的面积。这一结果提示抗氧化剂对于烧伤愈合过程可能具有正面影响。

（5）血小板激活因子（platelet - activating factor，PAF）受体拮抗剂对碱烧伤引起的角膜基质溶解具有抑制作用。Jiucheng 等研究发现，PAF 受体拮抗剂 LAU0901（2，4，6 - 三甲基 - 1，4 - 二氢吡啶 -3，5 - 二羟酯）可以显著抑制兔重度角膜碱烧伤的溃疡和穿孔的形成。其原理在于 PAF 是角膜内重要的炎症介质，对多形核白细胞具有趋化作用，对多种可以降解细胞外基质的蛋白酶具有诱导作用。因此，LAU0901 对于化学伤的早期和中期治疗具有重要意义，可以保护角膜的完整性。

四、抑制新生血管的形成

（1）血纤溶酶原 kringle 5 是一种较强的血管新生抑制剂，Zhang 等通过动物实验的研究表明，它可以剂量依赖性地延迟碱烧伤角膜新生血管的形成时间；减少新生血管的面积，而且可以诱导已经形成的新生血管发生退变。其机制可能与通过抑制 VEGF 的表达和抑制血管内皮细胞的增殖并诱导其凋亡有关。

（2）螺内酯。动物实验表明，口服螺内酯可以抑制 bFGF 诱导的角膜新生血管面积，并且体外细胞实验证明螺内酯可以抑制 bFGF 和 VEGF 诱导的血管内皮细胞增生，bFGF 对毛细血管内皮细胞的趋化作用，在绒毛膜上作用时可以产生无血管区。螺内酯在体内的代谢产物仍然具有抗新生血管的作用，而且它的这一作用似乎与抗雄性激素和抗盐皮质激素作用无关（Klauber，1996）。

（3）善得定（octreotide）。octreotide 是一种长效的生长抑制素类似物，研究表明皮下注射这种药物可以抑制硝酸银烧伤动物模型中新生血管的生成（Demir，1999）。

（4）催乳素样分子。研究表明催乳素样分子可能来源于泪液，而角膜上皮表达催乳素受体。在 bFGF 诱导形成的角膜新生血管模型，应用催乳素分子可以阻断新生血管的形成，提示催乳素家族成员可能是角膜新生血管的重要调节因子（Duenas，1999）。

（5）沙利度胺及其代谢产物。沙利度胺在口服或者静脉给药的条件下都可以抑制 bFGF 和 VEGF 诱导的角膜新生血管形成。这种抑制作用与沙利度胺抑制 TNF－alpha 的生成无关，而是与它在体内代谢被水解后形成的开放式环状代谢物有关（Kemyon，1997）。

（6）白介素－1 受体拮抗剂。在诱导角膜新生血管的过程中，角膜组织中 IL－1－alpha 和 IL－1－beta 的水平有显著提高。为了确定 IL－1 是否在角膜新生血管形成中发挥重要作用，在动物模型局部给予 IL－1 受体拮抗剂，结果表明，如果在某些刺激因素诱发新生血管的早期，给予上述药物可以明显抑制角膜新生血管的形成（Dana，1998）。

（7）光动力疗法。在注射荧光染料 ATX－S10（Na）3～5 小时后，血管造影显示：ATX－S10（Na）出现于角膜新生血管，而此时虹膜内 ATX－S10（Na）已经很少，因此，注射染料后 3～5 小时是进行光动力治疗的最佳时间。应用光动力疗法可以选择性闭塞角膜新生血管而不伤害周围正常组织（Gohto，2001）。

（8）羊膜细胞的培养上清液。羊膜细胞培养上清液可以抑制 bFGF 诱导的角膜新生血管，并且可以抑制体外培养的脐静脉血管内皮细胞的增殖。因此，我们可以推测羊膜细胞培养上清液中含有抑制新生血管的因子，它的抑制作用是针对血管内皮细胞的生长和移行而实现的，有望应用于伴有新生血管的角膜疾病的治疗（Kobayashi，2002）。

（9）尿激酶受体反义寡核苷酸。纤溶酶原活化因子可以调节内皮细胞与细胞外基质之间的黏附作用和细胞—细胞间作用，因而它在新生血管中发挥重要作用。研究表明，尿激酶型纤维蛋白酶原激活剂（urinary type plasminogen activator，u－PA）可以剂量依赖性地促进培养内皮细胞的生长、趋化和进入基质，并且诱导新生血管的形成。抗u－PA和抗u－PA受体的单克隆抗体可以阻断u－PA的新生血管诱导作用，因此u－PA和它的受体之间的相互作用可能是新生血管形成的关键环节。针对u－PA及其受体的抗体和u－PAR mRNA的反义寡核苷酸可以阻断u－PA受体的激活，从而抑制新生血管的形成（Fibbi，1998）。

五、眼烧伤后的眼睑重建

陈家祺等利用脱细胞的自体皮肤进行了眼睑缺损的重建，对5例热灼伤和8例化学烧伤的患者，将脱细胞的自体皮肤作为睑板的代替物，在上睑植入上睑提肌腱膜和残余睑板之间。在下睑植入下睑缩肌和残余睑板之间。9个月后，眼睑获得满意的功能和外观重建，没有发生明显的排斥反应和严重并发症，这表明脱细胞自体皮肤作为移植物进行眼睑重建具有良好的生物相容性，并且不会加重受损眼睑的炎症反应。

第三节　眼表重建

一、角膜缘干细胞移植

眼化学烧伤和热灼伤的早期，当角膜及角巩缘上皮缺损时，周围的结膜上皮可通过移行覆盖缺损面，常发生角膜上皮血管化及假性翼状胬肉形成。干细胞位于角膜缘上皮细胞的基底层，具有潜在的增殖分化能力。在正常情况下，角膜上皮的完整性依赖于角膜缘干细胞的有丝分裂更新组织再生上皮。当化学烧伤和热灼伤等造成角膜表面损伤时，常导致角膜缘干细胞的破坏，从而引起新生血管侵入或假性翼状胬肉形成，加重角膜的损害。自体干细胞的移植治疗，为受损眼提供了健康的上皮来源，促进了角膜上皮的愈合，同时激活了干细胞的再生能力，有助于重建角膜、结膜的完整性，阻止新生血管的长入，为术后视功能的改善，或为进一步治疗并发症奠定了良好的基础。临床研究证明，对于单侧眼烧伤，自体角膜缘移植可以有效地恢复角膜上皮和保留有用视力，而且不存在移植排斥反应。而对于双侧眼烧伤，则适合进行异体角膜缘移植，供体材料可以来自亲属或者尸体角膜组织，如果结合穿透性角膜移植，可以获得更好的视力和更高的植片存活率。对于 HLA 匹配的异体移植，免疫抑制治疗也是必要的。体外培养扩增技术为角膜缘干细胞移植提供了新的来源，在仅取少量角膜缘组织的情况下，可以通过体外培养的条件，使细胞在合适的载体表面得到数量上的扩增，达到移植手术的要求。利用该技术的自体角膜缘干细胞移植治疗单侧眼烧伤，可以减少对健康角膜缘组织的取材，从而避免引起健侧眼的干细胞缺乏。

应用体外培养的上皮细胞进行组织移植，来治疗难以治愈的碱性眼烧伤所致的反复性上皮剥脱和顽固性角膜溃疡，这一良好设想早在 20 世纪 70 年代就开始了研究。载体一直是一个关键问题。胶原曾被认为是培养上皮细胞的一个理想载体，但实验中发现，这种载体由于其降解过快、拉力不足，达不到预期目的。应用羊膜为载体，体外扩增角膜缘干细胞构建人工生物角膜上皮细胞移植片治疗眼表烧伤已成为目前研究的热点，但其透明性差，缺乏足够的厚度，并非尽善尽美。

吴静、徐锦堂等应用脱水保存的异种角膜前表层基质作为体外培养角膜上皮细胞的载体。在其表面涂外源性层粘连蛋白（laminin，LN)，成功地在体外培养出复层角膜上皮组织，经组织学以及细胞分化蛋白免疫组化测定，脱水保存的浅层角膜基质片是目前较好的培养细胞载体，所培养出来的角膜上皮组织，在形态、组织结构及分化方面的指标均与正常状态下的角膜上皮组织相近。培养的角膜上皮细胞移植在动物模型上的成功，证明应用脱水保存的基质片可以作为培养角膜上皮细胞的载体，因其天然的结构而具有透明、不易被降解、抗拉力强、通透性好、抗原性小等优点，能给上皮细胞提供一个较合适的生长环境。用异种基质片培养的上皮移植也未见明显的排斥反应，这为今后临床上应用异种角膜基质作载体进行培养的同基因角膜上皮移植奠定了实验基础。

二、自体角膜缘移植联合深板层角膜移植

眼化学伤和热灼伤会引起角膜缘干细胞的损失，导致持续性角膜上皮缺损、血管化、慢性炎症和疤痕形成等。对于这些问题，如果采用传统的角膜移植手术，包括板层角膜移植和全厚角膜移植，则不能补充已经受损的角膜缘干细胞。而通过角膜缘干细胞移植成功恢复眼表结构后，往往需要再次手术来改善角膜的透明度以增加视力。由于角膜基质有较多的新生血管，会增加术后排斥反应的概率，而且再次手术会导致角膜缘干细胞的再次丢失，因此，将深板层角膜移植（deep anterior lamellar keratoplasty，DALK）和角膜缘干细胞移植联合手术，能够一期完成眼表面重建和恢复角膜透明性，既可以有效地恢复眼表结构，又可以改善视力。Fogla 等报道了具体的手术方法：用直径 7.5 mm 或者 8 mm 角膜环钻做四分之三角膜厚度的角膜环钻，然后开始进行板层角膜分离。分离完成后，用平衡盐缓冲液冲洗植床，并观察植床角膜组织的透明度。如果还有残留的不透明斑点，则从植床边缘再次进行板层分离去掉部分角膜基质。板层角膜分离最深可达 95% 的基质厚度或者将后弹力膜几乎暴露出来。如果在分离过程中出现小的穿孔，向前房内注入消毒空气，结束分离。植片的直径比植床直径大 0.5 mm，移植前切除植片的后弹力膜连同或者不连同后部 5% ~10% 的角膜基质以符合受体的植床边缘深度。角膜缘干细胞的移植：将利多卡因注射到接近上部角膜缘的结膜下，使上皮与 Tenon's 囊分离开来。将结膜上皮从下面的 Tenon's 囊分离出来，做一个基底向角膜缘的瓣（沿角膜缘长 12 mm，宽 8 mm），向内分离到透明角膜区内 1 mm，最后将角膜缘植片用 10 - 0 缝线缝合到受体上方的角膜缘。

三、利用非眼表来源细胞进行眼表重建

双侧严重眼烧伤，以及其他一些疾病如 Stevens - Johnson 综合征、瘢痕性天疱疮等，常导致角膜缘上皮细胞缺损，临近结膜上皮长入，并伴有纤维组织生长，基质瘢痕和新生血管，不仅损害眼表结构，还严重损害视功能。对于这样的患者，由于缺乏健康的角膜缘上皮细胞，无法进行自体角膜缘干细胞移植，故常用异体干细胞培养移植，后者术后有明显的移植排斥反应。最近有研究将分离培养的自体口腔黏膜细胞接种到羊膜载体，然后移植到应用板层切除法建立的角膜损伤动物模型，术后组织学检查发现，经培养的人和兔唇黏膜上皮细胞层均为 5 ~6 层的复层上皮细胞，分化良好，且上皮细胞外观与正常活体角膜上皮细胞相似。免疫组化分析显示角蛋白 1 和角蛋白 10 在黏膜上皮细胞各层均不表达，角膜特异性角蛋白 12 在各层细胞亦不表达，而均表达非角化角蛋白 4、角蛋白 13 和角膜特异性的角蛋白 3。实验表明，以羊膜为载体培养的口腔上皮细胞具有非角化上皮的特征，推测在一定的培养条件下，口腔上皮细胞可以分化成角膜上皮样细胞。将载有培养细胞的羊膜移植到模型动物的角膜表面，自体移植组（兔口腔上皮移植）10 天即可上皮化。裂隙灯等检查发现愈合上皮清亮、光滑，荧光素染色阴性。异种移植组（人口腔上皮移植），术后尽管加强免疫抑制剂的应用，早期仍可发生急性上皮排斥反应。

另外，还有学者在上述研究基础上，以温度敏感性物质代替羊膜作为载体，利用细胞片组织工程技术（cell sheet engineering）以口腔黏膜细胞为种子细胞进行眼表重建。温度敏感性培养表面是在常用的细胞培养表面共价结合温度敏感性聚合物，以聚异丙基丙烯酰胺[poly（N - isopropylacrylamide），PIPAAm］最为常用。它的低临界溶解温度（lower critical solution temperature，LCST）为 32°C，在高于这个温度时，培养表面呈脱水状态，适合细胞的黏附、移行和生长。当温度低于 LCST 时，培养表面迅速吸水肿胀，造成全部细胞完整脱离

培养表面。这种表面培养的融合生长的细胞可以以完整的细胞片形式收集下来，保持了培养状态下完整的细胞间连接和细胞外基质。由于按照这种方法获得的细胞片能够很快地黏附到培养皿和其他细胞片的表面，因此，对它进行转移、层叠和构建组织等操作比较容易。与载体培养的细胞相比，细胞片的移植不需要缝合，并且与组织能牢固结合。

组织工程培养的角膜上皮移植是眼科医生长期以来的梦想。尽管利用非眼表来源的黏膜上皮自体移植进行眼表重建的远期效果尚不肯定，但是这一探索无疑为严重角膜缘干细胞缺损的眼烧伤开辟了一个新的研究方向。

（潘红卫）

参考文献

（按出版年代排序）

1. 赵金甲．工业眼科学．上海：上海科学技术出版社，1959，422—439

2. 顾锡．银海指南．北京：人民卫生出版社，1960，17—28

3. Cardona H. Keratoprosthesis-acrylic optical cylinder with supporting intralamellar plate. *Am J. Ophthalmol*，1962，54（3）：284 - 294

4. Thoft RA，Friend J，Dohlman CH. Corneal glucose flux. II. Its response to anterior chamber blockade and endothelial damage. *Arch Ophthalmol*，1971，86（6）：685 - 691

5. Duke Elder. System of Ophthalmology. Vol 14. London，Kimpton，1972，1011 - 1013

6. Stein MR，Naidoff MA，Dawson CR. Intraocular pressure response to experimental alkali burns. *Am J. Ophthalmol*，1973，75（1）：99 - 109

7. Levinson RA，Paterson CA，Pfister RR. Ascorbic acid prevents corneal ulceration and perforation following experimental alkali burns. *Invest Ophthalmol*，1976，15（12）：986 - 993

8. 庞赞襄．中国眼科临床实践．石家庄：河北人民出版社，1978，34

9. 陆南山．眼科临证录．上海：上海科技出版社，1978，21

10. Бирич ТВ，Ожог глаз. Минсk，*Беларусь*，1979，10 - 35

11. 王守敬，朱志忠，徐锦堂．角膜移植术．西安：陕西科学技术出版社，1980，85—122

12. 郑一仁．封闭式人工角膜的研究和临床应用．中华医学杂志，1981，4（3）：216—217

13. Aquavella JV，Rao GN，Brown AC. Keratoprothesis results，complications and management. *Ophthalmology*，1982，89（7）：655 - 660

14. Reim M，Beil KH，Kammerer G，et al. Influence of systemic ascorbic acid treatment on metabolite levels after regeneration of the corneal epithelium following mild alkali burns. *Graefes Arch Clin Exp Ophthalmol*，1982，218（2）：99 - 102

15. Reid T，Kenney C，Waring GO. Isolation and characterization of fibronectin from bovine aqueous humor. *Invest Ophthalmol Vis Sci*，1982，22（1）：57 - 61

16. Foster CS，Zet RP，Phan TM，et al. Studies on a guinea pig model of corneal ulceration after ocular alkali burning. *Arch Ophthalmol*，1982，100（11）：1820 - 1824

17. Chayakul V，Reim M. The enzymatic in the alkali-burn rabbit cornea. *Graefes Arch Clin Exp Ophthalmol*，1982，218（3）：145 - 148

18. Chayakul V，Reim M. Enzymatic activities of beta-N-acetyl-glucosaminidase in the alkali-burned rabbit cornea. *Graefes Arch Clin Exp Ophthalmol*，1982，218（3）：149 - 152

19. 徐锦堂，张雨春，崔志云等．眼碱性腐蚀伤．眼科研究，1983，1（1）：26—29

20. Алещаев ми，Непомящая вм. Нарущение гидродинаник при щелочных ожогах газных яблока. *Офтalм жур*，1983，38（5）：303 - 306

21. Ben - Hanan Y，Landshmam N，Avnil，et al. Indication for the role of the immune system in the pathogenesis of corneal alkali burn. *Br J. Ophthalmol*，1983，67（9）：635 - 637

22. Thoft RA. Keratoepitheliaplasty. *Am J. Ophthalmol*，1984，97（1）：1 - 6

23. Leibowitz HM. Corneal disorders. W B Saunders Company, Philadelphia, London, Toronto, Sydney, Tokyo, 1984, 471 - 480.

24. 杨润樵，张久荣，孙德生等. 同种异体结膜移植动物实验和临床应用，第二届全国角膜病学术会议论文专辑. 抚顺，1985，71—73

25. 王爽传. 化学性角膜反复溃疡可能为免疫反应，第二届全国角膜病学术会议论文专辑. 抚顺，1985，127—130

26. 徐锦堂. 人工角膜的进展. 眼科研究，1986，4（4）：181—189

27. Ben-Hanan I, Landshman N, Assia E, et al. Further evidence for the involvement of immunoregulatory processes in corneal alkali burns: effects of immunosuppression and convalescent serum. *Ophthalmic Res*, 1986, 18 (5): 288 - 291

28. Пучковская НА, Якименко СА. Оптическое кератопротезирование, Издательство. *Здоровя*, 1986, 37 - 108

29. Kozarsky AM, Knight SH, George O. Clinical results with a ceramic keratoprosthesis placed through the eyelid. *Ophthalmology*, 1987, 94 (8): 904 - 911

30. 蔡用舒. 创伤眼科学. 北京：人民军医出版社，1988，272—275

31. Barber JC. Keratoprosthesis: past and present. *International Ophthalmology Clinics*, 1988, 28 (2): 103 - 109

32. Pfister RR, Haddox JL, Lam KW, et al. Preliminary characterization of a polymorphonuclear leukocyte stimulant isolated from alkali-treated collagen. *Invest Ophthalmol Vis Sci*, 1988, 29 (6): 955 - 962

33. 陈淑芳. 眼化学伤 40 例统计分析. 眼外伤职业眼病杂志，1989，11（3）：156—159

34. 翟启民. 眼化学烧伤 32 例统计分析. 眼外伤职业眼病杂志，1989，11（3）：163—165

35. Chesnokova NB, Sosulina NE, Kuznetsova TP. Tear enzymes in the treatment of an experimental alkaline corneal burn with gordox. *Oftalmol Zh*, 1990, 45 (6): 351 - 354

36. Tazetdinora NR, Yarovskaya NN. Study of T-lymphocytes subpopulation of patients with severe eye burns. *Oftalmol Zh*, 1990, 45 (6): 335 - 337

37. Burns FR, Gray RD, Paterson CA. Inhibition of alkali-induced corneal ulceration and perforation of a thiol peptide. *Invest Ophthalmol Vis Sci*, 1990, 31 (1): 107 - 113

38. 张铁民，郑效蕙，李浒源等．眼前段碱烧伤自由基变化的实验研究．眼外伤职业眼病杂志，1991，2 (2)：94—96

39. 黄一飞，宋琛，张晓平等．兔角膜碱烧伤后房水及血浆纤维连接蛋白含量变化的观察．眼科研究，1991，9 (3)：150—153

40. Jegorowa EW, Gundorowa RA, Tschesnokowa NB, et al. Proteolytic enzymes and antiproteases in eye tissue and blood serum and the protein composition of aqueous humor in experimental corneal burns. *Klin Monatsbl Augenheilkd*, 1991, 198 (2): 28 - 34

41. Damle NK, Aruffo A. Vascular cell adhesion molecular-1 induces T cell antigen receptor-dependent activation of CD4 T lymphocytes. *Proc Natl Acad Sci USA*, 1991, 88: 6403 - 6407

42. Evans LS. Increased intraocular pressure in severely patients. *Am J. Ophthalmol*, 1991, 111 (1): 56 - 58

43. Wiley L, Sunder RN, Sun TT, et al. Regional heterogeneity in human corneal and limbal epithelial : an immunohistochemical evaluation. *Invest Ophthalmol Vis Sci*, 1991, 32 (3): 594 - 597

44. Schultz GS, Strefow S, Stem GA, et al. Treatment of alkali-injured rabbit corneas with a synthetic inhibitor of matrix metalloproteinases. *Invest Ophthalmol Vis Sci*. 1992, 33 (12): 3325 - 3331

45. 任高英，宋琛．纤维连接蛋白在家兔角膜碱烧伤中的治疗作

用及其测定意义．眼外伤职业眼病杂志，1992，14（3）：138—140

46. Pavilack MA，Elner VM，Elner SG，et al. Differential expression of human corneal and perilimbal ICAM-1 by inflammatory cytokines. *Invest ophthalmol Vis Sci*，1992，33（3）：564－573

47. Pukuchi T，Sawaguchi S，Hara H，et al. Changes in sulfated proteoglycans in alkali injured rabbit cornea. *Nippon Ganka Gakkai Zasshi*，1992，96（11）：1357－1365

48. 许依群，嵇云新．150 例化学眼外伤统计分析．眼外伤职业眼病杂志，1993，15（1）：38—37

49. 孙以萱．眼化学烧伤 82 例临床分析．眼外伤职业眼病杂志，1993，15（3）：204—205

50. Dean DC，Iademarco MF，Rosen GD，et al. The integrin $\alpha_4\beta_1$ and its counter receptor VCAM－1 in development and immune function. *Am Rev Respir Dis*，1993，148：S43－S46

51. Chirila TV，Constable IJ，Crawford GJ，et al. Poly（2-hydroxyethyl methacrylate）sponges as implant materials：in vivo and in vitro evaluation of cellular invasion. *Biomaterials*，1993，14（1）：26－38

52. Kuokelkorn R，Luft I，Kottek AA，et al. Chemical and thermal eye burns in the residential area of the RWTH Archen. *Kein Monatishl Augenheilkd*，1993，203（1）：34－38

53. 孙秉基，徐锦堂．角膜病的理论基础与临床．北京：科学技术文献出版社，1994，14—17，93—492

54. 金顺钱，张伟．细胞表面糖蛋白 CD44 研究进展．国外医学免疫学分册，1994，2（2）：85—89

55. 马更生．CD44 分子在免疫调节与癌转移中的作用．上海免疫学杂志，1994，14（5）：318—321

56. 黄汝泰．中西药治疗眼火焰灼伤 1 例．中国中医眼科杂志，1994，4（4）：249

57. 燕振国，葛瑞昌，张岑芝等．兔角膜实验性碱烧伤的蛋白聚

糖电镜组织化学研究．中华眼科杂志，1994，30（4）：305—307

58. 原慧萍，吕古荣，王宝麟等．超氧化物歧化酶对兔眼前节碱烧伤治疗的研究．中华眼科杂志，1994，30（1）：50—52

59. Ohji M，Sundar RN，Hassell JR. Basement membrane synthesis by human corneal epithelial cells in vitro. *Invest Ophthalmol Vis Sci*，1994，35（2）：479－485

60. Kuznetsova TP，Chesnokova NB，Paskhina Ts. Activity of tissue and plasma kallikrein and their precursor levels in rabbit tears after alkaline burns of the cornea. *Vopr Med Khim*，1994，40（3）：37－40

61. Wang XG，Kamiyama K，Ig Chi I，et al. Enhancement of fibronectin induced migration of corneal epithelial cells by cytokines. *Invest Ophthalmol Vis Sci*，1994，35（12）：4001－4007

62. Marchi V，Ricci R，PecorellaI，et al. Osteo-Odonto-Keratoprosthesis description of surgical technique with results in 85 patients. *Cornea*，1994，13（2）：125－130

63. Patesson CA，Wells JG，Koklitis PA，et al. Recombinant tissue inhibitor of metalloproteinases type 1 supresses alkali－burn－induced corneal ulceration in rabbits. *Invest Ophthalmol Vis Sci*，1994，35（2）：677－684

64. Cherednichenko Lp，Yakovleva Lv，Semik LA. A method for treatment of chemical burns of the cornea. *Oftalmal Zhulnal*，1994，48（6）：357－360

65. Cohen RA，Gebhardt BM，Bazan NG. A platelet-activating factor antagonist reduces corneal allograft inflammation and neovascularizafion. *Curr Eye Res*，1994，13（2）：139－142

66. 郑永欣，刘金陵，陈家祺等．同种异体结膜移植的临床研究．眼科学报，1995，11（4）：189—191

67. Gallemore RP，Bokosky JE. Penetrating keratoplasty with vitreoretinal surgery using the Eckardt temporary keratoprosthesis：modified tech-

nique allowing use of larger corneal graft. *Cornea*, 1995, 14 (1): 33 - 38

68. Goi T, Yamaguchi A, Nakagawara G, et al. The role of CD44 adhesion molecules. *Nipppon Rinsho*, 1995, 53: 1688 - 1693

69. Vorkauf W, Vorkauf M, Nolle B, et al. Adhesion molecules in normal and pathological corneas. An immunohistochemical study using monoclonal antibodies. *Graefes Arch Clin Exp Ophthalmol*, 1995, 233 (4): 209 - 219

70. Pfister RR, Haddox JL, Sommers CI, et al. Identification and synthesis of chemotactic tripeptides from alkali-degraded whole cornea. A study of N-acetyl-proline-glycine-proline and N-methyl-proline-glycine-proline. *Invest Ophthalmol Vis Sci*, 1995, 36 (7): 1306 - 1316

71. Fini ME, Girard MT, Matsubara M, et al. Unique regulation of the matrix metalloproteinase glatinase B. *Invest Ophthalmol Vis Sci*, 1995, 36 (3): 622 - 633

72. Strissel KJ, Rinehart WB, Fini ME. A corneal epithelial inhibitor of stromal cell collagenase synthesis identified as TGF - β. *Invest Ophthalmol Vis Sci*, 1995, 36 (1): 151 - 162

73. 李风鸣．眼科全书．北京：人民卫生出版社，1996，1507—1515

74. 陈剑，徐锦堂，李辰等．眼前节烧伤后晶状体超氧化物歧化酶、丙二醛含量变化与组织病理学改变．眼科研究，1996，14（2）：160—161

75. 康宛夏，李光玲，郑大文等．碱烧伤对前房角组织结构及眼压影响的实验研究．眼外伤职业眼病杂志，1996，18（3）：186—187

76. 陈剑，徐锦堂，李辰等．眼前节碱烧伤后眼内组织的 PGE_2 测定及其病理学观察．中华眼底病杂志，1996，12（2）：126—127

77. 吴静，徐锦堂．同种异体结膜移植的实验研究．眼科研究，1996，14（3）：156—159

78. 唐由之，肖国士．中医眼科全书．北京：人民卫生出版社，1996，844

79. Guo A，Rife LL，Rao NA. Anterior segment prosthesis development：evaluation of expanded polytetrafluoroethylene as a sclera-attached prosthetic material. *Cornea*，1996，15（2）：210－214

80. Latvala T，Paallysaho T，Tervo K，et al. Distribution of alpha 6 and beta 4 integrins following epithelial abrasion in the rabbit cornea. *Acta Ophthalmol Scand*，1996，74（1）：21－25

81. Stepp MA，Zhu L，Cranfill R. Changes in beta 4 integrin expression and localization in vivo in response to corneal epithelial injury. *Invest Ophthalmol Vis Sci*，1996，37（8）：1593－1601

82. Kao WW，Zhu G，Benza R，et al. Appearance of immune cells and expression of MHC II DQ molecule by fibroblasts in alkali-burned corneas. *Cornea*，1996，15（4）：397－408

83. Klauber N，Browne F，Anand-Apte B，et al. New activity of spironolactone. *Inhibition of angiogenesis in vitro and in vivo. Circulation.* 1996，94（10）：2566－2571

84. Nicaevs T，Erb C，Rohrbach M，et al. An analysis about 148 occupational eye injuries treated in the emergency room. *Klin Monatsbl Augenheilkd*，1996，209（1）：7

85. 赵敏．眼球热烧伤．中国实用眼科杂志，1997，15（4）：194—197

86. 孙康，徐锦堂．人工角膜的临床应用．中国实用眼科杂志，1997，15（7）：390—396

87. 梁丹．人工角膜植入术的研究进展．国外医学眼科学分册，1997，15（5）：265—274

88. 孙康．人工角膜研究的新进展．国外医学眼科分册，1997，21（6）：321—326

89. 刘昕．角膜缘移植术治疗早期碱性化学伤后眼表面异常的实

验及临床研究．中山医科大学中山眼科中心硕士学位论文，1997，30—36

90. 孙为荣．眼科病理学．北京：人民卫生出版社，1997，116—117，156—159

91. 张效房．眼外伤学．郑州：河南医科大学出版社，1997，589—604

92. Zhu SN，Nolle B，Duncker G. Expression of adhesion molecule CD44 on human corneas. *Br J. Ophthalmol*，1997，81（1）：80－84

93. Planck SR，Rich LF，Ansel JC，et al. Trauma and alkali burns induce distinct patterns of cytokine gene expression in the rat cornea. *Ocul Immunol Inflamm*，1997，5（2）：95－100

94. Kenyon BM，Browne F，D'Amato RJ. Effects of thalidomide and related metabolites in a mouse corneal model of neovascularization. *Exp Eye Res*，1997，64（6）：971－978

95. Streilein JW. Regulation of ocular immune responses. *Eye*，1997，11（2）：171－275

96. Leon CR，Barraquer Jl，Barraquersn JI. Coralline hydroxyapatite keratoprosthesis in rabbits. *J. Refract Surg*，1997，13（1）：74－78

97. Iwata M，Sawada S，Sawa M，et al. Mechanisms of lymphocyte adhesion to cultured human corneal epithelial cells. *Curr Eye Res*，1997，16（8）：751－760

98. Hicks CR，Helentitton FJ，Chirila TV. Keratoprostheses：advancing toward a true artificial cornea. *Surv Ophthalmol*，1997，42（2）：175－189

99. 李志杰，李辰．碱烧伤对眼前房免疫赦免状态的削弱和破坏．眼科研究，1998，16（3）：193—195

100. 刘春民，徐锦堂，向军俭等．角膜碱烧伤血清特异性抗体的变化特征．眼科研究，1998，16（4）：248—250

101. 孙康．人工角膜材料的研究进展．眼科研究，1998，16

(1): 74—78

102. 周世友．角膜热烧伤研究进展．国外医学眼科学分册，1998，22（5）：271—275

103. Yu FX, Guo J, Zhang Q. Expression and distribution of adhesion molecule CD44 in healing corneal epithelia. *Invest Ophthalmol Vis Sci*, 1998, 39 (5): 710 – 717

104. Fibbi G, Caldini R, Chevanne M, et al. Urokinase-dependent angiogenesis in vitro and diacylglycerol production are blocked by antisense oligonucleotides against the urokinase receptor. *Lab Invest*, 1998, 78 (9): 1109 – 1119

105. Rayner SA, Gallop JL, George AJ, et al. Distribution of integrins alpha v beta 5, alpha v beta 3 and alpha v in normal human cornea: possible implications in clinical and therapeutic adenoviral infection. *Eye*, 1998, 12 (Pt 2): 273 – 277

106. Danjo Y, Gipson IK. Actin purse string filaments are anchored by E-cadherin-mediated adherens junctions at the leading edge of the epithelial wound, providing coordinated cell movement. *J. Cell Sci*, 1998, 111 (Pt 22): 3323 – 3332

107. Hicks CR, Chirila TV, Clayton AB, et al. Clinical results of implantation of the chirila keratoprosthesis in rabbits. *Br J. Ophthalmol*, 1998, 82 (1): 18 – 25

108. Dana MR, Zhu SN, Yamada J. Topical modulation of interleukin – 1 activity in corneal neovascularization. *Cornea*, 1998, 17 (4): 403 – 409

109. 李海丽，吴静安，孙举才．细胞黏附分子在炎症角膜中的表达．北京医科大学学报，1999，31（1）：79—82

110. 谢德雍，苏建中，罗德生等．兔角膜碱烧伤后角膜组织中NO、MDA含量及SOD活性的变化．咸宁医学院学报，1999，13（2）：77—79

111. 沈远平，胡军，张泺．兔角膜碱烧后泪液中胶原酶含量变化．眼科新进展，1999，19（1）：12—14

112. 李传课．中医眼科学．北京：人民卫生出版社，1999，701

113. Zhu SN，Dana MR. Expression of cell adhesion molecules on limbal and neovascular endothelium in corneal inflammatory neovascularization. *Invest Ophthalmol Vis Sci*，1999，40（7）：1427－1434

114. Yakimenko SA. Keratoprostesing in treatment of edematous bullous keratopathy. Abstracts for the 3rd Kpr Sudy Group Meeting，*Birminghan*，1999，7

115. Chung JH，Paek SM，Choi JJ，et al. Effect of topically applied 0.1% dexamethasone on endothelial healing and aqueous composition during the repair process of rabbit corneal alkali wounds. *Curr Eye Res*，1999，18（2）：110－116

116. Sotozono C，He J，Tei M，et al. Effect of metalloproteinase inhibitor on corneal cytokine expression after alkali injury. *Invest Ophthalmol Vis Sci*，1999，40（10）：2430－2434

117. Von Fischern T，Langefeld S，Yuan L，et al. The "Aachen" keratoprosthesis：a new approach towards successful keratoprosthesis－surgery. *Int J. Artif Organs*，1999，22（1）：52－57

118. Demir T，Celiker UO，Kukner A，et al. Effect of Octreotide on experimental corneal neovascularization. *Acta Ophthalmol Scand*，1999，77（4）：386－390

119. Duenas Z，Torner L，Corbacho AM，et al. Inhibition of rat corneal angiogenesis by 16－kDa prolactin and by endogenous prolactin-like molecules. *Invest Ophthalmol Vis Sci*，1999，40（11）：2498－2505

120. 赵敏，陈家祺，杨培增．鼠角膜碱烧伤的免疫学研究．中华眼科杂志，2000，36（1）：40—42

121. 陈良君，于晓莉，朱乃健等．碱性化学伤并发症及其处理．眼外伤职业眼病杂志，2000，22（2）：221—222

122. 徐锦堂，刘春民．对角膜碱烧伤一些治疗方法的探讨．中国实用眼科杂志，2000，18（7）：385—389

123. 谢立信．角膜移植学．北京：人民卫生出版社，2000，321—336

124. Schrage NF，Lanagfeld S，Zschocke J，et al. Eye burn：an emergency and continuing problem. *Burns*，2000，26（9）：689－699

125. Liao F，Li Y，O'Connor W，et al. Monoclonal antibody to vascular endothelial-cadherin is a potent inhibitor of angiogenesis，tumor growth，and metastasis. *Cancer Res*，2000，60（24）：6805－6810

126. Sotozono C，Inagaki K，Fujita A，et al. Second injury in the Cornea：the role of inflammatory cytokines in corneal damage and repair. *Cornea*，2000，19（3）：155－159

127. Lee JH，Wee WR，Chung ES，et al. Development of a newly designed double-fixed Seoul-type keratoprosthesis. *Arch Ophthalmol*，2000，118（12）：1673－1678

128. Shin SH，Kim JC，Chang SI，et al. Recombine kringle1-3 of plasminogen inhibits rabbit corneal angiogenesis induced by angiogenin. *Cornea*，2000，19（2）：212－217

129. 周桂梅，李秋波，万琍敏．复方丹参注射液治疗严重碱烧伤临床观察．中国中医眼科杂志，2001，11（3）：152

130. Iwata M，Suzuki Y，Imai Y，et al. Differential effects of protein tyrosine kinase inhibitors on interferon-gamma-induction of major histocompatibility complex class II and intercellular adhesion molecule-1 expression in human corneal epithelial cells. *Jpn J. Ophthalmol*，2001，45（1）：13－21

131. Gohto Y，Obana A，Kanai M，et al. Treatment parameters for selective occlusion of experimental corneal neovascularization by photodynamic therapy using a water soluble photosensitizer，ATX-S10（Na）. *Exp Eye Res*，2001，72（1）：13－22

132. Lisha G, Fagerholm P. Leukocytes in the early events of corneal neovascularization. *Cornea*, 2001, 20 (1): 96-99

133. Якименко СА. Новая класификация ожог глаз. *Офталь, жур*, 2001, 46 (3): 78-81

134. Пучиковская НА, Якименко СА, Непомящая ВМ. Ожог глаз. *Медицина, Москво*, 2001, 5-10, 37-108

135. 徐锦堂，孙秉基，方海洲．眼表疾病的基础理论与临床．天津：天津科学技术出版社，2002，150—153，175—179，227，229，371—387，477—489，527—533，597—607

136. 李雪，徐锦堂，崔浩等．南北两个医院眼烧伤267例统计分析．眼科研究，2002，20（1）：80—82

137. 刘春民，徐锦堂，赵松滨．硅胶治疗碱性角膜烧伤的实验研究．眼科研究，2002，20（3）：210—213

138. 陈剑，丁琦，徐锦堂等．新鲜羊膜移植术治疗早期角膜碱烧伤对新生血管和上皮愈合的影响．中国实用眼科杂志，2002，20（3）：206—208

139. 徐锦堂．眼化学伤的药物治疗．见陈祖基主编：眼科临床药理学．北京：北京化学工业出版社，2002，463—468

140. Kobayashi N, Kabuyama Y, Sasaki S, et al. Suppression of corneal neovascularization by culture supernatant of human amniotic cells. *Cornea*, 2002, 21 (1): 62-67

141. Kuckelkorn R, Schrage N, Keller CT, et al. Emergency treatment of chemical and thermal eye burns. *Acta Ophtholmol*, 2002, 80 (1): 4-10

142. Zhang H, Li C, Baciu PC. Expression of integrins and MMPs during alkaline-burn-induced corneal angiogenesis. *Invest Ophthalmol Vis Sci*, 2002, 43 (4): 955-962

143. Shimazaki J, Shimmura S, Ishioka M, et al. Randomized clinical trial of deep lamellar keratoplasty vs. penetrating keratoplasty. *Am*

J. *Ophthalmol*, 2002, 134 (1): 159 - 165

144. Mycyk MB, Onie RD. Efficacy of hexafluorine for emergent decontamination of hydrofluoric acid eye and skin splashes. *Vet Hum Toxicol*, 2002, 44 (1): 52 - 53

145. 孙康，徐锦堂，陆强等．人工角膜植入术后 EGF 和 bFGF 局部应用实验研究．眼外伤职业眼病杂志，2003，25（8），512—515

146. 侯光辉，徐锦堂，孙秉基等．羊膜移植联合自体角膜缘移植治疗陈旧性眼表烧伤．中国实用眼科杂志，2003，21（9）：652—654

147. 徐锦堂，Yakimenko SA，侯光辉等．穿透性人工角膜植入术的初步临床观察．眼科研究，2003，21（5）：505—507

148. 张黔义，蒋炜，韩非等．化学性眼外伤 112 例临床治疗分析．四川医学，2003，24（12）：1269—1270

149. 刘祖国．眼表疾病学．北京：人民卫生出版社，2003，209—211

150. Ramaesh k, Dhillon B. Ex vivo expansion of corneal limbal epithelial/stem cells for corneal surface reconstruction. *Eur J. Ophthalmol*, 2003, 13 (6): 515 - 524

151. Nakamura T, Kinoshita S. Ocular surface reconstruction using cultivated mucosal epithelial stem cells. *Cornea*, 2003, 22 (7 Suppl): 75 - 80

152. Yamada J, Dana MR, Sotozono C, et al. Local suppression of IL - 1 by receptor antagonist in the rat model of corneal alkali injury. *Exp Eye Res*, 2003, 76 (2): 161 - 167

153. Bhojwani RD, Noble B, Chakrabarty AD, et al. Sequestered viscoelastic after deep lamellar keratoplasty using viscodissection. *Cornea*, 2003, 2 (4): 371 - 373

154. 方浩．2786 例眼部损伤住院病人的外部原因分析．现代医院，2004，4（12）：20

155. 朱也飞，姚玉峰，裘文亚．自体角膜移植联合深板层角膜移植治疗单眼疤痕期热和化学烧伤．眼科研究，2004，22（4）：395—398

156. 张仁俊，徐锦堂．中西医角膜病学．北京：人民军医出版社，2004，301—315，536—542

157. 闫莹，吴欣怡．人工角膜的进展．国外医学眼科学分册，2004，28（1）：4—7

158. Shimmura S. Component surgery of the cornea. *Cornea*, 2004, 23（8 suppl）：31 - 35

159. Den S, Sotozono C, Kinoshita S, et al. Efficacy of early systemic betamethasone or cyclosporine A after corneal alkali injury via inflammatory cytokine reduction. *Acta Ophthalmol Scand*, 2004, 82（2）：195 - 199

160. Soderberg K, Kuusinen P, Mathieu L, et al. An improved method for emergent decontamination of ocular and dermal hydrofluoric acid splashes. *Vet Hum Toxicol*, 2004, 46（4）：216 - 218

161. Havrlikova K, Mellott M, Kaufman AH, et al. Expression of fibronectin isoforms bearing the alternatively spliced EIIIA, EIIIB, and V segments in corneal alkali burn and keratectomy wound models in the rat. *Cornea*, 2004, 23（8）：812 - 818

162. Ozdemir O, Tekeli O, Ornek K, et al. Limbal autograft and allograft transplantations in patients with corneal burns. *Eye*, 2004, 18（3）：241 - 248

163. Nakamura T, Inatomi T, Sotozono C, et al. Successful primary culture and autologous transplantation of corneal limbal epithelial cells from minimal biopsy for unilateral severe ocular surface disease. *Acta Ophthalmol Scand*, 2004, 82（4）：468 - 471

164. Nishida K, Yamato M, et al. Corneal reconstruction with tissue-engineered cell sheets composed of autologous oral mucosal epitheli-

um. *N. Engl J. Med*, 2004, 351 (12): 1187－1196

165. 朱秀梅. 中西医结合治疗角膜碱烧伤疗效分析. 中国中医眼科杂志, 2005, 15 (1): 48

166. 葛玲, 徐建江. 深板层角膜移植术. 国外医学眼科学分册, 2005, 29 (6): 380—385

167. 徐锦堂, 刘春民. 眼表化学烧伤急症处理——冲洗. 中华现代眼科杂志, 2005, 2 (6): 518

168. 徐锦堂, 陈建苏. 眼表化学烧伤后继发性青光眼及其治疗. 中国眼耳鼻喉科杂志, 2005, 5 (1): 6—9

169. 王冰. 黏附分子与角膜碱烧伤. 眼科研究, 2005, 23 (1): 96—98

170. 孙励, 刘森玉, 崔巍. 角膜碱烧伤后房水一氧化氮及一氧化氮合酶的动态变化. 内蒙古医学杂志, 2005, 37 (12): 1076—1078

171. 李雪, 徐锦堂, 崔浩等. 大鼠角膜碱烧伤后差异表达基因的变化及相应基因克隆. 中华眼科杂志, 2005, 41 (10): 905—908

172. 宋国祥. 超声生物显微镜图像. 见李风鸣主编: 中华眼科学. 北京: 人民卫生出版社 (2 版), 2005, 712—713

173. Kompa S, Redbrake C, Hilgers C, et al. Effect of different irrigating solutions on aqueous humour pH changes, intraocular pressure and histological findings after induced alkali burns. *Acta Ophthalmol Scand*, 2005, 83 (4): 467－470

174. Schrage NF, Kompa S, Ballmann B, et al. Relationship of eye burns with calcifications of the cornea. *Graefes Arch Clin Exp Ophthalmol*, 2005, 243 (8): 780－784

175. Spelsberg H, Sundmacher R. Significance of immediate affixation of a hard contact lens in the emergency treatment of severe alkali burns of the cornea (case report). *Klin Monatsbl Augenheilkd*, 2005, 222 (11): 905－909

176. Sosne G, Christopherson PL, Barrett RP, et al. Thymosin-beta 4 modulates corneal matrix metalloproteinase levels and polymorphonuclear cell infiltration after alkali injury. *Invest Ophthalmol Vis Sci*, 2005, 46 (7): 2388 - 2395

177. Saika S, Ikeda K, Yamanaka O, et al. Expression of Smad 7 in mouse eyes accelerates healing of corneal tissue after exposure to alkali. *Am J. Pathol*, 2005, 166 (5): 1405 - 1418

178. Saika S, Miyamoto T, Yamanaka O, et al. Therapeutic effect of topical administration of SN50, an inhibitor of nuclear factor-kappa B, in treatment of corneal alkali burns in mice. *Am J. Pathol*, 2005, 166 (5): 1393 - 1403

179. Fogla R, Padmanabhan P. Deep anterior lamellar keratoplasty combined with autologous limbal stem cell transplantation in unilateral severe chemical injury. *Cornea*, 2005, 24 (4): 421 - 425

180. Hayashida Y, Nishida K, Yamato M, et al. Ocular surface reconstruction using autologous rabbit oral mucosal epithelial sheets fabricated ex vivo on a temperature - responsive culture surface. *Invest Ophthalmol Vis Sci*, 2005, 46 (5): 1632 - 1639

181. Makarov PV, Titkova SM, Anurov MV, et al. Examination of the local antioxidative system of the eye in experimental corneal burn injury and the prospects for pharmacological correction of its parameters. *Vestn Oftalmol*, 2005, 121 (6): 40 - 43

182. Zhang Z, Ma JX, Gao G, et al. Plasminogen kringle 5 inhibits alkali-burn-induced corneal neovascularization. *Invest Ophthalmol Vis Sci*, 2005, 46 (11): 4062 - 4071

183. 蔡用舒，郝燕生．眼烧伤的分度．见李凤鸣主编：中华眼科学．人民卫生出版社（2 版），2005，3159—3160

184. 刘森玉，崔巍．角膜碱烧伤房水一氧化氮及一氧化氮合酶变化．眼外伤职业眼病杂志，2006，28（6）：404—406

185. 徐锦堂，吴静．对眼化学伤的分期和分度的商榷．眼科新进展，2006，26（6）：401—403

186. 李雪，徐锦堂，崔浩等．TGF－β 局部应用对大鼠角膜碱烧伤后 CD44 和 E-selectin 表达的影响．眼科新进展，2006，26（7）：491—494

187. He J，Bazan NG，Bazan HE. Alkali-induced corneal stromal melting prevention by a novel platelet－activating factor receptor antagonist. *Arch Ophthalmol*，2006，124（1）：70－78

188. Jiaqi C，Zheng W，Jianjun G. Eyelid reconstruction with acellular human dermal allograft after chemical and thermal burns. *Burns*，2006，32（2）：208－211

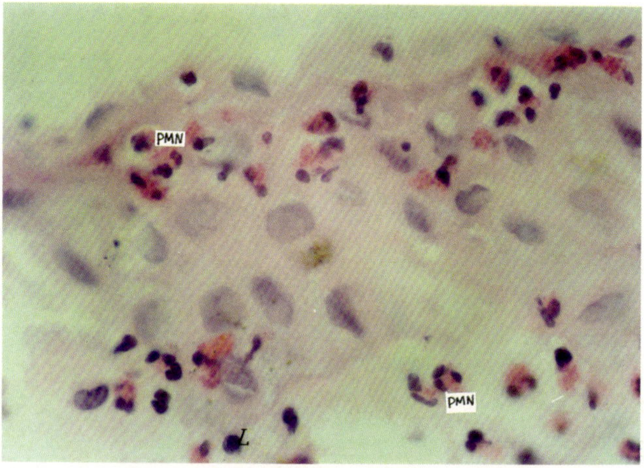

A

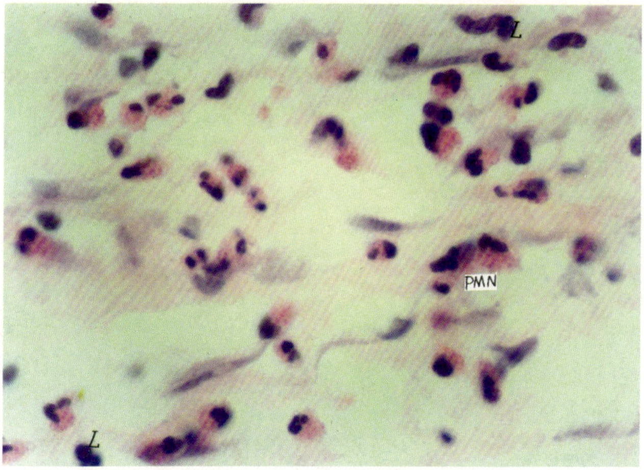

B

彩图 2-1　兔角膜碱烧伤 3 周，角膜上皮（A）和基质内（B）以多形核白细胞浸润为主，少数为淋巴细胞。HE 染色　×1 000

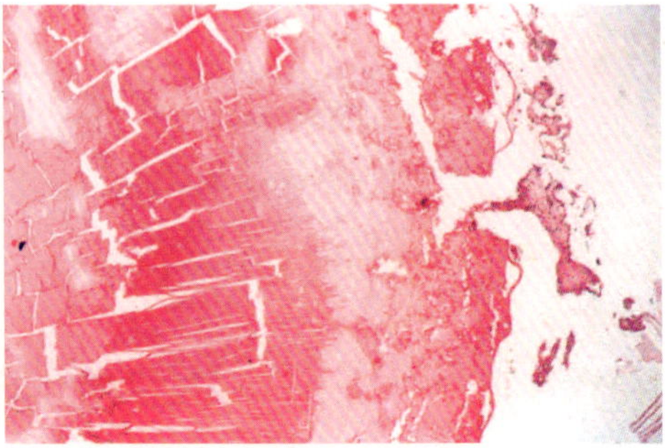

A

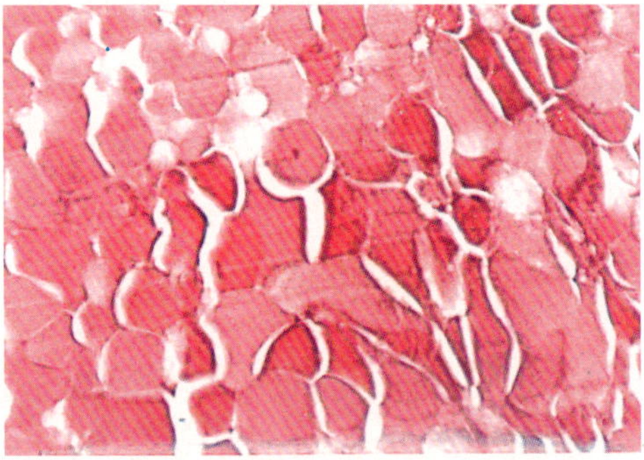

B

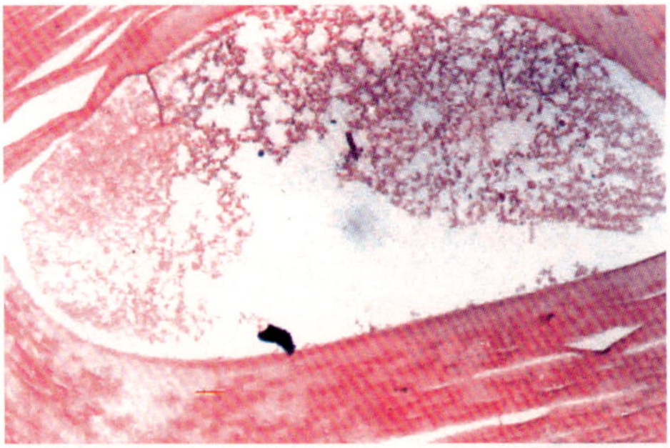

C

彩图 2－2　兔角膜碱烧伤后 1 周，光学显微镜下晶状体的改变

A：晶状体上皮细胞脱失 HE 染色 ×100；B：晶状体皮质内出现团块状凝集 HE 染色 × 400；C：晶状体皮质内有空泡形成，其内有碎片样物质沉积 HE 染色 ×100

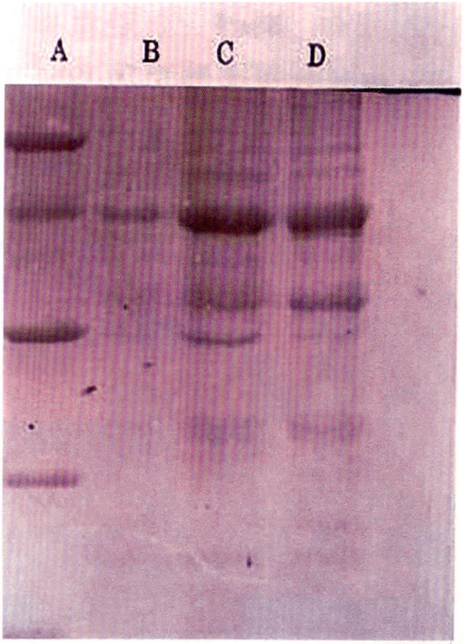

彩图 2-3　采用 SDS 聚丙烯酰胺凝胶电泳和 Western-blot 法分离角膜样品蛋白的结果。A：Marker；B：正常兔（对照组）角膜蛋白样品；C、D：碱烧伤后兔角膜蛋白样品

彩图 2-4　兔角膜碱烧伤后5～6周，巨噬细胞吞噬鸡红细胞活性达到高峰，吞噬能力增强（A），消化能力也增强（B）Wright 染色　×1 000

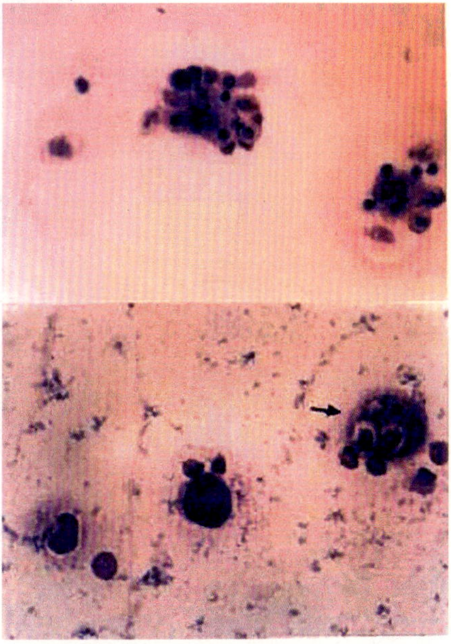

A

B

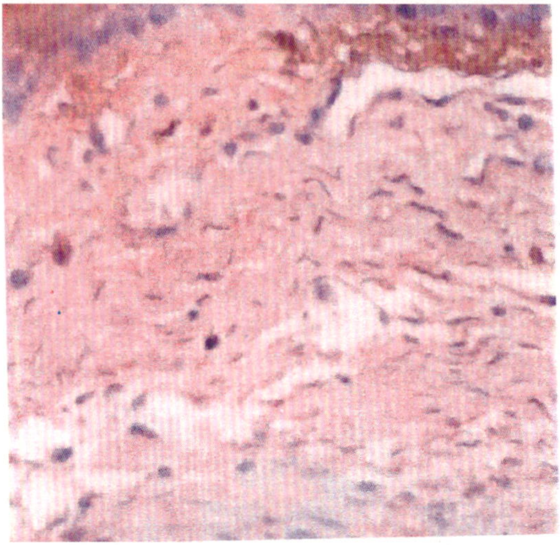

彩图 2－5　Wistar 大鼠角膜碱烧伤 2 周，ICAM－1 免疫组化染色，角膜上皮细胞表达减弱，基质细胞仍呈强阳性　×400

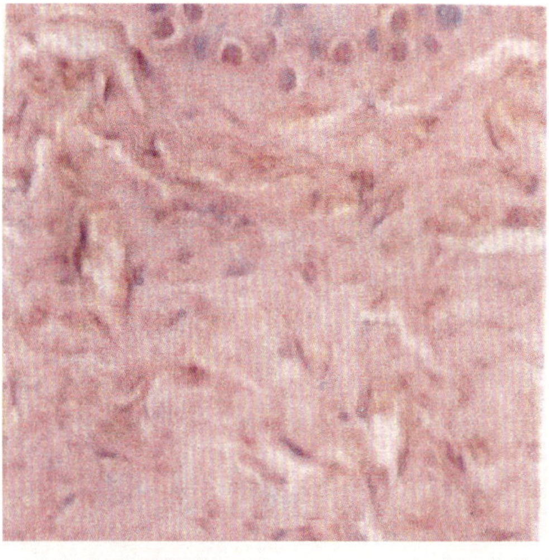

彩图 2－6　Wistar 大鼠角膜酸烧伤 2 周，ICAM－1 免疫组化染色，部分基质细胞和新生血管内皮细胞呈中度阳性表达　×400

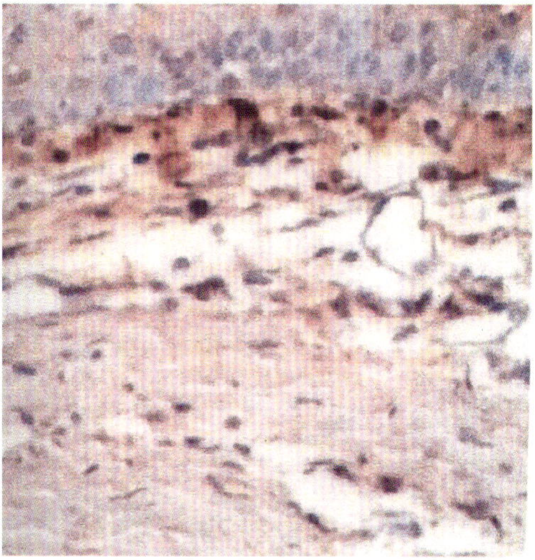

彩图 2－7　Wistar 大鼠角膜热灼伤 2 周，ICAM－1 免疫组化染色，基质细胞呈中度阳性表达　×400

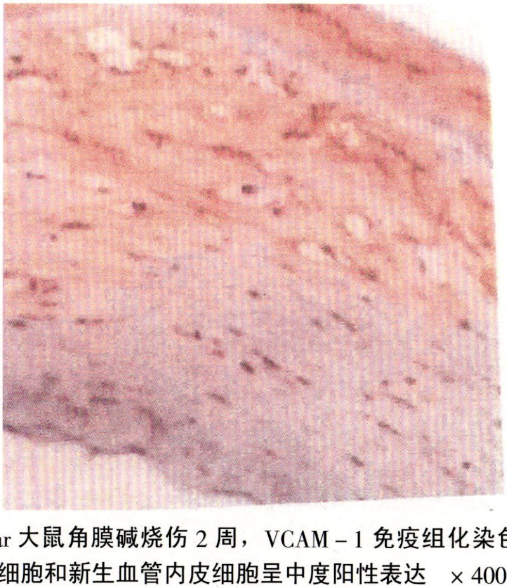

彩图 2－8　Wistar 大鼠角膜碱烧伤 2 周，VCAM－1 免疫组化染色，上皮细胞、基质细胞和新生血管内皮细胞呈中度阳性表达　×400

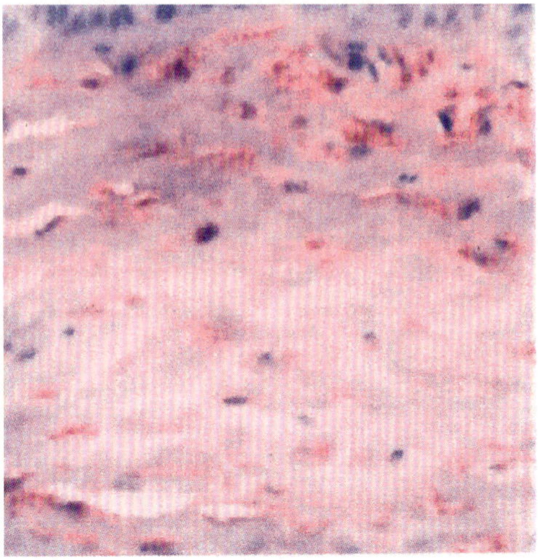

彩图 2-9　Wistar 大鼠角膜酸烧伤 2 周，VCAM-1 免疫组化染色，上皮细胞弱表达，基质细胞和基质新生血管内皮细胞呈中度阳性表达　×400

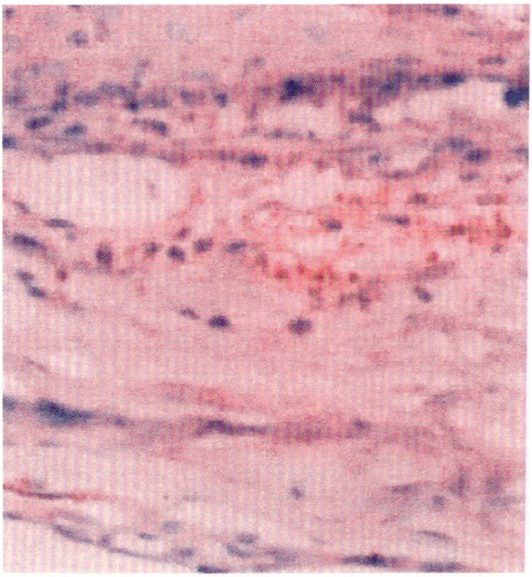

彩图 2-10　Wistar 大鼠角膜热灼伤 2 周，VCAM-1 免疫组化染色，角膜上皮细胞和基质细胞呈中度阳性表达，基质内新生血管内皮细胞呈轻度阳性表达　×400

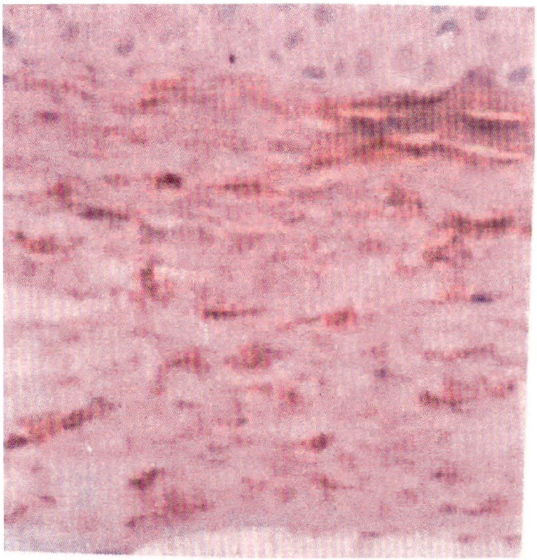

彩图 2-11　Wistar 大鼠角膜碱烧伤 2 周，CD44 免疫组化染色，角膜上皮细胞、基质细胞和基质内新生血管内皮细胞呈中度阳性表达　×400

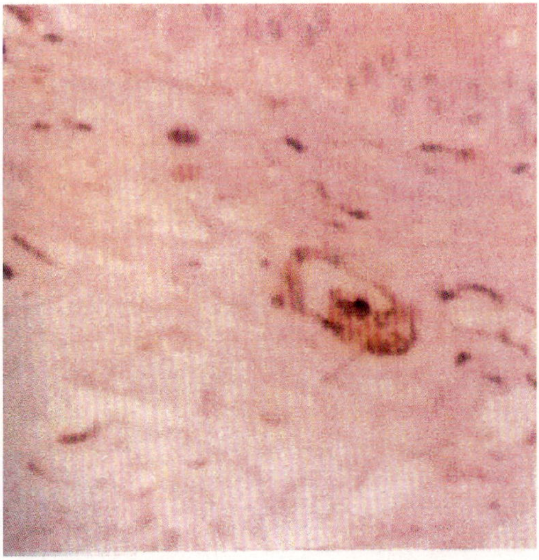

彩图 2-12　Wistar 大鼠角膜酸烧伤 2 周，CD44 免疫组化染色，角膜上皮细胞呈阴性表达，基质细胞和基质内新生血管内皮细胞呈中度阳性表达　×400

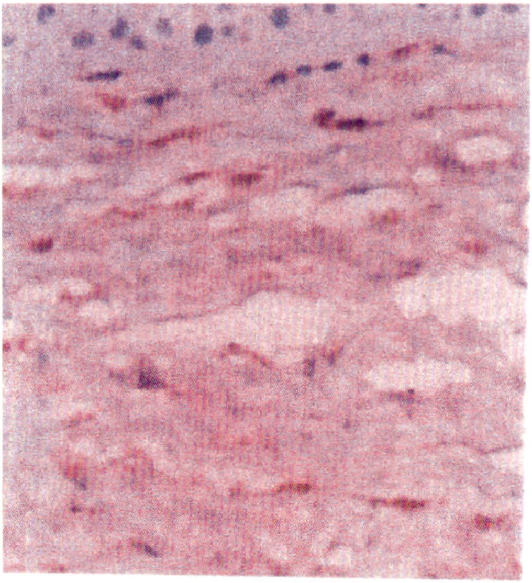

彩图 2－13　Wistar 大鼠角膜热灼伤 2 周，CD44 免疫组化染色，角膜上皮细胞呈轻度阳性表达，基质细胞和基质内新生血管内皮细胞呈中度阳性表达　×400

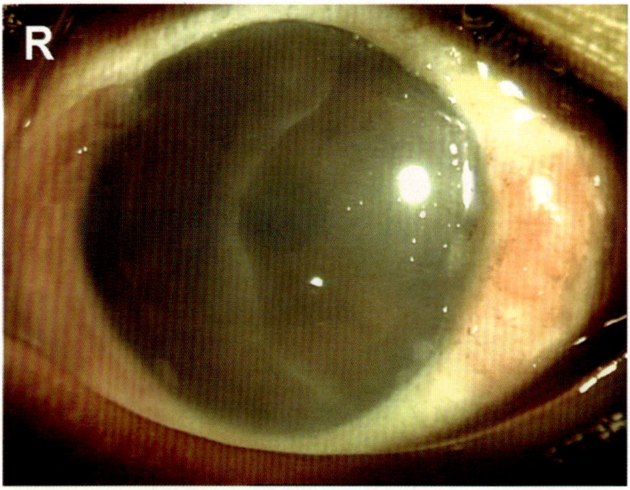

彩图 5－1　右眼 II～III 度碱烧伤

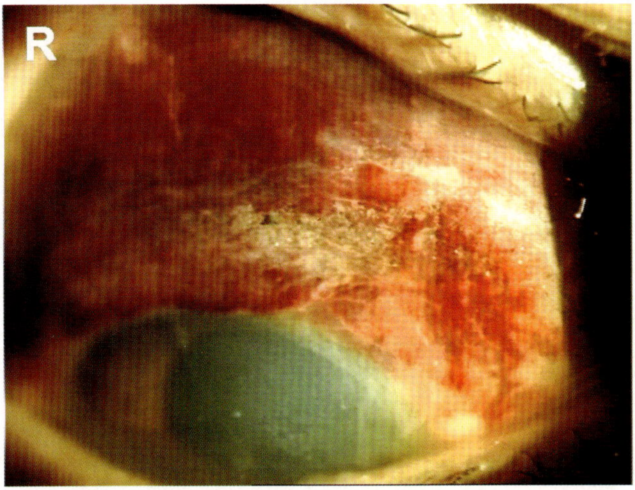

彩图 5 - 2　右眼 III 度石灰烧伤

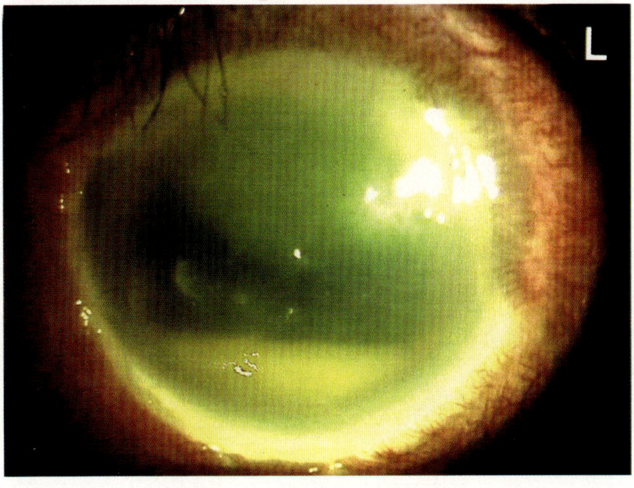

彩图 5 - 3　左眼 VI 度碱烧伤

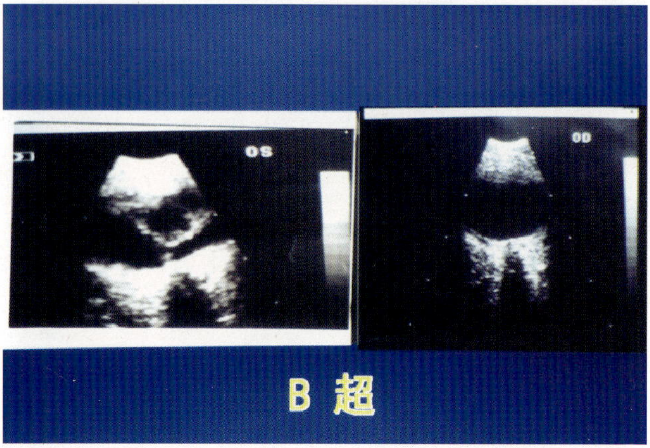

彩图 6－1　双眼硫酸烧伤后，全血管翳性角膜白斑 B 型超声图。右眼（OD）：无晶状体，轴长 22.73 mm；左眼（OS）：视网膜脱离，轴长 21.73 mm

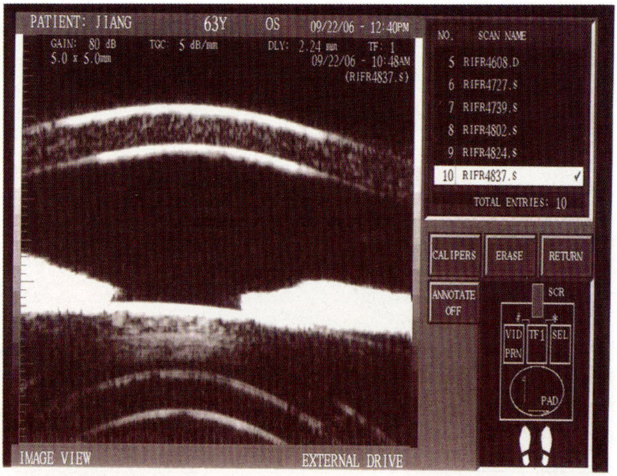

彩图 6－2　正常眼前节 UBM 图像

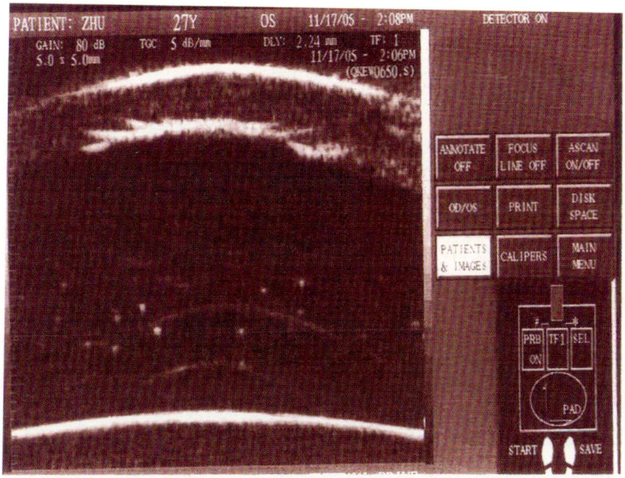

彩图 6－3　角膜碱烧伤后，UBM 检查可见：后弹力膜呈花边样改变，前房散在点状声影

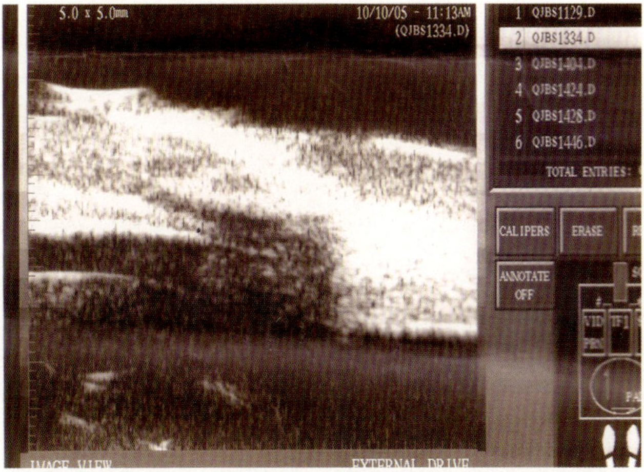

彩图 6－4　角膜碱烧伤后，UBM 图像：角膜上皮反光带的缺失或不连续，角膜厚度明显增厚，后弹力层出现回声光带不明确及断裂，房角结构消失

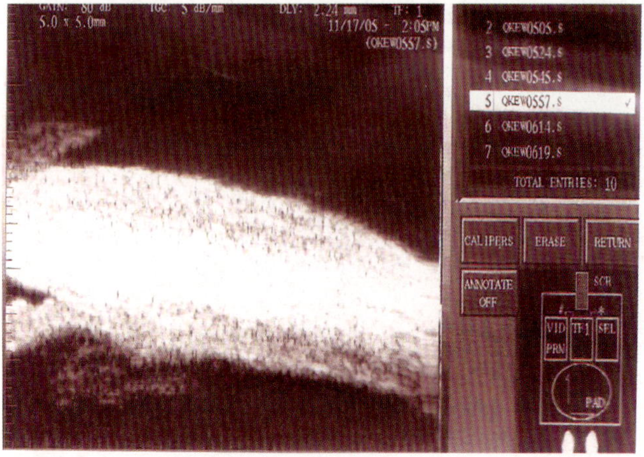

彩图 6－5　角膜与巩膜分界线及睫状体的回声影像欠清晰。巩膜水肿，后房消失

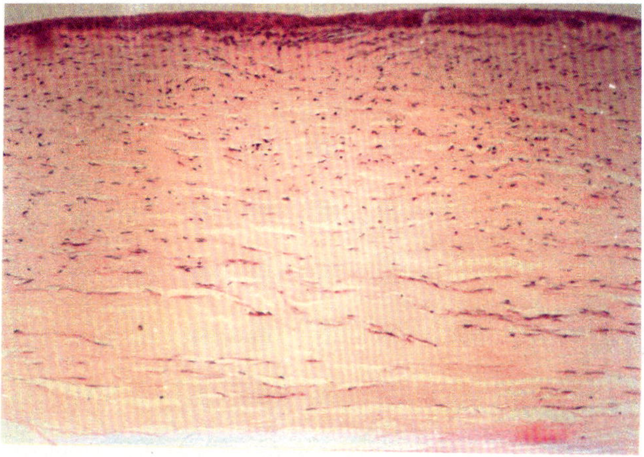

彩图 7－1　经硅胶治疗的兔角膜碱烧伤 5 周，光镜下所见。HE 染色　×100

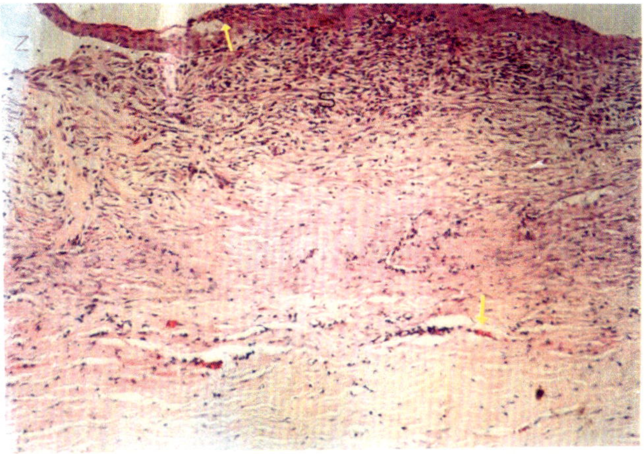

彩图 7-2　兔角膜碱烧伤后 5 周，未用硅胶治疗（对照组），上皮修复不良，炎性细胞浸润及新生血管明显。HE 染色　×100

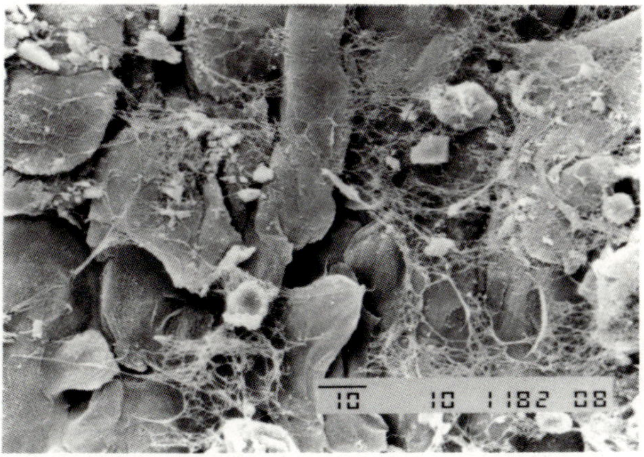

彩图 7-3　硅胶与角膜直接接触，冲洗后新生角膜上皮间或其上见硅胶颗粒存留，被纤维丝状物所网络。SEM

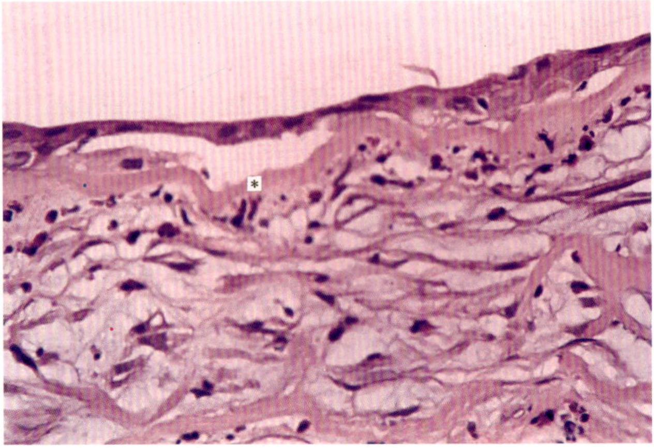
彩图 7-4　保存羊膜移植（*）14 天，羊膜表面有单层角膜上皮细胞覆盖，PMN 浸润较多。HE 染色　×400

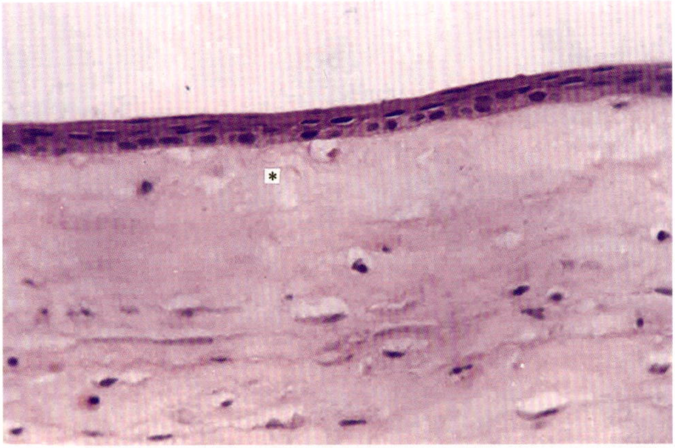
彩图 7-5　新鲜羊膜（*）移植术后 14 天，羊膜表面有 2~3 层角膜上皮细胞覆盖，PMN 浸润较少。HE 染色　×400

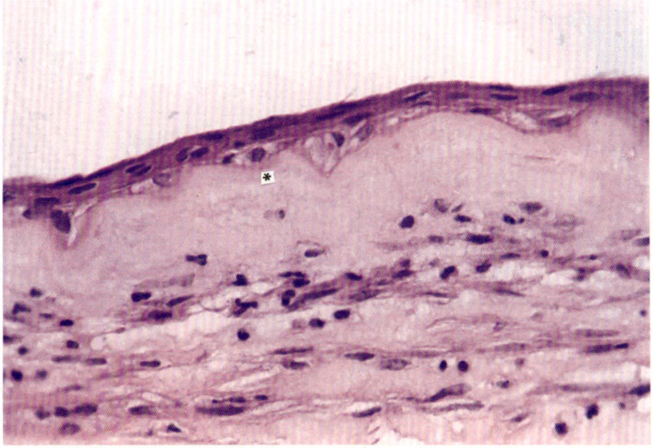

彩图 7－6　保存羊膜（*）移植 30 天角膜上皮排列欠规则，角膜基质内有少量 PMN 浸润。HE 染色　×400

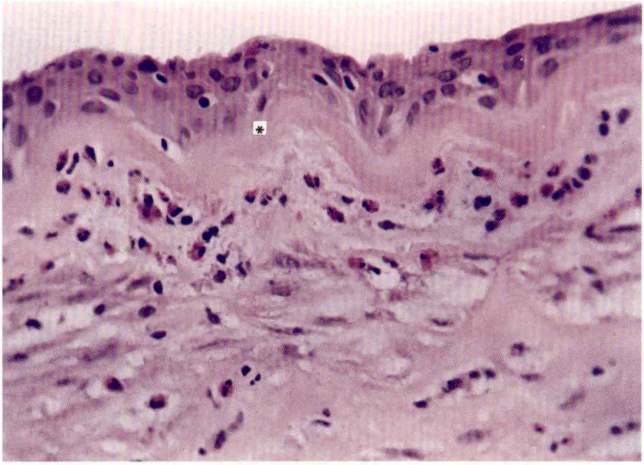

彩图 7－7　新鲜羊膜（*）移植组术后 30 天，角膜上皮排列较规则，羊膜与受主角膜基质分界不明显。HE 染色　×400

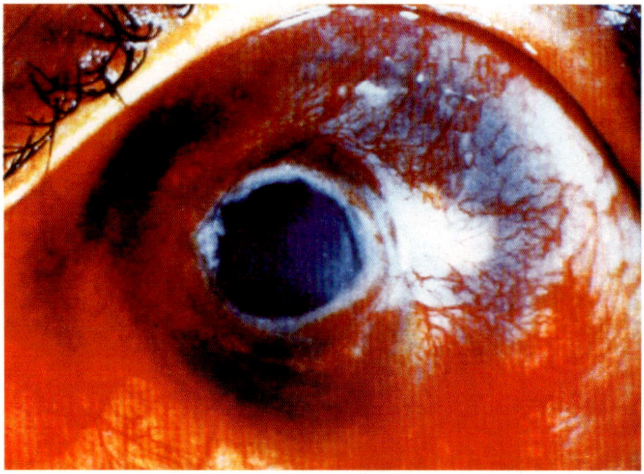

彩图 7－8　左眼硫酸烧伤后 6 个月，眼表浅层溃疡，久治不愈，视力=手动 / 30 cm

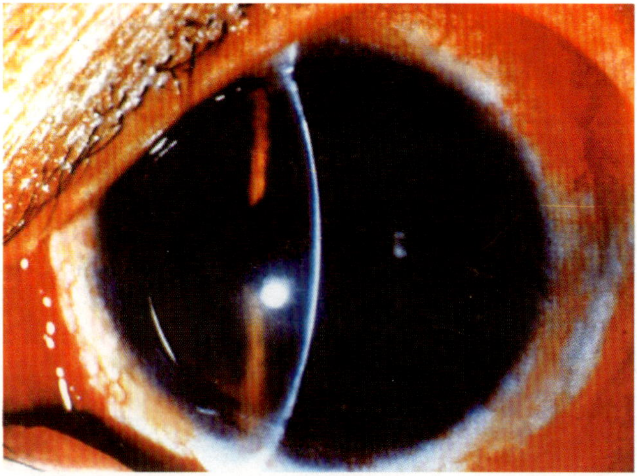

彩图 7－9　羊膜移植联合自体角膜缘干细胞移植术后 1 个月，植片已被新生上皮所覆盖，透明，周边有少许新生血管，矫正视力为 0.4

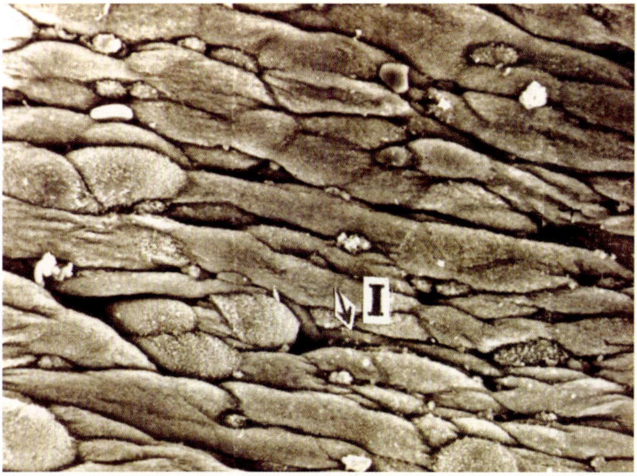

彩图 7－10　异体结膜移植术后 2 周，结膜上皮水肿，细胞表面微绒毛几近消失，并可见炎症渗出物（I）。SEM ×1 000

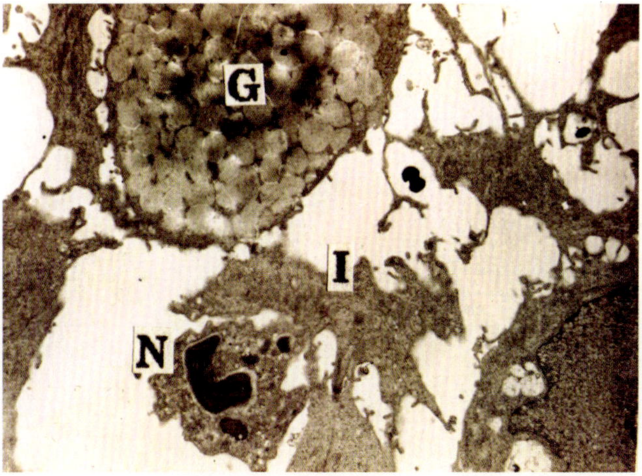

彩图 7－11　术后 2 周植片，细胞间炎症渗出物（I）及炎症细胞（N）、杯状细胞（G）和大量渗出液，细胞连接松散。TEM ×4 000

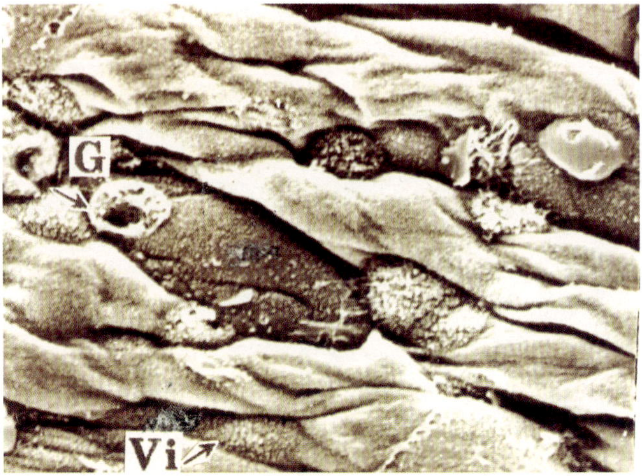

彩图 7－12　术后 3 周植片，部分上皮细胞仍有水肿，细胞表面微绒毛（Vi）出现，但较粗，可见杯状细胞（G）和分泌现象。SEM × 2 000

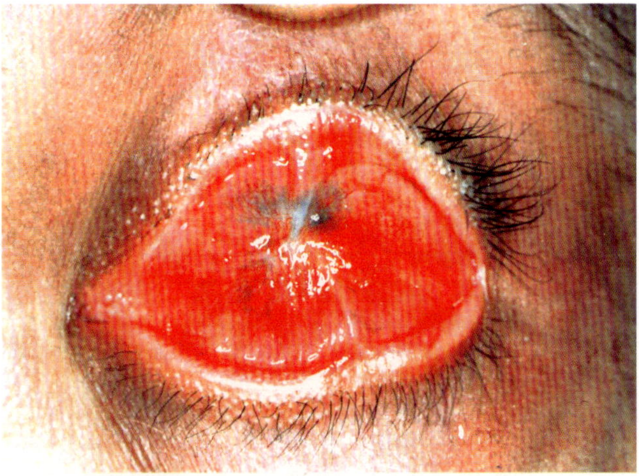

彩图 7－13　化学烧伤后，睑球粘连

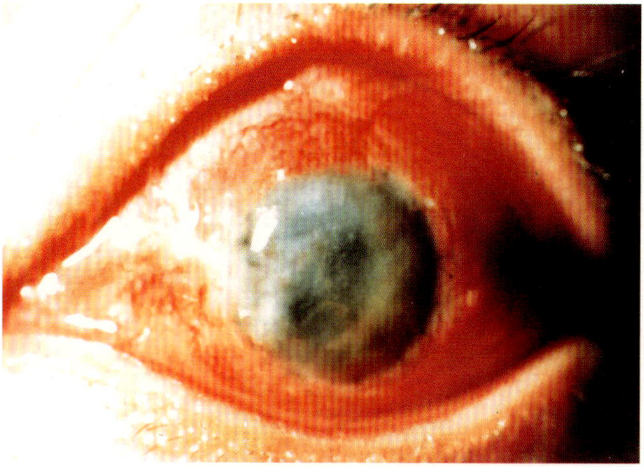

彩图 7－14　彩图 7－13 应用异体（患者母亲）结膜移植后 6 个月

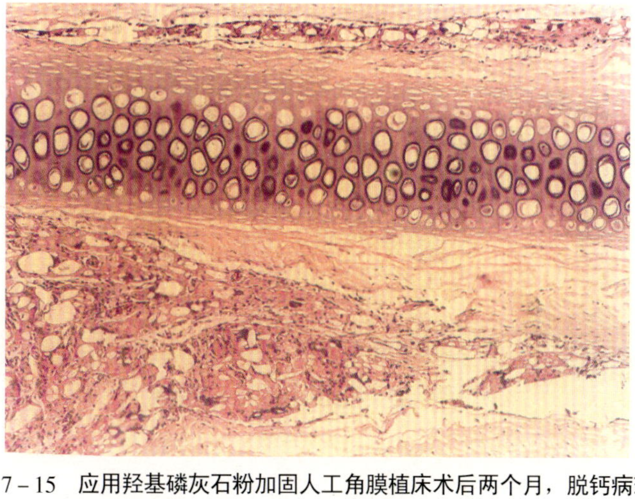

彩图 7－15　应用羟基磷灰石粉加固人工角膜植床术后两个月，脱钙病理切片显示在羟基磷灰石粉层增生的结缔组织。HE ×400

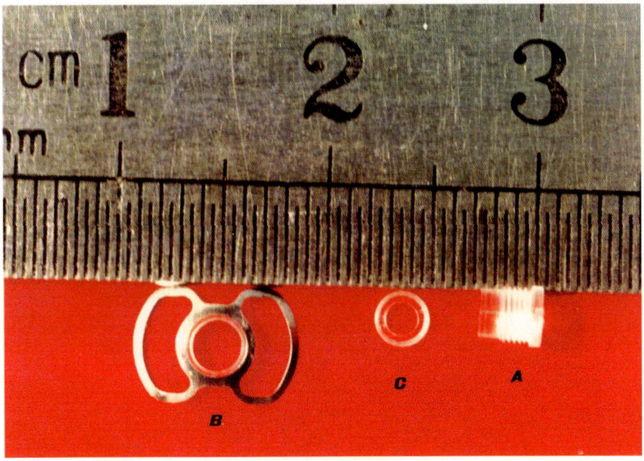

彩图 7－16　Федоров 型人工角膜。A：镜柱；B：支架；C：轴衬

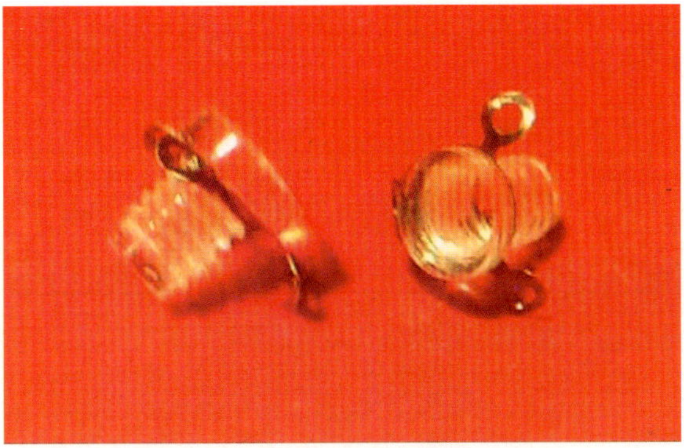

彩图 7－17　Якименко 型人工角膜

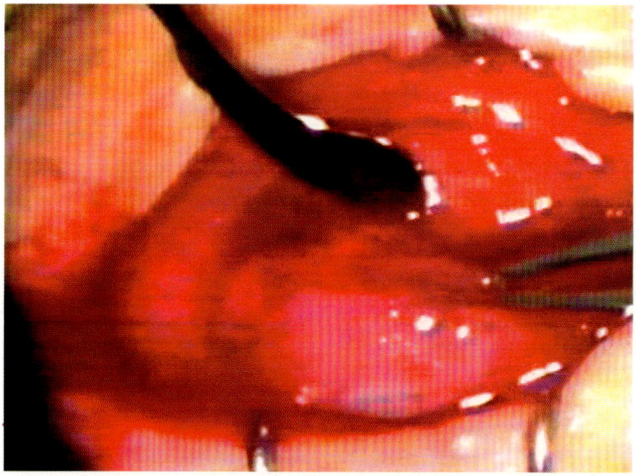
彩图 7－18　用 Filatov 铲形钝刃刀分离角膜板层

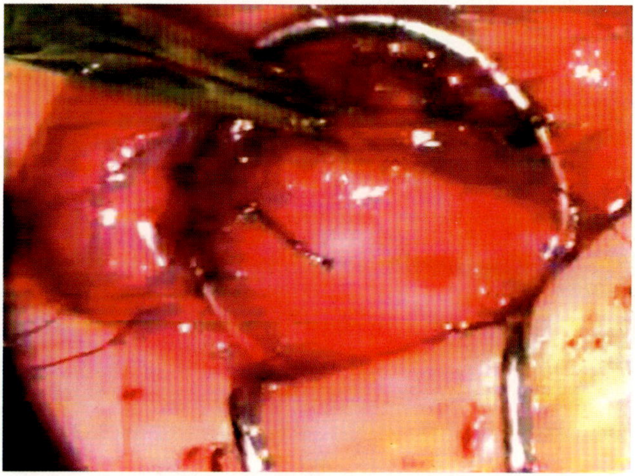
彩图 7－19　放置 Flieringa 巩膜环

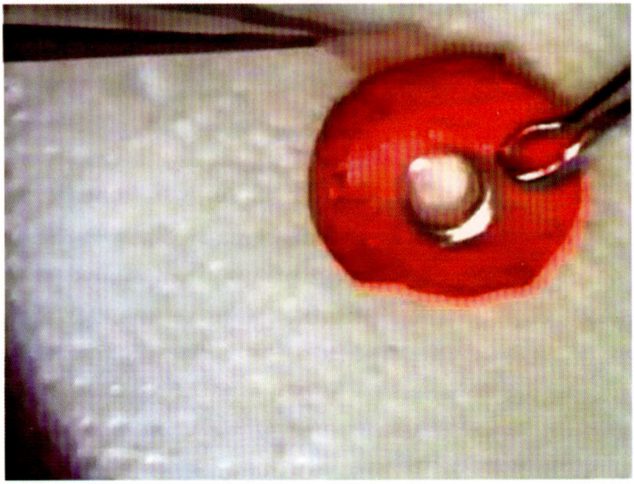

A

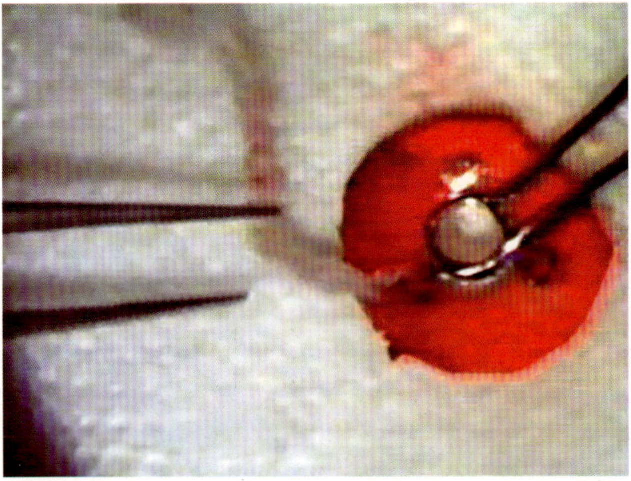

B

彩图 7－20　将取下的自体耳软骨套入人工角膜。A：正面观；B：背面观

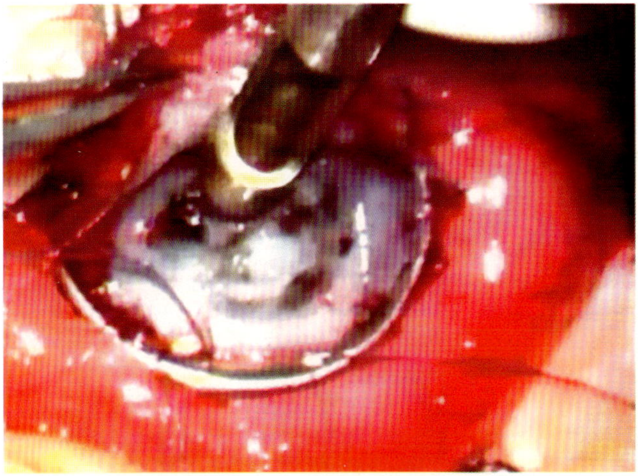

彩图 7－21　钻透深层混浊角膜

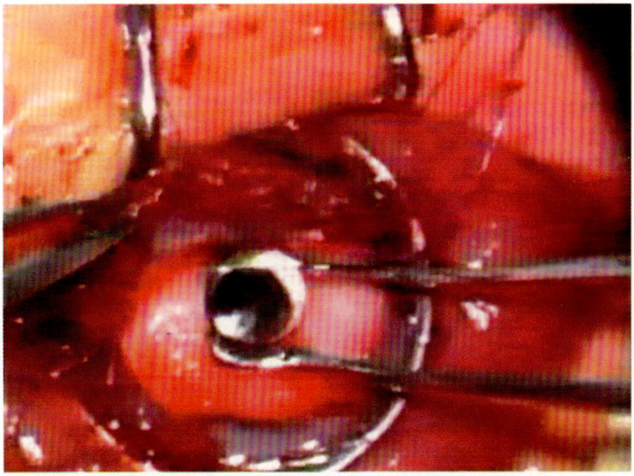

彩图 7－22　将已套好耳甲软骨的人工角膜，用半环形镊夹住，将其送入钻孔

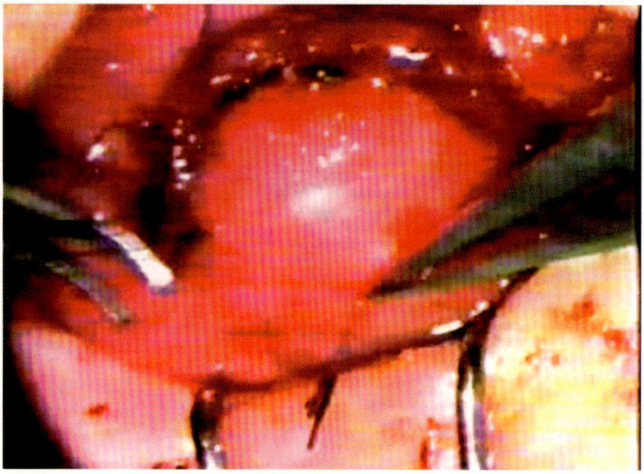

彩图 7－23　盖上混浊的角膜瓣，牢固缝合

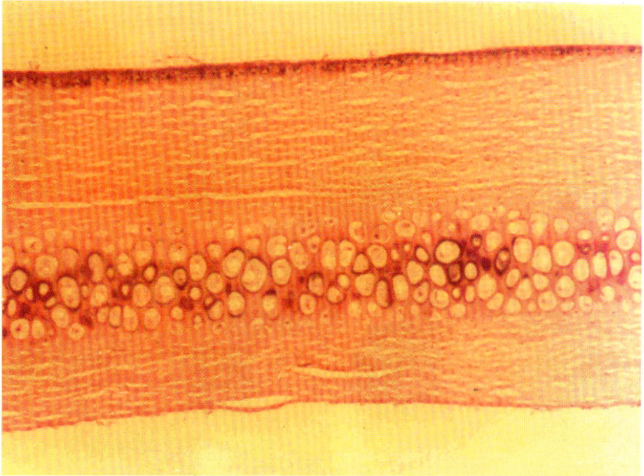

彩图 7－24　兔眼角膜层间自体耳软骨植入术后 4 周，光学显微镜下所见。HE 染色　×100，自体耳软骨与角膜基质之间未见有明显的分界，周围角膜基质胶原纤维板层排列规则，未见炎性细胞浸润

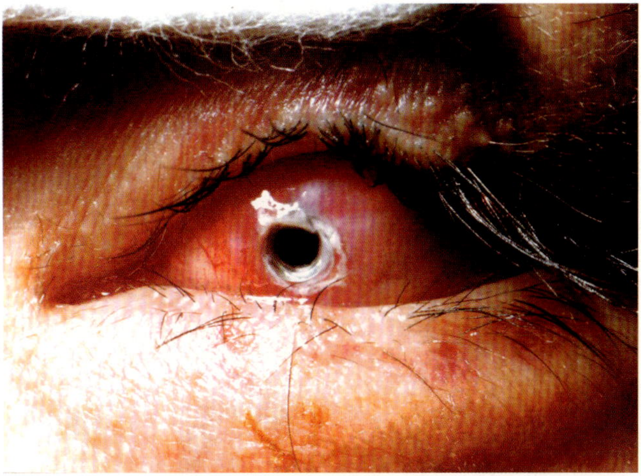

彩图 7－25　第一期术后 2.5 个月，覆盖在人工角膜表层的疤痕角膜瓣溶解，光柱外露

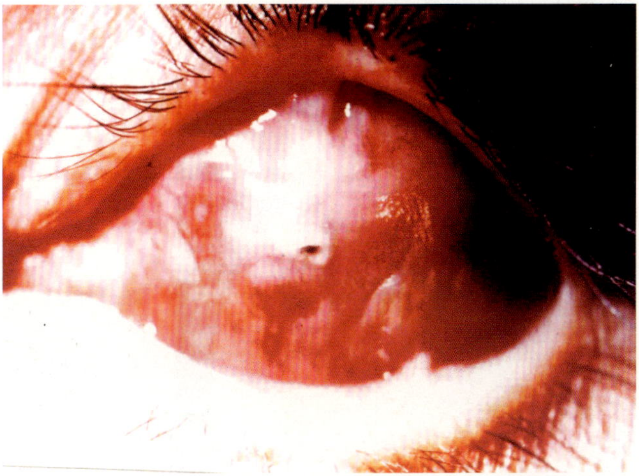

彩图 7－26　彩图 7－25 经 bFGF 治疗 3 周后，覆盖在人工角膜表层溶解的角膜瓣，结缔组织增生，大部分重新愈合，而且比周围更加肥厚，中间留一针鼻儿大小的小孔

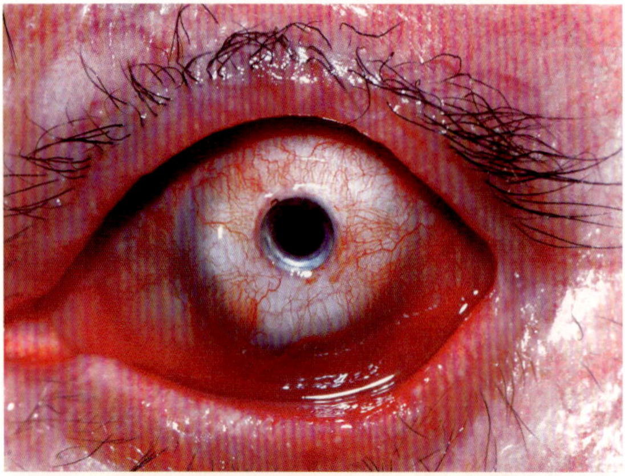

彩图 7－27　人工角膜植入术后 2.5 年，视力为 0.6

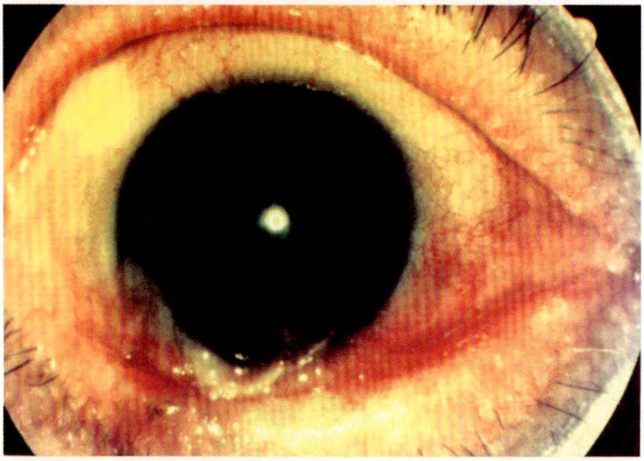

彩图 8－1　右眼热烧伤 2 年，下睑睑球广泛粘连，下方结膜囊几乎消失

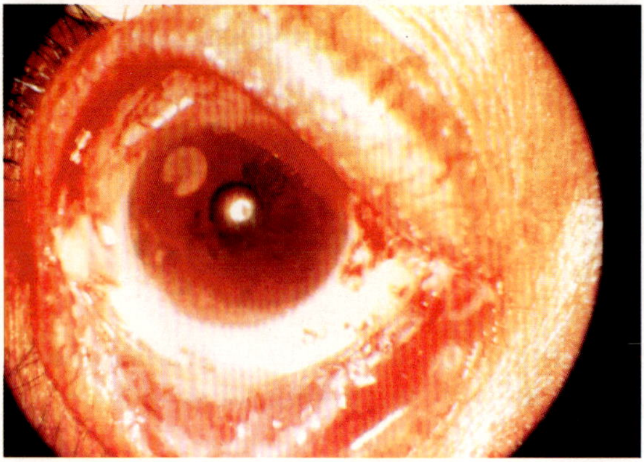

彩图 8－2　羊膜移植术后，整个结膜囊显示足够的深度和宽度，移植区表面光滑